Jean-Jacques Eric Brabant

La Méditation entre thérapie et spiritualité

Jean-Jacques Eric Brabant

La Méditation entre thérapie et spiritualité

Méthodologie pragmatique à l'usage de tous

Éditions Vie

Imprint
Any brand names and product names mentioned in this book are subject to trademark, brand or patent protection and are trademarks or registered trademarks of their respective holders. The use of brand names, product names, common names, trade names, product descriptions etc. even without a particular marking in this work is in no way to be construed to mean that such names may be regarded as unrestricted in respect of trademark and brand protection legislation and could thus be used by anyone.

Cover image: www.ingimage.com

Publisher:
Éditions Vie
is a trademark of
Dodo Books Indian Ocean Ltd., member of the OmniScriptum S.R.L Publishing group
str. A.Russo 15, of. 61, Chisinau-2068, Republic of Moldova Europe
Printed at: see last page
ISBN: 978-3-330-72122-7

Jean-Jacques Éric Brabant

LA MEDITATION

Entre thérapie et spiritualité

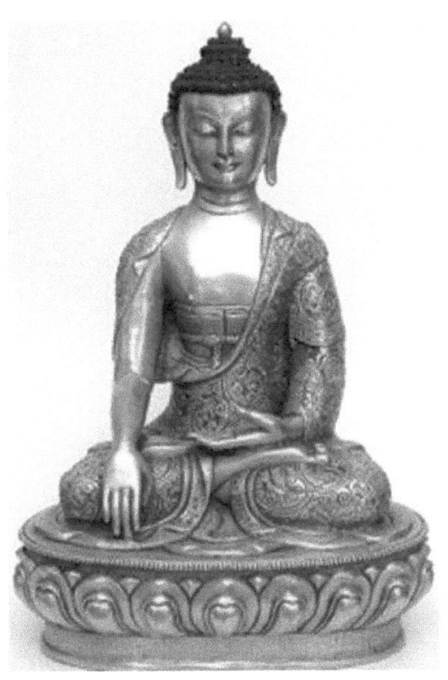

Méthodologie pragmatique
à l'usage de tous

Première année d'impression : 2021

ISBN 978-3-330-72122-7

Natura Communication
www.eric-brabant.net

Préambule

Au départ, cet ouvrage a été écrit pour les gens qui m'ont fait confiance et qui se sont livrés à moi. En 2010, l'opuscule ne comportait que trente pages. Il est aujourd'hui proposé à tous ceux qui s'intéressent à la méditation dans le sens d'une profonde remise en cause de soi.

Entre le début et la fin se sont passés sept ans. Est-ce par hasard ? Chiffre ésotérique, magique et sacré sur tous les continents, il représente le cycle, la totalité, l'achèvement et le renouveau.

Me suis-je laissé emporter dans les méandres de la perfection ? Certes non. Mais pour celles et ceux qui placent leur confiance en moi et à qui je dois tant, je ne pouvais me permettre de livrer quelque chose d'approximatif ou d'inachevé. Il me fallait honorer leur présence, leur engagement et leur travail personnel, être sûr d'être compris dans mon langage puis de présenter quelque chose de personnellement expérimenté ainsi qu'hautement documenté.

« Le nombre sept, par ses vertus cachées, maintient dans l'être toutes choses ; il dispense vie et mouvement : il influence jusqu'aux êtres célestes » Hippocrate.

Bien que largement inspiré de la psycho-philosophie bouddhique, mon propos ne relève pas d'une tradition unique ou d'une croyance dans une religion organisée. Il repose sur mon expérience, ajoutée à celle de plusieurs centaines de millions de personnes effectuée depuis des milliers d'années sur tous les continents.

Je veux cet ouvrage aussi simple et pragmatique que possible, des plus terre-à-terre, très ajusté à votre réalité et accessible à tous. Je désire que votre pratique de la méditation assise soit efficiente immédiatement afin qu'elle puisse ainsi éclaircir et alléger votre vie quotidienne rapidement.

Je remercie chaleureusement toutes celles et ceux qui m'ont posé les questions référencées dans cet ouvrage qu'elles contribuent largement à enrichir.

Je remercie également et tendrement ma douce et impermanente compagne pour son soutien, sa relecture de l'ouvrage et ses corrections finales.

Puisse-t-il apaiser leurs douleurs,
limiter leurs doutes, calmer leur esprit.
Puisse-t-il leur permettre un cheminement
plus stabilisé dans la connaissance de soi,
dans le dépassement des obstacles et des ennemis funestes
que sont croyances, émotions, idées fausses et ignorance.
Puisse-t-il les accompagner dans l'état de
présence sereine sur les chemins instables et sinueux
du deuil, de la relation, de la maladie, de la vieillesse et de la mort
(au sens propre comme au figuré).
Aom !

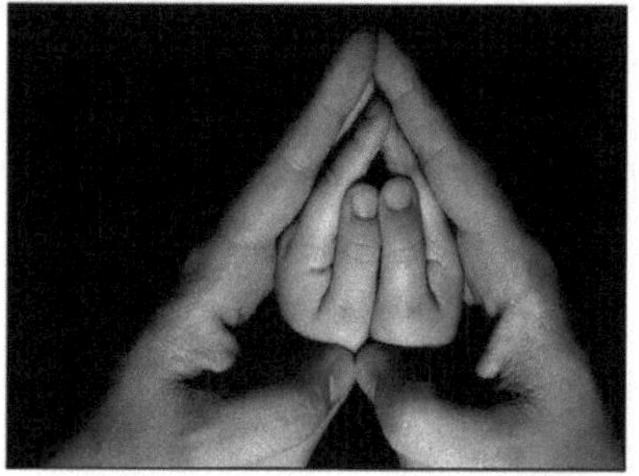

Jean-Jacques Eric Brabant.

[L'astérisque* qui suit certains mots renvoie au lexique.]

Avant-propos.

La méditation, sérieusement.

On nous vend classiquement la méditation comme un outil simple pour aller mieux. C'est une information fausse. Les livres sur la méditation destinés au grand public inondent le marché depuis quelques années en fonction de la mode qu'elle suscite. Or la méditation n'est pas du tout d'un accès aussi simple, c'est une information qui semble prendre le grand public pour un imbécile ou un enfant.

Tout le monde sait bien que pour obtenir quelque chose il faut de la discipline, des efforts et de la rigueur. La méditation nous appelle dans une véritable simplicité, c'est vrai, mais une simplicité très difficile d'accès avec nos esprits d'occidentaux façonnés à la complication depuis l'école maternelle.

Méditer une demi-heure tous les matins ne sert strictement à rien, sauf si cet exercice est un tremplin, un appel à poursuivre la journée dans cette dynamique. Sinon c'est simplement un rendez-vous ponctuel isolé à l'instar du jogging que l'on effectue une fois par semaine ou tous les matins ; or dans la journée on ne court plus et l'endurance ou la force physique ne servent à rien.

Evidemment il faut s'ajuster avec les devoirs, servitudes et impératifs de la quotidienneté. Je sens et je sais que méditer moins d'une heure par jour ne sert à rien même si c'est intenable et assurément décourageant pour un débutant. C'est la raison pour laquelle on conseille de commencer par des sessions de quinze à vingt minutes par jour.

L'entrainement à la méditation est un véritable travail. Il doit très rapidement devenir plaisant et fertile.

Pour obtenir des résultats, travaillez avec rigueur et assiduité, patience et détermination, allégresse et joie malgré les difficultés. Au début le corps psychique et somatique est prisonnier de ses tendances et fonctionnements, alors il se révolte car il n'a pas l'habitude et a peur de perdre la maitrise et le contrôle.

La méditation est une technique d'éducation qui demande patience et opiniâtreté. Pensez que vous mettiez pour la première fois un enfant sur un vélo sans roulettes arrière : il tombe et veut renoncer à l'exercice. Imaginez que vous trouviez un éléphant dans la savane et que vous vouliez lui passer une laisse pour le ramener au village. Si vous êtes trop exigeant, pressé ou brutal, vous vous exposeriez au refus, à l'attaque et à la mort. A l'instar d'un animal de cirque, on n'apprend pas à maitriser pas son corps et son esprit en quelques semaines. N'oubliez pas que l'objectif de toute chose n'est pas les buts – qui ne cesseront de se succéder sans fin – mais le Chemin.

Apprenez donc à devenir détendu et joyeux sur le chemin, en maitrisant votre esprit, en dehors de toute influence des contingences extérieures ou des vicissitudes de la vie.

Cet ouvrage (La méditation entre thérapie et spiritualité) est destiné à nous faire véritablement changer pour atteindre les objectifs que nous nous sommes posés : l'apaisement, le calme mental, l'épanouissement et le véritable accès au bonheur, terme dont la définition est à rappeler a beaucoup d'entre nous.

Exercices

Au début, vous pourrez vous faire lire ces exercices par un partenaire, ou vous les enregistrer sur un support audio. Cette liste est relativement chronologique, il serait incorrect et stérile de commencer par les derniers. Les méditations tantriques sont à part et peuvent se pratiquer adjointes ou isolément.

1 – Méditer

Le terme « méditer » vient du latin *Meditari* : « *Préparer, avoir en vue quelque chose, s'exercer au physique et au moral dans une assise silencieuse.* » Outre les dates d'apparition des termes *méditation* (1120) et *méditer* (1330), cette occupation, qu'on retrouve dans l'amont de toutes les religions* est bien plus ancienne et remonterait au cours des siècles précédent J.C.

De la méditation, on connaît plus principalement sa provenance de l'indouisme et du bouddhisme, mais elle a été pratiquée simultanément ailleurs sur tous les continents, notamment dans le christianisme. Là, on l'appelle *Prière contemplative du silence*, et une fois que l'activité dispersée du mental a cessé, elle nous met en contact avec le Christ ou autre divinité. Dans certaines communautés, elle ressemble à une cogitation sur sa vie ou à une transe comme dans les pratiques amérindiennes ou dans les méditations actives d'Osho où elle vise notamment l'équilibre énergétique du corps et de l'esprit.

La **définition laïque** évoque l'opposé de *meditari* : « *Examiner, soumettre à une intense réflexion, cogiter, penser* ». En 1641, le philosophe René Descartes développe son « Discours de la méthode » *(« Je pense donc je suis »)* en publiant ses « Méditations métaphysiques ». Le sens de méditation devient alors : étudier, réfléchir*, calculer, élaborer, se concentrer, philosopher, projeter, préméditer, spéculer. *On va méditer le problème.*

Nous nous occuperons ici exclusivement de l'approche spirituelle du terme Méditation (Ne pas confondre spiritualité et religion). Cet ouvrage s'adresse aussi bien aux débutants qui pratiquent une philosophie ou une religion qu'aux laïques ou aux personnes qui ne croient à rien du tout. En spiritualité, il ne s'agit pas de « croire », et la méditation ne relève pas de l'agnosticisme puisqu'elle consiste justement à expérimenter. Cette approche ne vient d'aucun sectarisme ni religion, elle est universelle, reprise par le bouddha*

(« l'éveillé »), Siddhârta* Gautama qui s'est justement démarqué de la religion hindouiste au Veme siècle avant notre ère.

Les définitions « spirituelles » du terme méditer nous proposent donc :

« Méditer, se recueillir, c'est se consacrer à une ou à un ensemble de techniques contemplatives destinées à obtenir le calme mental, afin de distinguer ensuite la vraie nature de notre esprit dans des perspectives de transformation personnelle.

Méditer, c'est s'entrainer à voir comme nous sommes endoctrinés et prisonniers de liens d'attachement* qui nous séquestrent. C'est utiliser différentes techniques qui, à la longue, vont mener à la désidentification au moi, donc à la cessation de la souffrance* ».

Hors des préoccupations énergétiques ou religieuses, et ici en particulier, **Méditation veut dire état de présence et de non distraction. *Entraînement* de l'esprit à se libérer de l'ignorance* de soi, de l'attachement*, de l'insatisfaction** (Voir Samskara*), **des envies diverses, des conditionnements, de la pensée dualiste qui nous engage dans le désir avide ou le rejet dans l'aversion, des illusions et fixations mentales concernant le moi, l'esprit et les phénomènes*.** Contrairement au langage courant qui a détourné le sens originel de ce terme, « méditer » ne veut donc absolument pas dire réfléchir*, penser ou cogiter.
En tibétain, méditation se dit *Gom*, ce qui signifie Entrainement.

Outre les 84 000 méditations enseignées par le bouddha, il existe notamment **deux sortes de méditations** : celles qui visent la transformation de l'esprit pour aboutir à l'éviction de la souffrance, et celles qui visent la bonne répartition de l'énergie et des chakras (Centres énergétiques selon les médecines indienne et chinoise). Les deux concernent la distinction de l'ego* et l'entretien du calme mental.

Nous étudierons principalement les méditations alliées à la psychologie Bouddhique, celles qui visent la transformation de l'esprit. **Trois types de méditations** complémentaires et souvent interdépendantes s'y distinguent.

Je précise d'entrée que l'orthographe de certains mots ou noms varie selon qu'ils traduisent l'Hindi, le pali, le sanskrit ou le tibétain, langues n'utilisant pas les mêmes signes qu'en Occident.

La première méditation, samatha*(Pali) ou Shiné (Tibétain), est une **méditation de placement**, ou **méditation stabilisatrice**, parce qu'elle place l'esprit sur un support de méditation.

Appelée la « *Voie de la tranquillité* », c'est la première méditation a longuement pratiquer dans le sens où elle prépare à la seconde. Elle entraîne au calme mental, fait travailler l'attention* et la vigilance* sur l'instant présent. Elle vise à calmer et rassembler l'esprit. Pour éviter qu'il ne s'échappe et se disperse trop souvent, samatha utilise un support de méditation sur lequel on va se concentrer dans le relâchement, c'est-à-dire dans une attitude qui ne soit ni évasive ni tendue. Elle ne s'intéresse pas à l'environnement mais à l'intériorité uniquement. Elle n'est pas aveugle à ce qui arrive mais revient sans cesse sur son objet support. C'est pourquoi on l'appelle méditation de placement. Peu à peu la production mentale se raréfie et le calme mental apparaît durable, même si des obstacles arrivent.

Afin d'éviter les confusions pouvant être dues au terme « se concentrer » qui peut induire une tension, Trungpa Rimpoché* (1939 - 1987) invite plutôt à porter une *attention douce sur la respiration*.

Certains puristes diront que les étapes de concentration* ne sont pas méditation car celle-ci ne commence que lorsqu'on ne prend plus de support de médiation, à partir du premier jhâna (page 214), quand il n'y a plus dualité. C'est vrai mais irréalisable les premières années. Donc pour des raisons pédagogiques mais aussi pragmatiques, on entend classiquement par méditation les étapes de concentration. C'est ce qu'on lit dans le Rathnameghasûtra, sûtra du Mahayana : « *La méditation du repos calme est un esprit concentré en un point ; la vision éminente* (pénétrante) *permet d'analyser précisément l'ultime.* »

La seconde méditation porte le nom indien de **vipassana*** ou ***Vision supérieure ou pénétrante***. Plus aboutie, c'est la « voie de la sagesse*. Elle conduit l'observation de l'esprit et des phénomènes*. vipassana signifie « *Voir les choses telles qu'elles sont réellement* », c'est-à-dire les voir sans illusions et croyances à leur endroit, sans nos projections*, nos émotions, nos filtres et nos jugements. Elle a pour but d'étudier, d'assainir et ainsi de transformer l'esprit par l'observance de ce qui se passe durant la méditation : pensées, obstacles, tendances et réactions. Elle nous met dans l'attitude équanime du spectateur devant un film cinématographique plus ou moins cohérent, et l'acceptation* totale de tout cela va mener à l'éviction progressive du chaos : l'esprit va redevenir clair, vaste, étal et limpide.

Les supports de la vision pénétrante sont choisis selon quatre directions, les « *Quatre placements de l'attention* *» (Satipatthana*) que sont :
- le corps (méditation sur la marche, sur le repas, sur le langage et sur la physiologie).
- les sensations (informations des sens, agréables ou non, charnelles ou viscérales).
- l'esprit et tout ce qui se présente à lui (pensées, ego, passions, émotions et conscience, formations mentales*).
- les idées sur les **phénomènes***.

Vipassana ne va jamais sans samatha. De même qu'on ne peut pas avoir de thé (Vipassana) si on n'a pas de récipient (samatha) pour le contenir, la pratique de vipassana recouvre naturellement samatha. Et on ne peut pas pratiquer vipassana sans s'être longuement entraîné à samatha de façon à ce que l'esprit ne ***« saute pas sur tout ce qui bouge ».***

Il est inutile de vouloir pratiquer trop tôt vipassana, ce qui serait le témoignage d'encore une avidité de l'ego* et l'échec serait assuré. Attendre d'avoir l'esprit calme et posé. Faire déjà longuement des découvertes dans samatha, et l'expérience se dépliera peu à peu naturellement dans vipassana.

La troisième méditation porte également le nom de vipassana (puisque pour la plupart des auteurs elle n'est pas distincte de la seconde) ou **méditation analytique**, parce que le méditant analyse et philosophie sur de grands phénomènes ou sur son rapport à l'environnement (humain ou non).

Je dissocie la seconde et la troisième méditation pour des raisons pédagogiques, car on y procède pas du tout de la même manière, mais bien que leurs procédures diffèrent, leur finalité est la même : l'étude de la vacuité* et du non soi (1).

« Il est donc indispensable d'avoir recours à la vision pénétrante qui permet de reconnaître la nature fondamentale de la conscience, la façon dont les émotions surgissent et s'enchaînent, et comment nos fabrications mentales renforcent notre égocentrisme. ».

Matthieu Ricard.

11 - Ce que la méditation n'est pas :

- La méditation n'est pas un repli sur soi, une visualisation, une transe, un état hypnotique, un plaisir ou une lutte, une drogue, un anesthésiant ou une fuite de la réalité.
- Il ne s'agit pas du tout de laisser le mental partir vers l'imaginaire et le rêve éveillé pour en découvrir quoi que ce soit ou vivre un bon trip.
- La méditation ne consiste pas à se poser pour penser sa vie, à ressasser, analyser ses problèmes, cogiter ou philosopher sur ce qui arrive.
- Ce n'est pas un effort mental ou un exercice de concentration* destiné à acquérir quoi que ce soit, sinon un état d'Être. C'est pourquoi nous préférons parler d'attention* plutôt que de concentration, cette dernière faisant penser à un effort toujours préjudiciable en méditation. La différence entre attention et concentration est une simple question de mesure.
- La méditation ne consiste pas à ne rien faire, à faire le vide, à n'avoir aucune pensée du tout, à chasser les pensées et les épreuves de la vie. En méditation comme en relaxation, ne rien faire est toujours stérile, cela revient à s'embrumer dans la torpeur et l'endormissement.

(1). Cette distinction que je fais entre la vision pénétrante et la méditation analytique fait penser aux propos du Vénérable Dagpo Rimpotché qui appelle *l'étude* la méditation sur notre propre comportement, la distinguant lui aussi de la méditation analytique.

« Comment établir une distinction entre l'étude et la méditation analytique ? Lorsque l'étude est bien faite et qu'elle a été précédée d'une certaine motivation, correcte, on peut admettre que l'étude est alors une forme de méditation analytique. » Très Vénérable Dagpo Rimpotché (1993), Le calme mental, Editions Vajra Yogini page 13

- L'esprit ne doit être ni vide ni en tension ou en lutte ; il s'agit simplement de *se lier d'amitié avec soi-même*, de se poser et de *s'étudier soi-même* sans entrer en confluence* avec l'ego*, de *s'Accepter* soi-même*.

- Ce n'est pas un exercice nombriliste ou égocentrique mais bien destiné au contraire à s'ouvrir sur les autres et sur le Monde, au mieux se dédier à eux.

- La méditation n'est pas une simple relaxation, dont les buts et procédures diffèrent totalement. Elle ne vise pas simplement à être relaxé, même si cet état en est un prérequis car il est difficile de méditer correctement en état de tension ou d'agitation. Bien souvent, elle mène chez les débutants à un stress occasionné par la conscientisation de la grande agitation de l'esprit et de ses pensées. On ne la pratique donc absolument pas pour se détendre, se ressourcer ou chasser le stress. Les méthodes qui visent ces buts chantent comme des sirènes : le stress et les problèmes s'amoindriront durant la méditation mais reprendront avec les tendances sitôt celle-ci terminée.

- La méditation n'est pas une concentration, même si celle-ci est incontournable dans la première phase de l'apprentissage. Elle dépasse l'exercice de pure attention* yogique hindoue qui consiste à poser l'esprit sur un objet, un mandala, des chants ou un mantra. Dans le bouddhisme, si l'attention est un moyen princeps de lutte contre la dispersion et l'agitation, le but de la méditation est de développer la *conscience sans ego*, synonyme de *consciousness**, de *vipassana**, de *conscience éveillée*, de *vision pénétrante*.

12 – Pourquoi méditer ?

Les méditations étudiées ici sont principalement bouddhistes ou indiennes. *« Méthode expérimentale et scientifique de l'étude de l'esprit »,* le **bouddhisme** est, dès son origine, comparable à un diagnostic suivi d'un traitement psychothérapique destiné à nous libérer de la Souffrance*, condition humaine à laquelle nous sommes tous rattachés depuis la naissance, à travers la relation à autrui, par les traumatismes, la maladie, le vieillissement et la mort. Cette souffrance s'échelonne à partir des plus petites insatisfactions liées aux frustrations de la vie jusqu'aux grandes douleurs somatiques ou morales et maladies mentales.

Pour cela, la méditation originelle est une méthode de **purification mentale**, d'observation des phénomènes de l'interdépendance* universelle et de la condition réelle des choses et des êtres. C'est un outil d'observation de soi-même qui dépasse largement l'introspection pour aboutir à la véritable connaissance de soi, même si on n'obtient pas ce résultat en deux mois. « ***S'étudier soi-même, c'est s'oublier soi-même*** ». C'est à dire abandonner notre « attachement* » à notre cadre conceptuel*, nos attentes, nos valeurs, nos considérations, nos croyances et notre petit moi. Se distinguer de tout cela, et au lieu de s'identifier aveuglément à ces valeurs, les expérimenter afin d'en faire le tri.

Le bouddhisme n'est en rien une religion*, même si depuis son origine des pratiques religieuses s'y sont adjointes. Mais j'insiste sur le fait que dans le bouddhisme *(approche du bouddha*)*, il est question de travailler sur soi et non de vénérer qui que ce soit ou de « croire ».

Depuis son origine, l'objectif de la méditation est la **libération de la souffrance***. Nous souffrons tous, du stress, de la frustration ou du petit mal aux pieds jusqu'aux grandes douleurs physiques ou psychologiques. Rappelons ici que cette souffrance contient également la notion ***d'insatisfaction***. Nous ne sommes jamais satisfaits, rien ne va jamais et pour l'insatiable ego, il en faudra toujours plus.

Or **nous savons tous parfaitement ce qu'il faut faire pour ne pas souffrir** : ne pas nuire à autrui, ne pas se mettre en colère, être civique et gentil, prendre soin de soi, ne pas prendre le futur imaginé pour du réel à venir, relativiser et prendre les choses avec recul, avoir une hygiène de vie, se comporter en adulte...

Malheureusement tout cela n'est qu'intellectualisations peu applicables. Le chauffard qui fonce en ville sait parfaitement que ce n'est *pas bien* en la mesure où il prend un gros risque pour sa sécurité (corporelle ou pénale) et celle d'autrui; l'alcoolique sait très bien qu'il nuit à sa santé et se dirige droit vers l'accident, la maladie ou la prison, et ce n'est pas pour autant qu'il cesse son comportement ; ceux qui s'enguirlandent et s'insultent savent très bien qu'ils se font monter la tension artérielle inutilement et que ces comportements excessifs les conduiront à la culpabilité ; mettre une gifle à son enfant n'est souhaité par personne pas plus que nuire ou blesser les membres de sa famille et ceux à qui on tient le plus. Tout le monde prône pour la paix, applaudit l'abbé Pierre ou embrasse Sœur Emmanuelle, mais il y a la guerre partout dans le monde. Elle n'est pas uniquement militaire mais aussi relationnelle ou manipulatoire, y compris en bas de chez soi, dans le premier embouteillage venu, dans les entreprises ou même dans les familles.

On sait tout cela… et pourtant. **« L'ego »**, l'esprit indompté nous échappe, semble souvent n'en faire qu'à sa tête malgré nos bonnes résolutions et nous rend impuissants à tel point de créer des maximes populaires telles que *On ne se refait pas* ; *Je ne sais pas faire* et *Je n'y arriverai pas*.

Il faudrait qu'on soit plus **sages**, moins identifiés à ce qui arrive, plus calmes et ajustés à notre environnement, moins manichéens, plus vastes et lucides, moins **ignorants** de ce que nous sommes et de ce que les choses sont vraiment. Il faudrait qu'on fonctionne en collaboration plutôt qu'en compétition, qu'on aide les autres au lieu de chercher à les dépasser ou les écraser, qu'on partage nos richesses au lieu de les thésauriser… Mais contre la Sagesse* nous avons trois ennemis :

a) **L'ignorance*** de soi, de notre égocentrisme naturel qu'on s'efforce de cacher sous l'éducation et les principes. Ignorance des autres ainsi que de l'environnement et des Phénomènes* par l'aveuglement, le déni, les vues erronées, la méconnaissance, les croyances, les généralisations et illusions, l'égarement ou l'indifférence. Un érudit peut donc être largement ignorant. Vient ensuite le dualisme Désir/Rejet.

b) **L'Envie**, sous-tendue par les attachements et menant aux désirs avides, rigides, anxiogènes ou à la convoitise. En réalité, ce n'est pas nous qui tenons aux objets, mais ce sont les objets qui nous tiennent.

c) **L'aversion/répulsion** qui nous mène à la colère ou à la jalousie, à l'aveuglement, au ressentiment, à la méchanceté, à la vengeance ou aux excès.

Ces tendances naturellement Humaines sont liées aux visions fausses, donc à l'ignorance, et nous mènent aux interprétations, aux émotions, aux Passions et aux comportements déviants ou incorrects.

Nous connaissons tous cette nécessité de vivre selon une **éthique** (Sila) nous permettant de vivre ensemble (et non comme des rats entassés dans une cage) dans la **Sagesse** (Paññа*). Mais l'esprit agité est dispersé à l'instar d'un petit chiot tenu en laisse pour la première fois. Il part à gauche, part à droite, fait demi-tour, fait pipi partout, nous coupe la route et nous manquons de tomber en nous prenant les jambes dans la laisse. Cette agitation chaotique nous mène aux souffrances diverses.

Et voilà où intervient la méditation : calmer l'esprit et le domestiquer, lui apprendre à voir clair et à marcher à côté de nous sans nous faire tomber (samadhi*).

« Observer sans se confondre, vouloir sans désirer, accepter sans se soumettre, chercher sans espérer, telle est la voie du juste milieu. »

JJ E Brabant

13 – Contre-indications à la pratique.

En ce début de XXIeme siècle, la méditation est un véritable phénomène de mode et nous est vendue comme remède miracle à la souffrance. Pourtant, elle n'est pas relaxation et mène assez rapidement au cœur de soi, dans le pays des batailles et tempêtes (qu'elle vise à identifier puis apaiser).

Externes :

- Le *bruit* sec ou soudain, le bruit des voisins, musique ou télévision, etc. On peut souvent pallier ce problème en mettant des protecteurs auriculaires, un casque anti-bruit ou un casque de musique. Mais avec l'habitude le bruit n'est plus un problème ; étant tourné vers Soi, on peut méditer au bord de l'autoroute, c'est d'ailleurs conseillé lors des longs trajets.

- Le froid, l'excès de lumière, les mauvaises odeurs et les vêtements serrés.

Internes :

- Maladie somatique. La *fatigue et la digestion* favorisent la torpeur ou la somnolence. La *toux* vient interrompre itérativement le processus de concentration* et *l'obstruction nasale* gêne la respiration normale, ce qui constitue un obstacle au travail de la recherche du calme mental.

- Le *manquement à la morale*, à la bienséance ou à l'éthique comme la colère ou le conflit constituent une contre-indication à la méditation (Matthieu Ricard) parce qu'ils vous emmèneront dans les tiraillements des remords, des pensées et de la culpabilité.

- Les *périodes émotives*. Si vous vivez une période durant laquelle votre licenciement est prochainement prévu, si vous vous êtes violemment enguirlandé avec quelqu'un, si vous venez d'être cambriolé, des résurgences émotives peuvent surgir et distraire la méditation, voire vous entraîner dans la dispersion. Ce ne sont pas des moments favorables pour méditer, mis à part pour les pratiquants plus aguerris qui se serviront justement de la méditation pour temporiser et calmer ces émanations émotives, au mieux pour en discerner les racines profondes.

- Les *personnes perdues ou déprimées*, qui ne savent plus à quoi s'accrocher et qui ne trouvent plus à donner de sens ou d'orientation à leur vie sont en période difficile. La perte de repères occasionnée par la méditation peut aider à leur déstabilisation et renforcer leur sensation de devenirs fous. Qu'ils attendent de passer ce cap difficile avant de pratiquer.

- Les gens *très perfectionnistes* ou ceux qui angoissent et cogitent à la venue du silence et du vide sont invités à entamer ou poursuivre une psychothérapie avant de se lancer dans un processus de méditation, cette dernière pouvant entretenir ou renforcer chez eux le mécanisme obsessif-compulsif.

- Les *états de fort stress* favorisent l'agitation, la dispersion et la tension. Ce sont les états aigus d'anxiété, l'angoisse, les troubles anxieux, la dépression aigue, les troubles bipolaires non stabilisés, les

Troubles Obsessionnels Compulsifs. Ces états peuvent mener à une crise d'angoisse ou de panique.

- Les *états dissociatifs ou psychologiques aigus* comme les abus physiques, psychologiques ou sexuels.

- Les *troubles psychotiques* pour certains desquels la méditation peut entraîner plus d'angoisse (délires, automatisme mental*, hallucinations) que d'effets bénéfiques, au pire une décompensation psychiatrique.

Les personnes souffrant de ces troubles peuvent méditer à condition d'être stabilisées soit par un travail personnel soit par un traitement médicamenteux.

Les personnes qui butinent et mélangent plein de méditations et d'outils tels pleine conscience, MBSR, yoga, taï chi, relaxation, rebirth, reiki, etc. représentent une contre-indication relative.

Bien sûr il est bon d'ouvrir son esprit au départ pour faire des choix et s'orienter finalement vers une voie plutôt qu'une autre. Mais dans beaucoup de cas, ces personnes vont mal et s'engagent dans la spiritualité pour faire l'économie d'une psychothérapie dont ils relèvent plus volontiers. Ils papillonnent superficiellement dans le consumérisme, procèdent plutôt de la dispersion, de la fuite de réalité et de l'ego spirituel pouvant mener dans le pire des cas au délire mystique. Ce dernier peut se manifester par des hallucinations kinesthésiques, adhésions aux nimittas (page 211), certitudes de lévitation, de quitter son corps, d'avoir le cœur plein d'amour*, de ressentir une vaste lumière intérieure, de s'élever au-dessus de la Terre, sensation de dépersonnalisation ou de déréalisation interprétées comme une entrée dans l'Eveil, etc. Ces délires ne sont jamais faciles à identifier pour des non professionnels de la psychologie ou de la spiritualité.

Comme disait Arnaud Desjardins, « Si vous cherchez de l'eau dans le Sahara, mieux vaut creuser un trou de dix mètres que dix trous de un mètre ». Le risque de se disperser ainsi est d'aborder toutes les techniques de façon superficielle et de n'en avoir aucune efficace pour cette raison.

« Aujourd'hui qu'elle (la méditation) tend à être restreinte à une technique de gestion du stress, un outil pour rechercher une sorte de confort niais, d'apaisement inconséquent, Thich Nath Hanh montre toute la dimension d'amour, de pardon, et de chaleur que développe la pratique. Et c'est l'essentiel. Méditer ce n'est pas une technique, mais une manière de retrouver la profondeur même de notre propre humanité. »

Fabrice Midal, La Lettre de Fabrice Midal, 2 juin 2018.

« Pour simplifier, nous supposons que le pratiquant est suffisamment normal et qu'il ne vient pas chercher dans la méditation une thérapeutique psychiatrique. »

Jean-Pierre Schnetzler, La méditation bouddhique, Dervy-Livres p80.

« Mais il n'existe pas de chemin de la méditation sans psychothérapie, tout travail avec un maître authentique le comprend (Milarepa avec Marpa, ou Castanéda avec Don Juan Matus). »

Marc-Alain Descamps, La méditation, Ed Accarias, l'Originel, p38

2 – Bénéfices de la méditation

La méditation est le théâtre miniature de ce que nous vivons dans la vie quotidienne.
Progresser dans ses méditations, c'est changer et alléger sa vie quotidienne.

Avec l'expérience, lorsque le calme mental est acquis malgré le passage de quelques pensées ou sensations auxquelles on ne s'accroche pas, lorsqu'on médite longtemps en perdant conscience du corps et du temps, alors on est en état de contrôle de l'esprit qui permet la stabilité, la paix et la conscience lucide.

La méditation est pratiquement la seule voie menant à **la relaxation** en mettant notre esprit au repos. Dès lors est envisageable l'observance de la nature de celui-ci par la méditation vipassana. En dehors d'elle, l'esprit est toujours actif et tendu, de jour comme de nuit, au travail comme en vacances. Et dans d'autres méthodes de relaxation (Jacobson, Training autogène, etc.), l'esprit n'est pas mis au repos.

Avant de parvenir à Samadhi, les bénéfices sont déjà observables **dans la vie quotidienne** : Moins de stress et d'anxiété, davantage de capacités d'ajustement à l'environnement.

Le changement se fait en profondeur car il s'effectue en amont des situations, ce qui fait qu'il est stable, progressif et durable quoi qu'il arrive. Nous nous dispersons et oublions moins, nous finissons ce que nous avons entamé, nous nous laissons moins manipuler par notre entourage ou par les stimuli divers qui nous parviennent. Notre attention est potentialisée, nos perceptions multipliées.

Enfin **nous prenons le temps dans notre tête** au lieu de courir sans cesse dans celle-ci, course qui occasionne stress, tension, émotions, anxiétés et angoisses. Nous nous apercevons que lorsque les devoirs qui s'accumulent nous angoissent, cela est dû principalement à la surproduction mentale et non à la multiplicité des tâches. Mais il est vrai que nous pouvons parfois en prendre ou en accepter plus que raisonnable, et dans ce cas c'est parce que nous ne nous respectons plus.

⇨ **Ce n'est pas parce que nous avons beaucoup de choses à faire que nous stressons,** mais c'est parce que nous stressons, parce que nous perdons le contrôle de l'esprit que nous sommes souvent débordés par nos besognes. Quand nous nous sentons dépassés, Il faudrait inverser le raisonnement :

« Ce n'est pas parce que les choses sont difficiles que nous n'osons pas, mais c'est parce que nous n'osons pas qu'elles sont difficiles. »

Sénèque

⇨ **Les causes du bonheur comme du malheur sont en nous, en notre tête, jamais dans les circonstances extérieures.** On peut vivre des périodes extrêmement difficiles de façon calme comme on peut s'angoisser dans le présent en refusant la réalité ou en se projetant dans le futur. Avec la méditation, la conscience en notre **responsabilité*** totale du traitement de l'information augmente et nous comprenons rapidement que la façon dont ça m'affecte vient de moi, pas de l'autre. Notre regard, notre esprit et notre adaptabilité changent.

« L'approfondissement de notre expérience de la vraie nature de l'esprit a pour effet que le monde extérieur perd de son influence sur nous et devient inapte à nous nuire ». Bokar Rimpoché.

Dans la vie quotidienne, le support de méditation peut varier. On peut s'entraîner à méditer en marchant, en mangeant, en bricolant, en cuisinant, en parlant, en travaillant, etc. Méditer devient alors synonyme de : *Faire ce qu'on a à faire en pleine conscience, sans se disperser*. Avec l'habitude on peut ainsi méditer tout le temps, et cela s'appelle l'attitude méditative ou *la vie en pleine conscience*. Il est utile de pouvoir le faire en pleine conversation avec quelqu'un de façon à voir tous les tenants et aboutissants d'une situation pour optimiser nos chances mutuelles de réussite.

Toujours avec l'esprit détendu et ralenti, nous devenons de plus en plus aptes à *entendre* notre interlocuteur, à voir son état d'esprit, ses gestes et sa mimique, à *com-prendre** ce qu'il ressent, à observer ce qu'il évite, à imaginer ce qu'il attend, à tenir compte de ses intérêts, à prendre conscience de ce qui se joue dans la relation, à voir si des éléments extérieurs influent sur celle-ci. Et cette observation d'autrui est simultanée à l'observation de nous-mêmes et de l'environnement (ici l'environnement est le lien ou l'état de la relation) puisque cette triade est purement indissociable. Cela me paraît très important, notamment lors des discussions intimes ou des entretiens professionnels.

Comme le corps et l'esprit ne font qu'un, des effets s'ébauchent presque immédiatement tant dans le corps que dans l'esprit. En 2010, la recherche et la médecine modernes reconnaissaient les effets bénéfiques suivants :

21 - Aspects somatiques.

- Apaisement physique (tonus musculaire et tensions) et fonctionnel (dilatations, ralentissements, régularisations). La respiration peut tomber à quatre cycles par minute au lieu d'une quinzaine ordinairement.
- Augmentation de la santé holistique (globale – De Holos : entier), involution de la vulnérabilité et de la maladie, diminution du nombre de somatisations.
- Production d'endorphines, de morphines naturelles du corps et d'hormones du bien-être et de la relaxation : nous sommes moins stressés, moins compliqués et plus heureux.
- Diminution des hormones corticoïdes naturelles (affaiblissant le système immunitaire) et de la production des glandes surrénales, ces glandes du stress qui stimulent, accélèrent, enserrent, contractent, etc.
- Augmentation du taux d'anticorps et de la défense immunitaire.
- Diminution des rythmes et fréquences de l'organisme (pouls, tension artérielle, respiration...)
- Réduction de l'excitabilité et de l'éveil, on dort mieux.
- Diminution de la mauvaise répartition des graisses et perte de surpoids.
- Baisse du mauvais cholestérol responsable de l'athéromatose [formation de plaques de graisse aboutissant à des sténoses vasculaires et artérielles pouvant être responsables d'embolies et d'infarctus].

- Régularisation du péristaltisme intestinal : on digère mieux et on a moins mal au dos.
- Régularisation et facilitation de la respiration (menant à l'apaisement du corps et de l'esprit) et diminution des crises d'asthme (par augmentation du calibre bronchique).
- Augmentation du calibre des tuyauteries (vaisseaux sanguins et lymphatiques, bronches pulmonaires...)
- Augmentation de la neuroplasticité. Etablissement de nouvelles connexions neuronales. Avec la pratique régulière le cerveau se transforme et augmente les capacités d'adaptation de l'individu dans les milieux stressants et anxiogènes (Bruit, vitesse, exigences, harcèlement, guerre...).
- Soulagement des maux récurrents et des maladies psychosomatiques (75% des maux et mal-à-dits).
- Facilitation considérable de la gestion de la douleur, jusqu'à permettre la chirurgie sans anesthésie.
- Diminution considérable du nombre des cancers.
- Du point de vue de la médecine chinoise, ouverture des voies de communication, des chakras et canaux d'énergie entre tous les niveaux de votre être.

22 - Aspects psychologiques, cognitifs, relationnels et sociaux.

Psychologiques

- Augmentation du calme mental et psychique, relaxation (avec un peu d'habitude).
- Travail et amélioration de la **mindfulness***, de **l'awareness*** et de la **consciousness***.

Mindfulness : Attention pleine et délibérée, sans aucune tension, analyse ou jugement.

Awareness : Prise de conscience immédiate, globale dans l'ici et maintenant de ses ressentis cognitif, locomoteur et viscéral, émotionnel, relationnel et environnemental.

<u>*Consciousness*</u> : *Conscience lucide*, plus riche que l'awareness, donnant un sens à ce qui est vécu et identifiant les processus répétitifs ou libérateurs que je conserve ou que je mets en place.
- Elargissement du champ de conscience de soi, des autres, des phénomènes et du Monde.
- Purification de l'esprit de ses voiles et facteurs perturbateurs, de ses influences négatives, parasites mentaux et samskaras* que sont :

a) *Idées, pensées*, ruminations, discours automatique provenant des constructions mentales, du disque dur, de l'amour propre, de l'orgueil de l'ego.

b) *Emotions perturbatrices* telles que les attachements et rejets, envie, jalousie, orgueil, colère, inquiétude, doutes, apathie, fuites ou agitation.

- Meilleure différenciation d'avec les pensées. Penser est très différent de « *Voir ses pensées* ».
- Ouverture de l'esprit à de nouvelles perspectives. Il se décontamine et s'apaise.
- Compréhension progressive de la nature du mental. On s'en distingue, on cesse d'être contaminé par lui et on arrête de surenchérir les conflits avec lui (ce qui a pour effet dommageable de le renforcer).
- Découverte de soi, de l'esprit épuré des (samskaras) croyances, généralisations, poncifs et préjugés, illusions, injonctions parentales, élaborations infantiles, méconnaissances et projections diverses.
- Développement du lâcher-prise et de l'acceptation de ce qui *Est, maintenant*.
- Apaisement du stress, de l'anxiété, de la dureté (tension/colère), de la psychorigidité, de l'irritabilité, de l'angoisse et de la dépression.

<u>Cognitifs</u>

- Augmentation de la mémoire.
- Augmentation de la capacité de travail et du rendement en tous genres.

- Diminution des comportements d'évitement, d'inhibition et de fuite.
- Anticipation accrue des obstacles à venir avec beaucoup plus de relativisation et de calme intérieur.
- Augmentation de la créativité, de la perspicacité et de la capacité de résolution des problèmes.

Corporels

- Augmentation de la perception du schéma corporel (Comment on perçoit et ressent son corps).
- Diminution des dysmorphophobies (Perceptions de disgrâce et rejet de certaines parties du corps).

Attention et vigilance

- Reprise du contrôle de soi : Vivre ce qu'on veut vivre plutôt que vivre en fonction de la connaissance du passé douloureux, des obstacles qui surgissent ou de ce qui peut éventuellement nous contrarier. Vivre sa propre vie plutôt que de vivre comme on nous a appris à vivre.
- Augmentation de la volonté, de la patience et de la persévérance et des dix perfections (page 45).
- Augmentation de capacité à vivre dans le réel de l'immédiateté (Diminution de l'égarement dans le passé mort ou dans le futur imaginaire : *Vivre ici et maintenant*).
- Augmentation de la capacité d'attention, de vigilance, de centration* (con-centration : inverse de dispersion). Par conséquent, capacité accrue à faire ce qu'il y a à faire ou à dire ce qu'il y a à dire sans se laisser disperser par autrui et sans les commentaires parasites et inhibants de la pensée automatique ou perturbants des émotions perturbatrices.

La devise zen* dit : « *Quand je mange je mange, quand je dors je dors* ». Ce qui préconise d'être pleinement à ce qu'on fait et non dispersé sur plusieurs activités différentes. Quand je me brosse les dents, je me brosse les dents et je ne pense pas à ma journée. Si ça se produit, c'est l'ego qui fait remonter des émotions en les camouflant sous des pensées.

Emotionnels

- Augmentation de la conscience corporelle et viscérale, siège de l'émotion non travestie par la pensée.
- Maîtrise des impulsions émotionnelles automatiques et baisse des passages à l'acte (Colère, violence, anorexie, boulimie, alcoolisme, toxicomanie...).
- Augmentation de la stabilité émotionnelle.
- Facilitation des sevrages consécutifs à la consommation de substances psychoactives.
- Ouverture du cœur.

Relationnels

- Augmentation considérable du calme mental par diminution des pensées automatiques et stériles.
- Réveil de l'accès à l'essentiel, à l'émerveillement, à la positivité et au contentement.
- Augmentation de l'équilibre et de la simplicité quotidiens. « *L'orgueil en prend un coup !* ».

Remontée de la prise de soin de soi et d'autrui, ainsi que de l'estime de soi et d'autrui.
- Augmentation de la confiance en soi et en autrui, donc de la capacité à vivre avec les autres.
- Développement de l'humilité, de l'empathie, de la tolérance et de la compassion* permettant un ajustement plus simple dans l'environnement.
- Amélioration des relations par augmentation de l'attention et de la qualité de présence ainsi que par diminution de l'amour propre, des projections imaginaires, de l'orgueil et de l'égoïsme.
- Facilitation de l'authenticité* et du « vrai contact » avec autrui par diminution de l'égocentrisme mental.

« Des recherches ont été menées dans des domaines tels que l'oncologie, la cardiologie, la dermatologie, la gériatrie, la gynécologie, l'hépatologie, la médecine interne, la neurologie, l'oto-rhino-laryngologie (ORL), la psychiatrie, la recherche génétique, la psychologie et la psychothérapie. Ces recherches ont mis à jour quelques exemples surprenants des effets positifs que la méditation peut avoir tant sur le corps que sur l'esprit.

Du 2 au 3 octobre 2010, une conférence internationale de grande envergure sur les bienfaits de la méditation a eu lieu à l'Institut de sagesse et de compassion de Lérab Ling, un centre bouddhiste situé près de Montpellier, dans le Languedoc-Roussillon. Ce fut la première grande conférence internationale à traiter ce thème en profondeur en France. Elle a réuni les chefs de file de ce domaine, à la fois les chercheurs et ceux qui appliquent la méditation dans un cadre thérapeutique. »

http://www.buddhaline.net/spip.php?article1525

Si les bénéfices de la méditation ne surviennent pas ou pas rapidement en séance puis dans votre vie, lisez la réponse à la question posée page 240 : *« Je ne vois pas de bénéfices pour l'instant dans ma vie ! »*

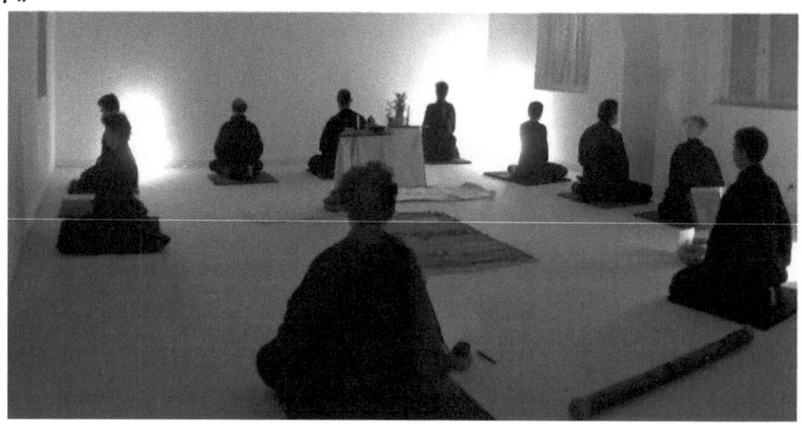

Méditation zazen*
(za = assis ; zen = méditer)

Exercice 1 : se poser simplement

Voici pour vous l'occasion de pratiquer une première fois, sans récitation et sans visualisation de quoi que ce soit.
Lorsqu'elles sont pratiquées en dehors du bouddhisme vajrâyâna, elles ne font que vous entrainer à remplacer une distraction (les pensées) par d'autres (la plage, le soleil et la mer...) En ce sens, elles ne font que renforcer chez vous la propension à la distraction. D'autant plus si elles sont guidées par un animateur ; vous vous laissez alors porter sans effort, en dehors de votre vécu et cela n'aura aucun effet bénéfique sur votre quotidienneté. On pourrait dire alors que c'est une sorte de manipulation. En fait la méditation est bien plus simple, d'une simplicité affligeante mais dont notre éducation et nos études ont fini très tôt par nous priver.

Méditation. Asseyez-vous confortablement, en tailleur sur le sol ou sur une chaise. Installez-vous, détendez-vous et réglez un minuteur ou une fonction « méditation time » sur votre téléphone portable.

Maintenant, cessez de penser à votre vie, même pas à la pratique, devenez totalement **passif, joyeux et détendu, dans la paix de l'ici et maintenant,** dans l'immédiateté de l'instant présent. Soyez simplement **naturel et attentif, apaisé, présent et détendu**. **N'attendez rien, ne vous figurez rien, ne corrigez rien**, il n'y a ni but ni challenge. Enfin, vous vous accordez un moment totalement gratuit de calme, de simplicité, d'amour et de bonheur, pour vous qui êtes stressé, ou pressé devrait-on dire car ordinairement vous ne cessez de courir. A présent, regardez simplement votre respiration abdominale en la laissant naturelle et spontanée. Vous êtes passif et n'avez rien à corriger. [Méditation]

Acceptez ce qui se passe et d'être simplement qui vous êtes. Nous sommes ce que nous sommes, et la méditation ne consiste à voir que cela. **Ne rien penser, ne rien corriger**. Cessez de penser à vous, au Moi, au Je, n'entretenez aucun discours mental, soyez simplement présent et joyeux. **Si des pensées surviennent** ou envahissent votre conscience, prenez-en conscience et revenez à l'instant présent, regardez simplement votre respiration en toute quiétude. Une métaphore encourageante pourrait vous dire que « *si* *vous perdez votre respiration de vue, vous allez perdre le fil et ne plus comprendre le film.* » Vous aurez **l'impression de perdre votre temps** à ne rien faire mais c'est une erreur, votre cerveau et votre personnalité se modifient et se potentialisent, se développent imperceptiblement et mèneront à l'amélioration de votre quotidienneté à moyen terme. [Méditation]

Ceci parait un **exercice apparemment idiot** : se laisser inspirer, se laisser expirer, se laisser inspirer, se laisser expirer... Au début, vous pouvez ressentir de la cogitation, de la dispersion, de l'agitation, de l'inquiétude et de l'agacement. A la fin, vous devez demeurer dans le « ***calme mental*** », c'est-à-dire aussi tranquille qu'une plante dans la brise.

Si votre esprit s'échappe naturellement, revenez poser votre unique attention sur le souffle, et recommencez chaque fois que c'est nécessaire. La méditation peut s'apparenter à la **pêche au lancer** : la ligne dérive et s'éloigne, on la ramène, elle dérive, on la ramène. Il ne s'agit alors de faire que cela, avec patience, calme et détermination sans rien comprendre. Aujourd'hui, vous pouvez légitimement ne rien comprendre, aucun effort à faire, cela devrait vous faire plaisir. [Méditation]

Cessez l'exercice dès que retentit la sonnerie du minuteur. Ultérieurement dans la journée, ou demain, réitérez cette expérience. Si vous êtes vraiment débutant, commencez par effectuer une session d'un quart d'heure ou dix minutes si c'est vraiment compliqué ; mieux vaut privilégier la qualité de l'expérience. Quand ce sera plus facile, passez à une demi-heure.

Bilan. Se livrer à cet exercice à deux moments différents permet de constater que le résultat est invariable : soit il mène à deux expériences pénibles, soit la première est agréable et la seconde devient désastreuse. Pourtant, on a fait comme le prescrit un grand maître tibétain. Alors que se passe-t-il ? Soit les informations sont erronées, soit elles sont simplistes et incomplètes.

Compte tenu des difficultés tout à fait normales rencontrées, quelques précisions sur la pratique s'imposent sous peine d'un découragement qui ne saurait tarder. Elles constituent l'objet de cet ouvrage et sont à recevoir avec parcimonie, sans tomber dans les excès de la méthodologie intellectualiste qui ne fait que convertir une chose simple en un grand sac de nœuds. Passer du simpliste au compliqué se pratique régulièrement par les « *bons petits élèves* » et mène à l'échec dans les deux cas. Pour cette raison, je vous demande de bien vouloir demeurer dans un équilibre, un juste milieu, une attitude mesurée.

3 – L'ego*

(= Le Moi ; le mental ; le disque dur, Mara, le Malin, le diable ; Satan...)

Le Moi, le discours intérieur fait de conseils ou de jugements, le mental automatique ou disque dur, l'agacement ou le découragement, les émotions difficiles, l'inconfort et l'agitation, tout ce que vous avez pu rencontrer dans votre première méditation constitue ce qu'on appelle l'ego.

L'ego, le mental ou le disque dur, est une construction mentale, une illusion qui mène à une idée fausse de soi-même et des phénomènes* interdépendants de la vie. Elle conduit l'individu à se placer au centre de tout (= égocentrisme), à se fourvoyer et à s'emprisonner dans une fausse personnalité ou des conduites adaptatives, ce qui a pour effet direct de le plonger dans la souffrance* qui va des petites frustrations aux grandes douleurs psychologiques comme physiques.

L'ego nous propose habituellement une façon de penser dans la confusion souvent totale bien qu'inaperçue, à tel point que le concept **du stress** serait finalement un phénomène consécutif aux efforts permanents que nous faisons pour donner sens et résultats à nos actions et pensées décousues. La **maladie mentale ou psychosomatique** serait consécutive à un échec à percevoir et à s'ajuster à la réalité de la vie, ainsi qu'à l'incapacité de donner du sens ou des résultats satisfaisants à la production de nos idées, pulsions et pensées continuelles. Ceci entraînant l'insatisfaction pérenne de nos besoins fondamentaux*.

C'est pour lui que, souvent sur les édifices religieux, les gargouilles et chimères font de telles grimaces afin de le chasser (Satan) pour protéger la Sagesse* (Dieu) contenue dans le bâtiment.

Mara, l'esprit de singe.

Aspirés, envoutés et alpagués par les mots, le discours et le mental, nous avons souvent du mal à percevoir clairement ce que nous vivons et ce que nous ressentons. Nous avons appris à penser, à réfléchir* et à analyser, mais l'émergence et la satisfaction de nos besoins fondamentaux ainsi que la réalisation de soi n'émanent pas de nos pensées manifestes.

Lorsqu'il n'est pas canalisé, l'esprit tourne continuellement comme un disque dur, continuellement dispersé par des émotions, des pensées discursives et des distractions qui surviennent à son insu. Il continue toutes les nuits et le souvenir que nous en avons se traduit dans le souvenir des rêves. Dans ce fonctionnement, l'esprit ressemble à une **bande de singes dans les arbres** (Métaphore orientale) : ils sautent de branche en branche, s'épouillent, poussent des cris, se chamaillent, vont et reviennent, copulent, s'égarent, grignotent, s'éparpillent et recommencent.

Dans la vie quotidienne, lorsque l'esprit est laissé libre à luimême il s'emballe, se tend et devient instable et grossier. Les pensées vagabondent dans le désordre et de façon inachevée d'un sujet à un autre. L'esprit **est comme une auberge espagnole** mêlant la cognition intelligente au chaos des pensées sans suite et travesties car elles cachent presque systématiquement autre chose. A ces pensées ou idées se joignent de façon anarchique le fouillis des passions, des sentiments, des émotions sauvages et perturbatrices, des injonctions parentales, des élaborations infantiles, des poncifs, des illusions et généralisations, des mécanismes de défense psychologique, ainsi que l'Ignorance*, dite la grande méconnaissance de soi.

La plupart du temps nous sommes donc sous contrôle, manipulés et aveuglés par notre ego (moi - mental) bourré de croyances et de certitudes, véritable tyran marionnettiste de nos pensées, de nos émotions et actions. A tel point que nous finissons par nous confondre avec lui et nous prendre pour nos **idées. Celles-ci sont orientées vers** la compétition, l'ambition, la lutte, la sécurité, la possession, la réussite et nous conduisent à une kyrielle d'activités superflues et dispersées qui nous éloignent de l'essentiel. Cela fait que nous ne nous réalisons jamais pleinement mais restons sous le joug du conflit permanent entre nos besoins fondamentaux*, nos désirs, notre juge intérieur, nos méconnaissances, notre passé et notre futur.

L'être humain souffre d'insatisfaction (Voir Samskara*) parce qu'il fait tout pour échapper à la réalité de soi, de la vie et des phénomènes. Le moi (l'ego) est en agitation constante, sans cesse confronté à son clivage moi/autrui ainsi qu'à sa non-conformité au monde. Cela le met en permanence dans l'attachement émotionnel des désirs et des rejets, eux-mêmes confrontés à la non acceptation* de la réalité telle qu'elle est, c'est-à-dire l'impermanence.

Par **attachement**, on entend des saisies obsessionnelles qui capturent notre attention, consciemment ou non et qui entravent notre liberté. L'attachement saisit des poisons auxquels on tient et s'accroche également sur des qualités qu'on aime. Dans les deux cas il conduit directement à la souffrance, à court, moyen ou long terme.

Par **désir**, on entend la convoitise et *l'envie* : cette pulsion plus désagréable qu'agréable car elle nous met en tension dans son coté avide qui nous met des œillères et nous maintient anxieux. Dans le langage spirituel, désir est donc plus ou moins synonyme de Saisie ou d'attachement. Le bouddhisme parle des poisons désir/attachement et aversion/rejet.

Mais cela ne signifie pas qu'il faille renoncer à tout désir et devenir aboulique. Il est bon de se rappeler que tout désir ne peut pas être satisfait, et donc se protéger de la souffrance en cas de frustration.

Nous passons la vie à rechercher des objets plutôt matériels à l'extérieur, dans le monde, et nous passons l'autre moitié de la vie dans la colère et l'aversion, à rejeter ce qui est inconnu ou qui ne nous plait pas. C'est-à-dire que nous sommes inadaptés à l'environnement et à la vie, incapables de nous ajuster à ce qui est et ce qui vient, nous nous conformons seulement à vouloir et faire nos trucs de manière totalement égocentriques. Or pour ne plus souffrir, c'est tout l'inverse qu'il faudrait faire.

La méditation va totalement à l'encontre de la production anarchique et discursive des pensées de notre ego. Dès que nous nous posons sur un coussin pour nous reposer dans le silence en nous efforçant de ne pas penser, nous nous apercevons que la pensée continue à notre insu tel un disque dur.
(Lire *Le Silence*. Eric Brabant (2008), Editions Natcom)

De même qu'il est possible de voir à travers une eau calme et limpide mais impossible de voir à travers une eau trouble et agitée, il n'est pas possible d'observer l'esprit avec un esprit de singe, grossier et dissipé. C'est pourquoi tout entraînement à la méditation commence avec la technique **samatha*** qui vise à **calmer et canaliser l'esprit**, à reprendre le contrôle de soi, à nous permettre de **faire ce que l'on a à faire** sans être sans cesse interrompus, dispersés ou contrés par les pensées indésirables de notre ego ou d'autrui.

La méditation est un très bon exercice dont les effets sont superposables dans la vie quotidienne, ce qui en est d'ailleurs le but ultime. Par exemple, il n'est pas rare que nous allions voir quelqu'un avec l'idée de lui communiquer ou témoigner une ou deux choses très précises. Or on s'aperçoit que, saisis par l'attitude de l'autre ou pris dans les méandres de la conversation, on se retrouve vite à parler de tout un autre tas de choses et, qu'assez souvent, on repart sans avoir dit ce qu'on avait à dire. Dans cet exemple, nous nous sommes laissés disperser par l'autre, je devrais dire par notre esprit, nous avons manqué de vigilance* et n'avons pour cette raison pas pu **dire ce qu'on avait à dire ou faire ce qu'on avait à faire**.

« La conscience est infiltrée, altérée, captée, fascinée, enchantée, envoûtée par le moi. Le moi (= l'ego) est une organisation passionnelle (= « Soif » qui va s'incarner dans le désir), *engendrée par un rapport érotique (= désir) ou l'individu se fixe* (= attachement) *à une image fausse* (= ignorance et samskaras) *qui l'aliène* ».

Jacques Lacan, éminent psychanalyste.

4 – Buts de la méditation (vipassana).

Ethique (Sila) ⇒ (Nécessité de)Méditation (Samadhi*) ⇒ Sagesse (Pañña) ⇒ Ethique (Sila) (⇒ Entraîne.)

La méditation est le théâtre symbolique de notre vie.
C'est la représentation miniature de la façon dont nous nous voyons, dont nous nous comportons et de ce que nous vivons dans la vie.

L'objectif ultime de la méditation est la transformation personnelle par l'éviction de l'ignorance* de soi et de la Souffrance qu'elle procure.

Me libérer de ma souffrance afin que je puisse en libérer autrui. Se libérer seul paraît stupide : comment être heureux dans un monde en mal-être et en guerre ? Je suis indissociable de mon environnement, je ne peux pas exister sans lui ! Les humains comme tous les autres microcosmes sont interdépendants.
Pour cela, la méditation mobilise et développe la conscience lucide (Sagesse) et l'équanimité. Pour atteindre cet objectif, on cherche à marquer des buts.

But n°1 de la méditation : Pacifier l'esprit.

(**Méditation1**, *samatha**)

La première chose est d'apaiser notre fonctionnement psychique, d'installer le calme mental afin que nous puissions vivre comme on veut (éthique et conscience), sans que l'ego s'en mêle et vienne tout embrouiller. Le calme mental sera atteint lorsque les désirs, les jugements, les émotions et les pensées sur les pensées auront disparues. Pour cela, la détente et le plaisir sont indispensables. Ils entraînent une relaxation durant laquelle l'esprit se centre et s'aiguise, s'affine. A contrario, en dehors de cet exercice de centration* et de méditation, dans la quotidienneté l'esprit devient grossier, agité et dispersé comme l'esprit de singe qui saute de branche en branche.

Les pratiques de l'éthique et du calme mental renvoient aux deux premiers principes freudiens. ***Principe de constance*** (1920) ou de Nirvana*, dans lequel le psychisme tend naturellement à maintenir le niveau de tension aussi bas que possible. ***Principe de plaisir***, qui vise constamment la décharge de cette tension et l'éviction des frustrations, aversions et souffrances. Ces deux principes sans cesses confrontés au ***Principe de réalité*** dont je parle un peu plus bas.

Lorsque nous nous sentons sereins, posés dans le calme, dans le bien-être, heureux et que le peu d'émergences a cessé de nous distraire, on dit qu'on est dans l'état d'**ataraxie** : état d'une âme tranquille que rien ne trouble, idéal du Sage. (cf. Petit Robert 1). Dans le zen* japonais, ce mot a un synonyme en le terme **Ishirio*** : clarté de l'esprit.

« L'agitation de l'esprit est à l'origine de nos illusions et de nos conditionnements douloureux, et il est nécessaire d'apprendre à le laisser s'apaiser ». Kalou Rinpoché (Grand Maître tibétain Réalisé).

But n°2 de la méditation : Conscience + équanimité = Sagesse.

(**Méditation2** : *Vision pénétrante ou analytique, vipassana.*)

Conscience/Ignorance.

Après l'acquisition du calme mental, la méditation vise à transformer l'esprit de singe en un esprit de Sage. C'est-à-dire à le modifier un peu, à développer la connaissance de soi et du monde, la Sagesse (Pañña* – la libération, l'Eveil), la pleine conscience lucide dans l'instant présent. En tibétain on l'appelle ***gekpa*** : La présence éveillée.

Pour cela, elle **observe la nature de l'esprit ainsi que celle des phénomènes** de notre vie (la Vie, n'est-ce pas « notre » vie ?) afin de nous permettre de mieux les appréhender et de mieux nous y adapter en procédant à la correction de nos toxiques et dysfonctionnements mentaux. Ceci confère au troisième principe freudien, ***Principe de réalité*** où le psychisme vise l'ajustement aux exigences de la réalité qu'il perçoit, intérieure (ce qui se passe en moi) et environnementale (ce qui se passe dans mon environnement, qu'il soit humain ou non).

De la Sagesse découle naturellement la **notion de responsabilité***, terme qu'il ne faut pas confondre avec la culpabilité. Récupérer la responsabilité de sa vie et de ses fonctionnements, lesquels engagent indubitablement la loi de causalité (karma*) sur le futur de la vie. Lorsque nous prenons conscience d'un dysfonctionnement habituel, il est de notre responsabilité* de le négliger, de le laisser se reproduire ou de le surveiller pour le contourner ou le pallier systématiquement.

Nous passons la vie à rendre les autres malheureux ainsi que nous-mêmes. Parce que nous projetons notre souffrance à l'extérieur, soit par notre humeur et notre mimique, soit en rendant les autres coupables. Nous attribuons préférentiellement notre souffrance à autrui ou à des causes extérieures, ce qui fait qu'on passe la vie tournés vers l'extérieur à vouloir changer les autres et le monde. Nous ne sommes jamais tournés vers l'intérieur. **Or nous sommes responsables* de ce que nous vivons avec nos sensations, émotions et perceptions**. Je suis responsable à 100% de ce que je vis car c'est avec mon esprit et mes productions hormonales que je perçois le monde, que j'y réagis et que je récolte les fruits de mes réactions et comportements. Et de cela, les autres ou l'environnement ne sont jamais en rien responsables.

Et quoi qu'on lise ou apprenne, rien ne change. Pourquoi la rationalisation ou l'intellectualisation sont à ce point stérile ? Parce que **nous sommes profondément égoïstes** dans la vie, nous ne voyons tout que par nos intérêts, notre petite souffrance, notre petit monde, notre petit moi, notre petit ego. Or l'ego est comparable à un petit être de six ans et demi qui nous enseignerait les autres et le monde. Pour être aimés les autres doivent nous convenir ou nous servir et alors ils nous font envie, ou alors nous nous acharnons à les convaincre ou à les écraser car nous les rejetons tels qu'ils sont. Nous sommes liés à nos opinions en pensant que les autres ont tort. Seuls comptent notre plaisir ou notre douleur, c'est *moi moi moi*... Je n'aime que moi, ou plutôt je fais tout pour m'en convaincre. Car si je m'aimais tant ce serait un acquis et je pourrais aller voir ailleurs. Or non, je ne vois toujours que moi. Dans cette condition, je ne peux rien recevoir d'autrui.

Ce travail de la Sagesse permet de **lever le voile de notre esprit** occasionné par les idées fausses et les méconnaissances. Il nous **éloigne donc de l'égoïsme et nous rapproche de l'altruisme**.

La méditation va nous aider à nous découvrir, à nous aimer et à purifier notre esprit. En résumé, à lutter contre l'Ignorance. Pour la spiritualité, l'Ignorance n'est pas le fait de ne rien savoir ou connaître – on peut être un érudit et totalement ignorant – c'est le fait de ne pas se connaître soi. **Telle est l'ignorance**. La méditation est un outil de développement personnel très puissant, toujours à condition d'y être accompagné, comme dans toute autre discipline car on ne peut pas changer seul, ce serait ignorer le concept d'interdépendance* ou de champ soi/environnement.

La méditation mène progressivement à la connaissance de soi, *com-prendre** (prendre avec – voir question fin page 259), pas uniquement avec l'intellect mais aussi en terme d'expérience et d'assimilation. Comprendre nos fonctionnements et dysfonctionnements habituels et automatiques en observant **notre esprit sous quatre facettes :** notre esprit qui identifie (un bruit à mon oreille. Conscience.), notre esprit qui reconnaît (c'est une parole critique. Perception.), notre esprit qui ressent (sensations corporelles) et notre esprit qui réagit (aversion, justification ou colère. Réaction).

Cette sagesse nous éloigne de nos **comportements excessifs d'attachement et d'aversion** aux situations agréables ou déplaisantes et, avec la Grande Equanimité*, elle nous permet pour cette raison de nous ajuster plus facilement à notre environnement avec respect des règles, des autres et de soi (Ethique).

Cette observation de l'esprit et cette connaissance de soi sont destinées à faire cesser nos pensées parasites, nos doutes stériles, nos émotions perturbatrices, nos blessures à la frustration, nos psychosomatisations et toute souffrance chronique ou itérative, grande ou petite. Le cheminement dans la sagesse où la *pleine conscience* se développe et va lui-même occasionner non seulement le calme mental mais également le calme somatique : **l'amélioration des troubles** corporels ou fonctionnels va s'entamer.

« Il y a assez de tout dans le monde pour satisfaire aux besoins de l'homme, mais pas assez pour assouvir son avidité. » *Gandhi.*

La méditation va nous aider à nous découvrir, à nous aimer et à purifier notre esprit des représentations distordues ou dépassées, caduques (samskaras*). En résumé, à développer l'équanimité, la

Conscience, la sagesse et à supprimer l'ignorance. L'objectif s'atteint donc : nous lâchons l'attachement au passé (concepts et réactions habituelles névrotiques), cessons les projections* imaginaires dans le futur et restons en contact avec le présent. Nous prenons de nouvelles habitudes et souffrons moins. Et si nous poursuivons nos efforts nous ne souffririons plus, y compris au moment de la souffrance ultime qu'est la mort. Mais avant d'atteindre cet objectif, le chemin est parfois sinueux et il est indispensable de le parcourir.

« *Pour nous, le seul but de ce que nous appelons religion* est de comprendre la nature de notre psychisme, de notre esprit, de nos sentiments. Quel que soit le nom que nous donnions à notre chemin spirituel, la chose la plus importante est que nous puissions faire nos propres expériences et connaître nos sentiments. C'est pourquoi par expérience, les maîtres spirituels du bouddhisme, au lieu d'insister sur la croyance, donnent une importance primordiale à l'expérience personnelle, en mettant en action les méthodes du dharma* et en évaluant l'effet qu'elles ont sur notre esprit : ces méthodes nous aident-elles, notre esprit a-t-il changé ou est-il tout aussi incontrôlé qu'il l'a toujours été ? C'est cela le bouddhisme et cette méthode d'investigation de l'esprit est appelée méditation* ». Lama Thoubten Yeshé

Méditer où on se sent bien, chez soi, dans un refuge ou dans un temple, dans un lieu apaisant avec des objets rituels et refuges, selon des protocoles bien établis, permet de se relier à des mondes invisibles et à des instances supérieures qui nous aident à croître tout en retrouvant le calme au quotidien.*

5 – Ethique

L'éthique, le respect de soi, des autres et du civisme nous évite de nous nuire ainsi qu'à autrui et donc d'échapper à beaucoup de souffrances.

On ne l'observe pas par moralité, parce que c'est « bien ou mal » et aucun jugement de valeur n'a sa place ici. On a seulement constaté depuis trois millénaires que dès qu'on observe cette éthique on s'éloigne de la souffrance, et dès qu'on l'ignore on crée des conditions qui, par la loi de cause à effets, vont nous replonger dans la souffrance, la haine, la guerre, la culpabilité et la honte. Or l'urgence de tout développement personnel consiste justement à se libérer d'abord de ces deux derniers points.

On pourrait croire en la justesse de certains crédos tels « *Moi d'abord, les autres je m'en moque* », « *Les forts l'emportent toujours sur les faibles* », « *Nous sommes dans une société de compétition et je n'ai aucun scrupule à passer devant les autres* », « *Je n'ai pas le droit d'être moi-même, les autres sont une faune* », « *Mentir permet de convaincre* » ou toute autre sorte de conviction vécue sans culpabilité.

Je pense que l'apparence de ce manque de culpabilité est un leurre lancé par l'ego qui se charge de le justifier en pensées et concepts infantiles et fallacieux. L'absence d'éthique personnelle est toujours un gage de culpabilité plus ou moins consciente quel que soit le bavardage de l'ego.

Parce que le monde est interdépendant (Interdépendance*) et que tout sujet ou objet est reconnu comme étant indissociable de son environnement, l'éthique consiste donc à éviter ce qui crée de la souffrance **à moi et à tout ce qui est vivant** (animaux et végétaux), avec la préoccupation d'être bénéfique pour l'environnement, qu'il soit humain ou non. Bouddha a lui-même indiqué qu'il n'était pas possible de méditer sans éthique ; car on ne peut méditer avec de la culpabilité.

L'éthique qu'il a recommandé et telle qu'elle est pratiquée dans l'histoire du Monde par des centaines de millions de personnes est la suivante :

1) S'efforcer de **ne pas tuer** ou blesser toute forme de vie de tout être vivant. Ne pas nuire à l'environnement, qu'il soit humain ou non, avoir de la gratitude pour tout ce qui est vivant.
2) S'abstenir de posséder illégalement le bien d'autrui, **ne pas voler.** Gagner sa vie honnêtement.
3) S'abstenir de mauvais comportements sexuels, coupables, irrespectueux ou blessants, **ne pas commettre l'adultère**.
4) Eviter les **mauvaises paroles** ou les propos blessants. S'abstenir de mentir, jurer, manipuler, médire ou papoter de choses inutiles. Pas de colères rebelles, de paroles malveillantes ou de ressentiment.
5) S'abstenir de la prise **d'intoxicants** et substances psychoactives (SPA) : ne pas consommer d'alcool (champagne, vin, bière, apéritifs et digestifs) ni de drogues (Opium, marijuana, LSD, extasy, héroïne, cocaïne, colles et autres SPA y compris médicaments psychotropes). Dès qu'on prend quoi que ce soit qui altère l'esprit, alors il faut renoncer à l'éthique et à toute notion de méditation.

Notez que ces recommandations ne sont pas indiquées sous forme de commandements sous peine de péché. ***Si possible*** est ce qui autorise l'erreur et qui écarte toute notion de rigidité. Il n'est pas possible d'observer ces préceptes dans certains cas. Ainsi, en conduisant une voiture sur une route forestière rien ne dit que vous n'écrasez (tuez) pas quelque limace. On peut s'interroger sur l'intérêt de mentir une dernière fois par exemple à un mourant. Certaines colères sont bénéfiques lorsqu'elles sont placées dans le cadre de la compassion* ou de l'éducation. Etc.

L'éthique permet de *bien vivre*. Mais elle est souvent contrecarrée par l'ego, ses attachements et désirs égocentriques. J'ai écrit que le chauffard qui fonce en ville sait parfaitement que ce n'est pas bien (*Pour ne pas souffrir*, voir début de page 15). Mais l'ego a de bons arguments pour le maintenir dans ce comportement. Au contraire, le respect attentif de l'éthique saura l'en écarter.

C'est pourquoi on procède à la **méditation** : *attention et vigilance** amènent le calme mental, *conscience et équanimité* permettent de développer davantage de **Sagesse***.

L'éthique, l'attention et la sagesse sont les trois piliers interdépendants qui constituent l'attitude méditative, la connaissance de soi et le bien être dans la vie quotidienne.

Ethique : **Les dix perfections** (paramis*)

Tirées de la philosophie indienne et bouddhique. Vous remarquerez que dès qu'un point est absent, la souffrance commence aussi bien dans vos méditations que dans votre vie.

1. Moralité (Sila) – **Ethique**
   Puissé-je toujours être honnête et digne de confiance.
   Puissent toutes mes actions être pures et sans tache.
   Puissé-je ne pas voiler la vérité par souci de politesse.
   Puissent mes pensées, mes paroles et mes actes être purs.

2. **Générosité** (*Dana*),
   Puissé-je être généreux, donner sans compter, effectuer des dons désintéressés exempts de toute attente.
   Puissé-je rendre service et être utile aux autres.
   Puissé-je couper les racines de l'égocentrisme, faire preuve d'humilité et privilégier toujours les autres.

3. **Bienveillance et Amour*** altruiste. (*Metta*)
   Puissé-je être toujours aimable, amical et plein de compassion et d'amour.
   Puissé-je considérer tous les êtres comme mes frères et sœurs, et ne faire qu'un avec tous.
   Puissé-je ressentir de la considération, de la joie, de la mansuétude pour tous les êtres.

4. **Discipline, énergie, effort** (*Viryia*)
   Puissé-je être discipliné et, de manière douce, mettre toute mon énergie pour parvenir à mon but.
   Puissé-je être sans peur face aux dangers et surmonter tous les obstacles avec courage.
   Puissé-je être énergique, vigoureux et persévérant sachant que les résultats ne viendront pas de façon surnaturelle.

5. **Détermination** (*Adhitthana*)
   Puissé-je trouver toujours Refuge*et pratiquer de façon régulière et insatiable.
   Puissé-je être ferme et résolu, avoir une volonté de fer.
   Puissé-je être aussi doux qu'une fleur et aussi ferme qu'une pierre.
   Puissent mes buts être toujours élevés.

6. **Patience, tolérance** (*Khanti*)
   Puissé-je être toujours patient, capable d'assumer les difficultés et frustrations.
   Puissé-je supporter et pardonner le mal fait par autrui.
   Puissé-je être toujours **tolérant**, capable de voir ce qu'il y a de bon et de beau dans chacun.
   Puissé-je servir les autres au mieux de mes compétences.

7. **Attention** (concentration)**, vigilance, méditation** (*dhyâna*)
   Puissé-je parvenir au calme mental et à la paix.
   Puissé-je développer des qualités propres à la méditation.
   Puissé-je développer des états méditatifs qui permettent d'accomplir le bien des autres.

8. **Renoncement** (*Nekkhama*)
   Puissé-je ne pas être égoïste et possessif mais plutôt plein d'humilité et désintéressé.
   Renoncement à l'idée que le bonheur se trouve dans les préoccupations matérielles.
   Renoncement à la vie mondaine (*plaisir et douleur, gain et la perte, gloire et honte, louanges et reproches*).

9. **Equanimité*** (*Upekkha*).
   Puissé-je être calme, serein et paisible
   Puissé-je développer un esprit équilibré.
   Puissé-je avoir une équanimité parfaite.

10. **Sagesse** (*Pañña**)
   Puissé-je **Accepter***, voir les choses telles qu'elles sont réellement **ici et maintenant**, et pas telles qu'elles m'apparaissent ou telles que je voudrais qu'elles soient.
   Puissé-je me délivrer des croyances et illusions, préjugés et généralisations, jugements et superstitions.
   Puissé-je développer la **Connaissance** et partager avec les autres le bénéfice de ce que j'ai appris.
   Puissé-je atteindre l'illumination et conduire les autres des ténèbres vers la lumière.

6 – Etat d'esprit et Procédure

Dès qu'on oublie la notion d'état d'esprit, on entre dans la méditation comme dans un train sans conducteur. Cela peut dérailler à tout moment avec des conséquences désastreuses pour le déroulement de la méditation (colère, haine, honte...) et les conséquences négatives pour les suites de celle-ci (peurs, découragements, prétextes à ne pas méditer...)

L'éducation Nationale nous a sensibilisés à l'importance de découper le récit en trois temps, avec l'introduction, le développement et la conclusion. La psychologie moderne en la Gestalt-Thérapie nous parle de cycles consécutifs montre que le déroulement de la méditation – comme de toute expérience – doit se faire selon quatre temps:

Pré-contact – prise de contact – Plein contact – Post contact et assimilation de l'expérience.

Dès qu'il manque un temps à l'expérience, celle-ci s'en trouve notablement affectée, sinon inachevée.

61 - Introduction ou pré-contact : Etat d'esprit des 4 précieux (CAJE)

La première chose est de **se souvenir des buts de la méditation**. C'est l'étude de la Motivation. Pourquoi fait-on les choses ? Quel est le sens de la pratique ? Si méditer consiste à se poser pour se détendre et respirer, autant aller faire un tour en forêt dans le chant des oiseaux.

Non, on médite pour *se connaître, appréhender la réalité telle qu'elle est, développer la conscience et la sagesse* pour *se tenir à l'éthique* de vie qu'on s'est fixée **afin de vivre mieux avec les autres.**

Il est bon de mettre du sens à ce qu'on fait et la pratique à des fins strictement personnelles ne facilite pas notre intégration dans le monde social et le plein épanouissement de notre esprit. Méditer pour son seul bien être personnel pourrait peut-être nous délivrer un peu de nos névroses mais nous plongerait dans l'individualisme, l'isolement, dans la méconnaissance de l'interdépendance universelle, c'est à dire dans la souffrance.

Deuxièmement, portons une tenue de détente ou desserrons nos vêtements. Puis **passons contrat avec soi-même**. « *Suis-je prêt à méditer ce matin ? Oui* ». « *Suis-je prêt à y consacrer vingt minutes* (ou plus) *? Oui* ». « *Suis-je prêt à méditer dans le bon état d'esprit ? Oui.* » S'il existe un *non*, ou un *oui mais*, clarifions cette étape, faute de quoi notre méditation peut se retrouver bourrée de tensions et d'obstacles

Troisièmement, observer **l'état d'esprit** avec lequel nous allons aborder cet exercice. C'est d'abord lui qui va en conditionner la réussite ou l'échec avant toute technique ou façon d'être.

A part ceux qui ne croient en rien, nous avons tous et toutes pourtant un Dieu, ou un bouddha, un ange gardien, un sage ou une petite voix en nous. Nous sommes tous différents mais fondamentalement égaux, chacun riche de son expérience unique et différente. L'esprit de tous est fait de Sagesse (les anges) et de folie (les Passions, les démons) et cela est connu depuis l'Antiquité. A partir de ces postulats, il sera plus efficace de pratiquer avec **les anges** pour le bien de tous (y compris soi). L'état d'esprit est le prérequis de toute méditation, et avant toute pratique méditative, je le place dans ce que j'ai nommé Les Quatre cœurs :

= Compassion*, Amour*, Joie, Equanimité*.

Retenir **CAJE** comme moyen mnémotechnique. Comme si l'on voulait conserver ces qualités en cage, en soi, au plus près de l'intime de soi.

1 – <u>Compassion</u> <u>et empathie</u>. Si vous n'en avez pas d'abord pour vous, pour qui voulez-vous en avoir ? Si je n'ai pas de pomme pour moi dans mon panier, avec qui voulez-vous que je la partage ? L'empathie, c'est comprendre ce qui arrive à l'individu, se mettre à sa place. La compassion (*com-patior : souffrir avec*) signifie vouloir sortir les êtres (les autres et moi) de la souffrance et les éloigner, sauvegarder des causes de celle-ci.

Se lancer dans la méditation, c'est souvent prendre les commandes d'un navire dans la tempête. Vous vous embarquez avec vos anges, votre juge intérieur, vos démons et votre ego. Vous aurez largement besoin d'empathie, d'altruisme, de compassion d'abord pour vous-mêmes. Avant tout, entraînez-vous avec l'exercice 3 (page 73).

L'abnégation est une névrose ; l'humilité est une Sagesse.

2 – <u>Amour,</u> <u>altruisme, générosité</u>. Etre dans l'amour signifie vouloir amener les êtres dans le bien-être, la joie et la sérénité, et de maintenir, sauvegarder avec eux les causes de ce bien-être : connaissance et liberté intérieure, bienveillance et générosité. Il ne s'agit pas de se substituer à l'autre, de lui apporter en abondance ce qu'il n'a pas demandé, de le conserver dans la dépendance ou de se prendre pour *Oui-Oui* ou un *Saint Bernard*. L'altruisme regroupe les dispositions de bienveillance, de générosité et d'Amour. C'est l'un des prérequis à la méditation, l'exercice 3 de Metta bhâvanâ vous y préparera (page73).

3 – <u>Joie sympathique.</u> Muditâ, en sanskrit. Il ne s'agit pas de la joie des stades ou de l'état de celui qui a consommé une substance psychoactive (drogue, alcool, etc.) On pourrait plutôt parler de **Contentement**. Se contenter de ce qu'on a déjà, autrement dit être positif, plutôt qu'avide en désirant encore et toujours autre chose de plus. D'où l'expression ancienne « *Contente-toi de ce que tu as* ». Mais elle a été mal comprise et détournée par nos aïeux qui, en la prononçant, nous invitaient à nous taire et à nous soumettre, ce qui constitue une perversion de l'expression originale.

On peut également évoquer l'**enthousiasme**. Etre motivé et content de s'y mettre ; l'inverse dit que nous n'avons pas compris quelque chose. Le corps et l'esprit doivent être, à la mesure du possible, **totalement détendus** et non dans la concentration forcée. On pourrait aussi parler **d'apaisement naturel**. Relâchez les épaules, la mâchoire et tout effort musculaire. Souvent, à l'instar des pensées et des distractions qui reviennent, la tension revient spontanément dans le corps. Ne vous inquiétez pas, vous découvrez seulement le fonctionnement du corps humain de façon expérimentale. Ne forcez pas. Recommencez à relâcher la mâchoire, la langue ou les épaules, comme un Capitaine de bord qui rectifie constamment le cap.

On ne peut être dans le contentement ou la joie apaisée que **dans la non attente**. Aborder la pratique méditative avec l'anxiété d'un labeur à effectuer mène indubitablement à la tension, la souffrance et l'échec. Se mettre à l'aise, même itérativement, se détendre et pratiquer sans but et sans effort. Si la tension survient c'est qu'on est dans la saisie ou l'attente. En méditation zazen*, on parle de Mushotoku*.

La joie, comme tous les états émotionnels, sont totalement programmables par nous-mêmes et ne dépendent absolument pas forcément des circonstances extérieures. Je peux être « content » *(me contenter de...)* avec le cœur brisé ou tout en vivant un deuil, et il ne s'agit absolument pas de déni ou de refoulement car si j'éprouve le besoin d'éclater en sanglots je dois satisfaire ce besoin. Puis je reviens au contentement, si je le souhaite, sinon c'est ce qu'on appelle *rajouter de la souffrance à la souffrance*. Nous pouvons ainsi programmer nos états émotionnels, c'est-à-dire nous libérer des conditionnements, et la science commence à le confirmer dans les revues spécialisées.

Si nous sommes co-responsables de ce qui nous arrive, **nous sommes totalement responsables* de ce que nous vivons !** Personne ne nous administre une piqûre de tristesse, de frustration ou de colère. Tout dépend de *notre* lecture de *notre* Réalité, que nous faisons avec *notre* cerveau qui décrypte *à sa manière* qui nous sommes, ce que sont les autres, les circonstances et le Monde. C'est le Moi ou l'ego immature qui va chercher des prétextes extérieurs et circonstanciels pour justifier ses lectures interprétatives ou son mal-être. (Cf. Pensée folle ou folie cohérente, page 148).

Sur demande, on peut donc se programmer de la joie comme on peut se programmer de la détente ou de l'amour. Beaucoup de personnes débutantes ou sceptiques comme vous y parviennent rapidement. Faites l'expérience. Commencez à sourire, avec un réel état d'esprit de joie sinon vous ne ferez qu'une grimace provoquant la tension. Au début, on a l'impression de faire un sourire forcé et c'est tout à fait normal parce que l'expérience est inhabituelle. Mais dès le début, que vous y croyez ou non, si vous faites ce sourire avec l'état d'esprit de la joie intérieure, vous produisez simultanément dans votre corps et votre esprit une libération d'hormones endorphines (antagoniste de l'adrénaline) responsables de la légèreté et du bien-être. Il faut lancer les choses, montrer le chemin pour aboutir à des acquisitions puis automatismes. Peu à peu, nous découvrons que nous pouvons avoir véritable contrôle de soi-même.

Si vous n'êtes pas contents et détendus *à la hauteur de votre possible*, la méditation ne peut rien donner sinon de l'agacement, une grande fatigue et du découragement. Soyez simplement vous-mêmes, détendus et attentifs sans but ni attente.

4 – <u>Equanimité*</u> ou impartialité, égalité d'humeur, calme et détente, ouverture et non-discrimination, non manichéisme ou dualisme.

Elle consiste à ne s'Attacher à rien et à ne rejeter rien, à porter attention égale pour autrui et les êtres vivants de même manière, pour tous les environnements ou phénomènes, sans aversions ni envies. C'est donc une facette de l'Acceptation* qui rapproche de la Réalité, de l'équité et qui éloigne des favoritismes, attachements et dépendances (La première dépendance est la dépendance au Moi).

Ceci repose sur la notion d'égalité d'humeur. Tous nos soucis viennent de notre tendance à immédiatement réagir par le désir avide (Envie), l'attachement et la dépendance ou par l'aversion, le rejet et la lutte. Nos émotions et réactions créent des perturbations hormonales, génèrent de la tension, de la difficulté, du conflit et de la souffrance pour soi-même et l'environnement dont nous dépendons incontournablement.

En Zazen* on parle de **Mushotoku*** : L'esprit impartial ne cherche pas à obtenir, ne vise ni profit ni résultat. La pratique se fait neutre, sans concept, sans attente ni rejet, sans objectif, sans saisies, sans lutte, sans dualité, sans commentaire ni bavardage intérieur, sans jugement. L'esprit équanime ne s'attache pas à ce qui est plaisant, ne rejette pas ce qui est neutre ou déplaisant, n'étiquette pas rassurant/inquiétant, juste/injuste, agréable/désagréable, etc. puisqu'il sait que ce n'est que l'ego qui attribue les étiquettes et les notations selon son humeur, ses illusions et sa façon de voir. Par exemple il confond aisément risque et insécurité, insécurité ou inquiétude et danger, incongruité et pathologie, etc. Il met ainsi très souvent des a priori négatifs ou morbides sur ce qui est porteur de libertés et d'épanouissement.

Les pensées involontaires apparaissent comme des fumées illusoires et passagères. N'être acteur d'aucune pensée. Aucun mot, aucune image, aucune représentation ne doivent occuper l'esprit mis à part ceux qui viennent avec les pensées involontaires. ***S'attacher à rien*** fait qu'on accueille simplement tout ce qui vient et que la méditation est reposante et non frustrante. L'esprit est libre et clair (Tib : *Rigpa*. Zen : *ishirio**. Fr : *ataraxie*).

Faire l'expérience de la Grande Equanimité dans son Être, dans le vécu de son corps et de son esprit, c'est pratiquer, effectuer une expérimentation dont les résultats seront bien plus profonds que la compréhension intellectuelle, et qui graveront un sillon réutilisable comme guide à tout moment dans la vie quotidienne. Dès lors, la sérénité quotidienne sera multipliée, sauf si l'équanimité n'est employée que comme un outil ou un leurre fallacieux.

Lorsque ces quatre valeurs sont durablement acquises, assimilées et incarnées, on est dans le stade de la ***Paix du cœur***. Alors cessent la lutte, la volition (fait de vouloir plein de choses) et les pensées. L'entrainement à la concentration va pouvoir s'effacer au profit de la véritable méditation.

*« Zazen** (méditation assise) *ne dégage pas seulement une grande énergie, c'est une posture d'éveil. Pendant sa pratique, il ne faut pas chercher à atteindre quoi que ce soit. "Sans objet", il est seulement question de concentration sur la posture, la respiration, et l'attitude de l'esprit ».* Maître Taisen Deshimaru

62 – Prise de contact : S'installer.

Le mieux est de s'installer dans un **endroit** qui nous est intime, personnalisé, légèrement décoré et baigné dans une odeur agréable (encens ou bougie parfumée). Un endroit où nous ne sommes pas dérangés. Interrompez les bruits, les horloges et mettez le téléphone sur silence. Si vous n'êtes pas seul(e), prévenez et demandez qu'on ne vous dérange pas. Si vous n'avez pas de petit coin à vous, installez-vous à l'endroit où vous vous sentez bien. Au pire, la salle de bains est un endroit où vous ne serez pas dérangé. Choisissez un endroit sain pour la santé, pas trop chaud, pas trop froid ou humide, évitez les courants d'air... Procédez à horaires réguliers, allumez une bougie ou effectuez vos petits rites préférés.

On peut aussi méditer dans un lieu de culte ou dans n'importe quel endroit calme. Le bruit ou les stimuli gênent la concentration. Mais plus tard on pourra méditer n'importe où, même dans la rue ou sur le bord de l'autoroute, ce qui est appréciable lors des longs trajets. Si le ou les bruits ne sont pas vifs et soudains, on finit par ne plus les entendre.

Pour éviter les douleurs ou engourdissements, nous veillerons à porter des **vêtements** élastiques et amples ou desserrer ceux-ci au niveau du col et de la ceinture. Délacez ou enlevez vos chaussures, sauf si la dureté du sol vous blesse les chevilles. Si vos bas ou chaussettes vous serrent, enlevez-les, et s'il fait froid, placez vos pieds et jambes dans une couverture ou un manteau.

Les moments de digestion ou la fatigue sont contre-indiqués car ils favorisent la torpeur et la somnolence.

Il paraît important de **prendre engagement envers soi-même** afin de contrer tout prétexte d'évitement durant la méditation.

Pour cela on peut se poser quatre questions :
1) Est-ce que je désire méditer maintenant ? Est-ce possible, ne suis-je pas trop angoissé ou fatigué ?
2) Ai-je tout le matériel nécessaire comme horloge, encens, chapelet, etc. ?
3) Toutes les conditions sont-elles remplies pour la bonne exécution de cette pratique ? Le lieu me convient-il ? Ne serais-je pas dérangé ? Vérifier la fenêtre, le réveil, le téléphone, etc.
4) Suis-je pleinement d'accord pour méditer vingt minutes (ou plus) sans défléchir ou me distraire ? Choisir un temps à coup sûr. Prévoir éventuellement une pause si la session vous paraît longue en prévoyant à l'avance ce qu'on y fera.

Une fois qu'on a répondu de façon satisfaisante à toutes les questions, on peut entamer la pratique en laissant à notre ego un minimum de chances de trouver des prétextes susceptibles de nous en distraire. Nous voici maintenant installés sur notre coussin de méditation.

63 – Développement ou plein-contact avec la pratique.

Une fois les prérequis effectués ou assimilés, on va entrer en contact avec la ***pratique de samatha**** telle qu'elle est décrite plus loin, en y abordant le calme mental et les obstacles de façon paisible et détendue. Rien n'a d'importance que celle que mon ego tente de donner. En fixant un objet, on finit par en perdre sa forme, son nom et son sens ; et cela est très bien ici. Et cela entraîne, entre autres, à quitter les *a priori* sur les choses et les gens.

N'oublions pas que la méditation est un **état modifié de conscience** : être là mais très relâché, avec une conscience demeurant très claire. Cela implique de passer de l'état de conscience sensorielle ou animale, commune à l'état de veille (ondes cérébrales béta), à l'état de conscience transcendantale (ondes cérébrales thêta ou gamma). Il convient donc de se mettre en relaxation, entre veille et sommeil (ondes cérébrales alpha1 ou thêta), ceux qui pratiquent la sophrologie appellent cela *l'état sophronique*. A contrario, si on reste en état de pleine veille, la méditation devient un match et on favorise la persistance d'obstacles, qu'ils relèvent de la tension ou de l'agitation.

Cessez de bouger, tant physiquement que mentalement. Votre esprit est pour l'instant comme l'eau vaseuse d'une rivière agitée. Laissez tout cela reposer afin que l'eau devienne limpide et la rivière lisible. La seule chose à faire est de conscientiser la position et la respiration, c'est strictement tout.

Pratiquez dans **le Noble Silence** : silence de la parole, des mots, des pensées, des émotions, des gestes et du corps. Pour pratiquer ce dernier, on ne bouge pas, on ne renifle pas, on ne tousse pas... En Indes, dans les ashrams où l'on pratique à deux mille, on ne tolère aucun bruit, car si mille personnes se mettent à se gratter ou à bouger, cela représente un rappel constant de l'ego et un brouhaha continu.

Dans samatha*, soyez dans **l'effort juste** : n'attendez rien, observez seulement comme une vache (page 230), comme au spectacle. Ne vous crispez pas et ne vous endormez pas, soyez dans l'attention, dans le juste milieu, prenez simplement acte, évitez de penser, laissez passer les mots dans votre esprit sans les capter et sans enrichir les pensées.

« Le seul effort volontaire est de rester assis immobile dans une bonne posture. Revisiter sans cesse la posture est une bonne méditation ; c'est bien et c'est tout ! Ne cherchez rien, pratiquez sans but ni esprit de profit. Les bénéfices viendront tous seuls à condition qu'on ne les cherche pas ! Ils viendront en temps voulu, au bon moment, pas quand je le déciderai ! » J.P. Schnetzler, Méditer pour se transformer.

Soyez **avant les idées du moi** : voyez les choses comme un film, en amont de la capacité de leur attribuer un nom. Dès que je vois mes lunettes, je dis ce sont « mes lunettes ». Je leur attribue donc une fonction, un nom et un propriétaire. Dans ma méditation j'essaie d'être avant cela. Je tente de ne voir que deux ronds avec du verre et de la ferraille ou du plastique, et même avant toute nomination de quoique ce soit. C'est pourquoi les mots comme la notion de nomination devraient disparaître. Parfois, la vue se brouille pour cette raison (voir *l'occultisme*). Ne commentez donc pas ce que vous faites ou ce qui survient.

Prenez soin de vous : lâchez prise sur toute saisie, ne jugez rien et acceptez ce qui arrive, c'est-à-dire admettez que cela se produit de telle façon ici et maintenant. Soyez gentil(le) avec vous-mêmes, patients et tolérants comme si vous accompagniez un petit enfant ou un débutant novice.

Si des phénomènes désagréables a priori arrivent, pratiquez la générosité, la compassion et l'équanimité envers vous-même, autorisez-vous l'erreur ou les balbutiements du début. Vous avez droit à l'erreur, le mal vécu de l'erreur est encore une fois un sentiment relatif à une saisie, un attachement avide à un concept sociétal névrotique. La méditation n'est pas un long fleuve tranquille et c'est justement lorsqu'il se passe des choses que cela fournit matière à explorer et que cela devient intéressant.

64 – Conclusion et Post contact.

A l'issue de la pratique, pour partager avec les autres, on ne manque pas de se remercier de cet instant consacré à soi et aux êtres qui sont dans l'environnement dans lequel nous vivons. Dans notre famille on voit bien que lorsque l'un de ses membres va mal cela tend à déteindre sur tous les autres membres que ce soit à travers la tristesse, l'anxiété ou la violence. Quand davantage de conscience s'est installée en nous, nous nous apercevons que tous les êtres sont reliés entre eux comme les membres d'une famille, même si c'est bien moins flagrant. Ainsi, votre boucher votre garagiste, votre caissière, votre voisin de palier font partie de votre famille et vous savez bien que s'ils vont mal vous aurez à en pâtir.

On **dédie** l'expérience à tous les êtres à qui l'on souhaite le bonheur, l'équanimité, la fonte des émotions perturbatrices et la fin des souffrances afin que nous puissions tous vivre en harmonie ensemble. Là, dans votre salon, vous ne voyez peut-être pas le rapport entre votre méditation et *tous les êtres*. Dans ce cas, ne perdez alors seulement jamais de vue que vous êtes indissociables d'un environnement, « *vous êtes l'environnement !* ». Ne perdez pas de vue que vous êtes constamment interdépendant(e)s à tout, qu'en Gestalt-Thérapie vous appartenez toujours un champ moi/environnement et que, quoi que vous en décidiez, si vous ne dédiez votre méditation qu'à vous-mêmes vous continuerez à souffrir – car dans ce cas vous conservez une pratique égocentrique qui ne semble pas tenir compte des Autres.

Les bouddhistes récitent la prière de ***Dédicace*** qui peut être : « *Par cet acte bénéfique, puissé-je acquérir connaissance en toute chose, vaincre les ennemis funestes* et libérer les êtres qui sont ballotés par les vagues successives de* (au sens propre comme au figuré) *la naissance, de la maladie, de la vieillesse et de la mort.*» Après la maladie, je rajoute *de la Relation*.
Ils se lèvent ensuite et s'en vont, mais le plus important est de tenter de maintenir ce calme mental le plus longtemps dans les temps qui suivent. L'une des erreurs classique, entravant totalement les bénéfices de la pratique, est de se lever en se frottant les mains comme si passait à autre chose et, bien débarrassé de la pratique, de repartir à s'agiter comme une guêpe dans la vie quotidienne. La pratique s'oublie alors peu à peu après chaque séance. Tandis qu'avec la dédicace, elle se capitalise. La dédicace, c'est un peu comme si nous prenions notre élan pour la suite.

La pratique de la méditation, si elle est destinée à pallier nos insuffisances, acquérir un nouveau mode de vie, une nouvelle façon de penser, une responsabilité* totale du vécu, un changement personnel assertif et radical – et pas seulement allant vers le positif ou « *ce qui me plait* » – en vue de la cessation de la souffrance de soi et d'autrui, ne consiste pas en la pratique de séances ponctuelles isolées, sauf si vous voulez finir vos jours dans un bois ou une grotte. Elle s'inscrit dans un polyèdre d'interdépendances : moi, dans tous ses abords et facettes, avec les autres, dans notre Société, dans le Monde, sur notre Terre Mère.

Le cycle de contact

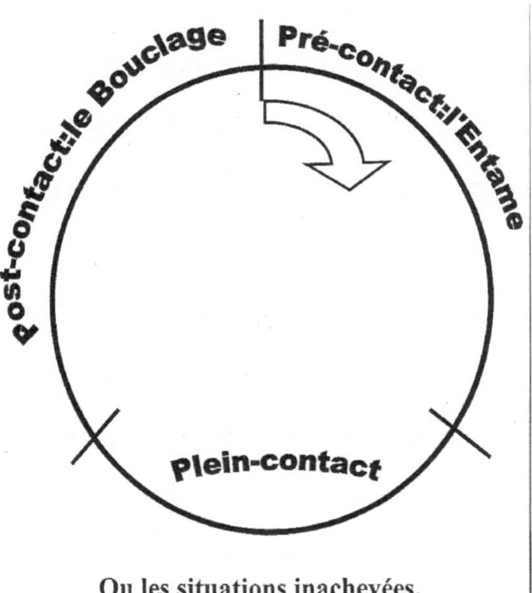

Ou les situations inachevées.

Et toi, comment entames-tu et finis-tu tes cycles ?

Les finis-tu ou te mets-tu, ou restes-tu en situation inachevée avec encore une frustration qui s'accumule ?

Comment commences-tu ou finis-tu tes rencontres, tes entreprises, tes contacts, tes repas, tes objectifs et tes relations ?

Mets-tu le retrait dans le contact ou le contact dans le pré-contact ou respectes-tu ton rythme et le rythme de l'autre dans le cycle ?

Sautes-tu toujours le pré-contact, le vrai contact ou le post-contact ?

Chaque cycle inachevé entraîne une autre blessure que tu transporteras avec les autres dans les valises que tu traînes encore et toujours...

7 – Position (asana)

On ne doit pas remplacer des attachements par d'autres, c'est pourquoi on évitera de saisir et de s'accrocher absolument à la position classiquement décrite. Le but de la méditation n'est pas de s'asseoir en tailleur mais d'apprendre à méditer où que ce soit et à n'importe quel moment.

Il est capital est d'avoir le corps et l'esprit bien placé entre attention et détente. La posture n'a pas été mise en place par un perfectionniste mais par des chercheurs qui ont validé toute l'aide qu'elle apportait pour conserver la vigilance de cet état de veille.

Classiquement, on peut donc **s'asseoir** en position de lotus, ce qui n'empêche pas de méditer assis normalement dans une salle d'attente ou dans le métro. La position stricte de méditation, classiquement décrite en **sept points**, est intéressante dans la mesure où elle intervient harmonieusement sur divers canaux énergétiques (*nadis ou méridiens*) dans lesquels circule le "Prana" ou énergies vitales pures. Ces énergies influencent la physiologie et les pensées (Le corps et l'esprit). Leur bonne répartition réduit la tension et l'agitation, l'apparition des pensées, des émotions perturbatrices, des obstacles, favorise la stabilité mentale, la vigilance, la concentration et la clarté psychique. Lorsque les obstacles apparaissent, les énergies circulent autrement et corps change de position de façon parfois infime.

Une fois que vous avez trouvé la position optimale, **cessez de bouger**. L'envie de bouger, les démangeaisons et les petites douleurs vont survenir et ne constituent que des diversions de l'ego qui tente, encore une fois, de vous sortir de ce que vous êtes en train de faire. Si vous corrigez votre position, soyez sûr qu'il vous faudra la corriger à nouveau dans très peu de temps et que ce sera sans fin.

La rigueur que je mets dans ma position aboutit peu à peu à la rigueur que j'applique dans ma méditation. La méditation n'est que rigueur dans la détente. Elle est l'expérimentation de la *voie du juste milieu.* Samatha* est l'observance de la position et de la respiration. La position influe directement sur la respiration : juste elle favorisera une respiration calme et posée, fausse elle facilitera l'émergence des obstacles.

La méditation est à l'avenant de la posture. ***Le corps et l'esprit ne font qu'un*** : dès que ma position s'effrite, c'est que je m'endors ou que je suis dans ma tête avec le disque dur du mental.

On médite assis. La position met en interdépendance des champs d'énergie ou des champs magnétiques observés tant par l'ayurvéda (médecine indienne) que par la médecine chinoise (et tibétaine).

Il convient d'adopter une position confortable qu'on pourrait tenir des heures. Eviter les positions où des segments de membres appuient l'un sur l'autre en entraînant des compressions pouvant aboutir à des fourmillements ou crampes musculaires.

Il est hors de question que la position de base soit inconfortable et source de tension. Dans ce cas, adoptez toute autre posture qui vous convienne : à genoux ou assis sur une chaise.

Les textes décrivent la **posture en sept points**, appelée la **posture adamantine,** ou posture de *Vairocana* décrite par le Maître bouddhiste indien Naropa au IXeme siècle :

71 – Bassin/jambes.

Le bassin est posé sur le sol pour les personnes très souples, mais en occident – où on n'a pas l'habitude – cela entraîne souvent une perte de verticalité du dos qui se voute et des douleurs aux cuisses. On utilise alors un coussin de méditation (zafu*). On s'assoit sur son *bord* afin que le bassin y soit légèrement basculé en avant, de façon à faciliter une stabilité des jambes sur le sol. De plus, cette assise a l'avantage de faciliter la respiration abdominale, de décharger la colonne vertébrale et de rétablir l'équilibre. La position du dos droit est plus facile à tenir.

Contre une cinquantaine d'euros, les coussins de méditation sont intéressants car leur forme et dureté sont étudiées pour le confort et l'ergonomie applicable à la méditation. Ils sont ronds et bourrés de kapok pour une fermeté satisfaisante. Il existe aussi des petits bancs de méditation en bois qui permettent de s'asseoir plus haut. Evitez toutefois la superposition de zafus, ne vous asseyez pas sur une cathédrale et préférez alors la position assise ou la position à genoux.

Les jambes croisées s'enfoncent dans le sol et représentent à leur tour la non dualité : l'unité du yin et le yang, de la vie et la mort, du bien et du mal, du Samsâra* et du nirvana*. Assis en tailleur, on place le talon gauche contre le périnée. C'est la *position dite Birmane*, qui évite les positions de lotus ou de demi-lotus difficiles pour beaucoup de personnes.

Les genoux sont posés sur le sol pour épargner un étirement des ligaments ou des muscles adducteurs et pectinés (sur le côté interne de la cuisse) pouvant s'avérer douloureux au cours de la méditation. De plus, cette position a pour effet d'ériger la colonne vertébrale et d'en libérer les muscles. Si on n'est pas très souple, l'assise sur un zafu* surélève le bassin que l'on bascule légèrement vers l'avant. La descente des genoux sur le sol est ainsi facilitée et l'érection de la colonne vertébrale plus aisée.

Les **chevilles** reposent sur un tapis de méditation (futon japonais) afin de ne pas souffrir d'ischémie (écrasement des vaisseaux et des tissus cutanés) contre la dureté du sol. Un tapis de sol de camping ou de yoga fera aussi bien l'affaire.

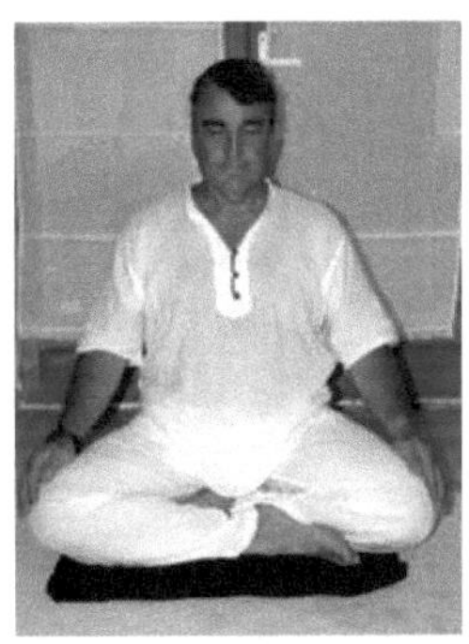

72 – La colonne vertébrale est droite comme une flèche ou comme une pile de pièces de monnaie, ce qui permet le maintien dans le moindre effort. Elle assure le lien entre le père-ciel et la terre-mère. Elle est libre, pas appuyée contre un mur, un dossier ou un coussin. Contre quoi voulez-vous vous appuyer dans la vie ? Nous devons nous tenir droits et non voutés comme des victimes. Notre posture doit être celle du souverain responsable qui décide, et non avachie comme celle de celui qui subit.

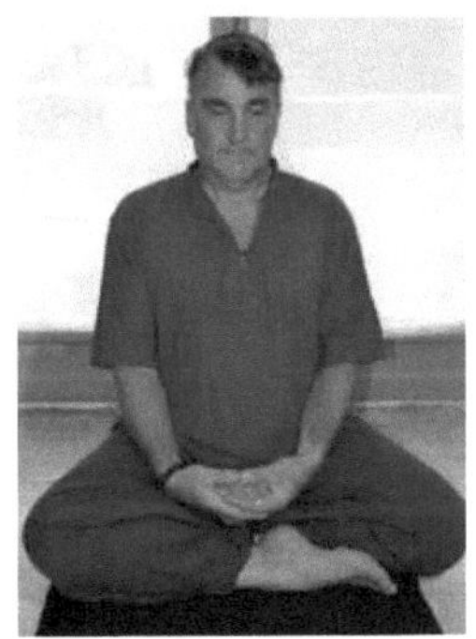

Pencher en avant favorise l'obscurité mentale, la torpeur et la somnolence et tout un tas de formations mentales. Rappelons que c'est la position de soumission et d'accablement de la personne qui *porte trop lourd sur son dos* tandis que celle qui en a plein le dos se met à souffrir des lombaires.

Pour cette raison également, le dos doit être tiré vers le haut et non affaissé comme un tas de sable. Pencher vers l'arrière peut occasionner le réveil, la tension ou la recrudescence de l'orgueil et des pensées. C'est ce qu'on fait en cas de méditation par grande fatigue où il est préconisé de relever légèrement la tête. Pencher sur la droite peut occasionner de l'irritation et de la colère, tandis que pencher à gauche peut réveiller le désir et l'attachement. De temps en temps, je retends le fil qui relie ma tête au plafond. Cela a pour effet de maintenir ma colonne droite ou de me redresser. En cas de torpeur, la colonne s'affaisse et s'arrondit. Le corps et l'esprit ne font qu'un : si mon corps est bien droit, mon esprit sera d'autant plus juste, avec moins d'agitation, de dispersions, de confusion et de voiles de la pleine conscience.

73 – Les épaules sont tirées en arrière comme les ailes d'un oiseau, verticalement tombantes et sans contraction. C'est un point à surveiller régulièrement car la tension les contracte, les remonte en nous donnant l'air d'avoir la tête dans les épaules. La cage thoracique est ouverte.

74 – La tête, droite, semble tirée au plafond par un fil. Le bout du nez est à l'aplomb du nombril et le menton est rentré, ce qui force la vigilance. Si la tête penche en avant cela indique la survenue d'une torpeur et si elle s'élève c'est signe de rêverie ou de mentalisation. Le premier signe annonciateur de la survenue d'une torpeur est l'avancée du menton, le second l'effondrement des pouces.

75 - La Bouche et la mâchoire sont entrouvertes pour laisser passer le souffle. Sogyal Rinpoché dit que la respiration par le nez crée des « souffles karmiques » qui occasionnent des pensées discursives. Même si nous respirons par le nez, tâchons de conserver la bouche entrouverte de façon à se détendre et à laisser sortir les souffles karmiques. La pointe de la langue touche le haut du palais, juste derrière les incisives pour éviter assèchement et salivation. Variante intéressante, la langue peut rester libre de contact dans la bouche.

Partant du cœur et non des muscles, le **sourire** est ébauché, incarné sans grimace, ce qui a pour effet de maintenir la joie en stimulant la production de médiateurs chimiques facilitants tels qu'opioïdes (dynorphines et endorphines), ocytocine et acétylcholine, médiateurs de la détente, de la tendresse et du plaisir.

76 – Les Yeux sont **mi-clos** pour éviter de se couper du monde ou de somnoler ainsi que pour réduire le champ de vision qui pourrait nous distraire. Mais le regard est tourné vers l'intérieur de soi. Avec L'habitude, je me permets de les garder grands **ouverts** et dirigés à l'infini, droit devant moi. Le risque est l'agitation mentale et la dispersion. Au début, pour faciliter l'attention, on les porte sur un point fixe situé sur le sol à environ deux mètres de soi ou on s'installe face à un mur vide, ou encore dans le dos de la personne qui nous précède. Quel que soit ce que vous regardez, évitez surtout de « fixer » l'objet avec force, ce qui provoquerait un attachement et une tension. Posez une attention douce sur le sol, de toute façon ce n'est pas lui qu'on regarde, on regarde à l'intérieur de soi. C'est pourquoi la vision peut devenir floue ou changeante, de surcroit avec l'immobilité. Le rond dessiné sur le tapis pourra ainsi prendre l'apparence d'un sourire de femme ou d'un petit vampire, à moins qu'il ne prenne l'apparence d'un carré ou d'une fumée. Ce phénomène n'a aucune importance, il témoigne d'un repos des yeux et, si vous le voyez clairement, c'est que vous ne portez pas votre attention au bon endroit. Ne tentez pas de corriger votre vision et revenez à vous focaliser sur la respiration ou la relaxation corporelle globale. On peut aussi **fermer les yeux**. Le fait de les fermer calme le mental et augmente la vigilance de certaines personnes, mais chez d'autres cela produit l'effet inverse. Fermer les yeux peut aussi favoriser la torpeur. On choisira donc la solution qui conviendra le mieux. Bokar Rimpoché* prétend que cela n'a pas beaucoup d'importance.

On se souviendra néanmoins qu'en cas d'agitation le remède consiste à baisser ou fermer les yeux. A l'inverse on les relève ou les ouvre en cas de fatigue ou de torpeur. Dans la tradition vipassana* du Theravada (ancien véhicule*), les yeux sont conservés fermés pour faciliter l'attention aux sensations corporelles. Ils sont mi-clos dans la vision pénétrante et dans la méditation analytique.

77 – Les mains sont posées à plat sur les genoux, pouce contre l'index pour éviter de symboliser la *saisie*, c'est la « ***posture de l'esprit à l'aise*** ».

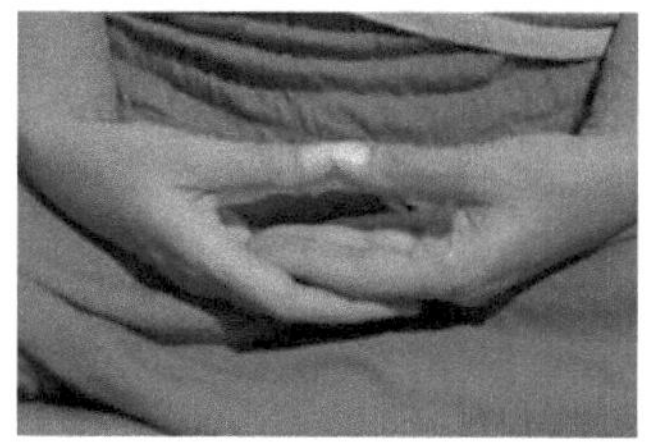

Ou les mains se réunissent plus communément dans le giron, à quatre centimètres sous l'ombilic, la main gauche sur la main droite (parfois l'inverse), paumes vers le haut devant l'abdomen, pouces joints ce qui dessine un ovale et symbolise la réunion de la félicité et de la vacuité*. C'est la position de la méditation (**dhyâna mudra**), dite aussi moudra de l'équanimité méditative. En cas de torpeur, les pouces s'effondrent. C'est la position de la complémentarité droite gauche, aussi bien dans le cerveau que dans le corps. Elle réunit tous les couples d'opposés et fait un pied de nez à toute dualité. Elle tend à supprimer le clivage chez le pratiquant qu'elle réunifie.
En effet, la main gauche représente le yin, le féminin, la sagesse, la contemplation et la tendresse tandis que la main droite symbolise le yang et la réflexion, le masculin et l'action, la force et la compassion.

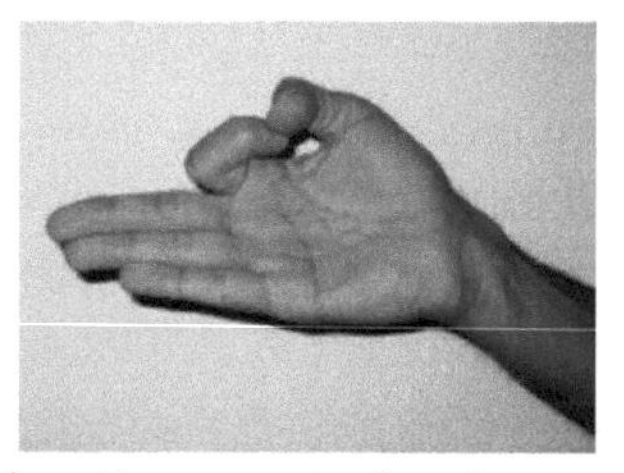

Ou « ***position de la sagesse*** » (jhāna mudra) : paumes vers le haut, pouce (univers) et index (Soi) reliés, les autres doigts tenus en respects car ils représentent l'ego et l'orgueil (majeur), les émotions perturbatrices et l'attachement aux passions (annulaire) ainsi que l'ignorance à travers illusions, croyances et méconnaissances (auriculaire).

Il existe bien d'autres positions (moudras) symboliques des mains, mais au lieu de s'attacher à une position ou à une symbolisation quelconque, le plus important paraît de rester détendu dans une position confortable.

Selon Mingyur Rinpoché*, il est possible de remplacer la position en sept points par la posture plus discrète en deux points qui consiste à garder le dos droit et le reste du corps aussi détendu que possible.

78 – Méditer debout

La méditation debout est adoptée depuis des millénaires par les sages, les druides, les chamans ou les samouraïs. Des écrits de Lao Tseu (Tao Te king) la font remonter à plus de quatre mille cinq cents ans. Elle est appelée « *posture de l'arbre* » ou, en chinois, « *Quan Zhan Zhuang* » qui signifie « se tenir droit comme un poteau ». Au Japon, elle est choisie pour les méditations debout où elle porte le nom de *Ritsu Zen*, mais aussi utilisée en médecine chinoise, en Qi Gong, en Taiji quan et en Yi Quan. Plus proche de chez nous, elle était utilisée à des fins médicales ou de combat par les celtes dont nous sommes issus. Elle représente l'art de la mobilité dans l'immobilité et n'est pas à confondre avec la posture du même nom fort différente qu'on pratique en yoga.

En prévention de la phlébite, cette position est **déconseillée** aux femmes en période périnatale ou prenant des contraceptifs oraux ainsi qu'aux personnes souffrant de troubles cardiaques, d'insuffisance veineuse, de varices, de thrombophilie ou d'obésité.

Méditer debout est une position peu usitée, mais intéressante pour au moins sept raisons :

- elle permet de poursuivre la méditation sans céder lorsque la **torpeur** s'installe fermement ;

- elle constitue un entraînement à la méditation quotidienne, par exemple lorsque debout **on attend l'autobus**, dans le métro ou dans une longue file d'attente, en chassant l'ennui sans accepter d'être assailli par des pensées futiles ou anxiogènes, ainsi que par la dépendance au téléphone portable. Elle permet donc de méditer encore plus souvent, c'est-à-dire de revenir à l'immédiateté sans prétexter de n'avoir pas le temps.

- elle nous permet de méditer devant tout le monde sans en avoir l'air, et ainsi de s'affranchir de la peur du regard d'autrui qui n'est en fait rien d'autre que la peur du regard de soi sur soi-même.

- elle nous relie au ciel et à la terre, aux principes masculin et féminin qui constituent chacun de nous et permet un enracinement (ancrage*) plus efficace et fertile.

- elle nous entraîne à l'ajustement dans l'équilibre précaire, dont la Vie est parsemée, à partir de points d'ancrage très suffisants bien que paraissant disproportionnés.

- la verticalité favorise la bonne circulation du Qi (flux d'énergie qui circule dans les méridiens) dans l'organisme, ce qui équilibre le système endocrinien, libère les blocages énergétiques, augmente l'oxygénation du sang, renforce le système immunitaire et prévient ou soulage les maux articulaires ou tendineux. Cette position fortifie la vitalité des malades, renforce les jambes, développe l'endurance et amoindrit ou supprime le mental et l'émotionnel ainsi que le mal de dos.

Sur l'une des illustrations placées en fin de chapitre, le bâton symbolise la barre verticale de maintien qu'on trouve dans les transports en commun. Dans ceux-ci, accrochez-vous d'une main et gérez souplement votre équilibre sans focaliser sur lui seul. Ces cas mis à part, **la posture est similaire à celle adoptée en position assise.** Seule change la position des bras et des membres inférieurs.

Les **bras** peuvent pendre librement mais les coudes sont dégagés du tronc comme si on ne voulait pas écraser un œuf placé sous chaque aisselle.
Pour les pratiquants plus expérimentés, une variante laisse monter les mains devant nous, à la hauteur du thorax **comme si nous enlacions un arbre** ou tenions un gros ballon. Dans ce cas, les bras ne sont pas écartés vers l'extérieur et restent toujours horizontaux et perpendiculaires au tronc. Relâcher les avant-bras et les mains dont les paumes sont tournées vers le corps. Evidemment l'ego va rapidement avoir mal aux bras, mais il ne s'agit que d'une résistance qu'on peut facilement dépasser.

La fatigue et la tension vont arriver peu à peu mais il faut tenir, et si vous voulez tester votre détermination et votre force mentale, dites-vous que tout cela est mental et qu'il ne s'agit que d'un exercice de musculation en souplesse. Vos jambes sont tendues mais l'esprit et tout le reste demeurent calmes et relâchés, c'est le principe de la « *relaxation différentielle* ».

Le **bassin** est rentré en avant (rétroversion), les fesses et le périnée sont détendus. Imaginons qu'un poids est pendu au coccyx et que la colonne vertébrale s'allonge vers le bas. Cela aide à la détente de toute cette zone.

Les **cuisses** et les jambes sont évidemment gardées strictement immobiles. Les cuisses portent le poids du corps et vont fatiguer, s'échauffer ou trembler. C'est tout à fait normal parce qu'elles sont peu sollicitées de cette manière car on ne peut pas rester en place, même assis sur une chaise nos jambes passent le temps à bouger. Au lieu de nous plaindre, imaginons que nous nous livrons à un travail de musculation.

Les **genoux** sont déverrouillés, à peine en flexion pour plus de souplesse.

Les **pieds** nus favorisent la perception de sensations fines. Ils sont parallèles, distants de la largeur des épaules et posés bien à plat sur le sol, comme deux ventouses ou comme l'apparition des racines d'un arbre. Pour éviter les micros mouvements des pieds, évitez de reposer sur un tapis, préférez un sol dur, ce qui réduit les tremblements des jambes. Le poids du corps est principalement à l'aplomb des tibias. Vous pouvez ressentir une sensation d'écrasement sous les pieds qui ne vaut pas la peine qu'on s'y attarde.

La durée de cette méditation varie entre dix minutes pour les débutants et une heure pour les chevronnés. Toutefois, la pratique variera selon l'intentionnalité qu'on a, qu'il s'agisse de contrer la torpeur (pendant cinq minutes), d'entraîner certaines potentialités ou d'effectuer un travail énergétique (pendant une heure). Mais il est exclu qu'un débutant dépasse les dix minutes, et l'augmentation de la durée ne doit pas excéder une minute par jour.

En position debout, observez votre respiration et travaillez encore l'accession au calme mental. Cette position est plus instable que la position assise pour des raisons évidentes. On s'aperçoit que la position est rapidement délicate, ce qui montre notre inconscience habituelle au mouvement itératif des jambes dans la journée, qu'on soit assis ou debout. Elle génère presque autant **d'obstacles** que la position assise, parfois différents ou supplémentaires à cause du poids sur les jambes : tension et agitation, tremblements, échauffements, sensation d'écrasement, perte d'équilibre... La douleur survient rarement dans cette position. Le plus souvent, la torpeur, la mollesse et le vagabondage d'esprit disparaissent.

En cas de difficultés, consultez le chapitre « *Obstacles, empêchements et antidotes* ».

Si les **sensations désagréables** emplissent le champ de votre conscience, observez méticuleusement les points de pression, de fragilité, d'équilibre. Quel est leur emplacement central, leur contour, leur épaisseur, leur durée ?

Si elles vous demandent de bouger, oscillez légèrement votre corps de droite à gauche en reportant le poids d'un pied sur l'autre (sans lever ceux-ci) ou en déplaçant itérativement l'équilibre d'avant en arrière, des talons aux orteils. Ou bien mobilisez très doucement le bassin en rotation horizontale. Vous pouvez également plier les genoux très lentement. Cela va du déverrouillage à l'accroupissement mais ces mouvements sont presque imperceptibles et demandent plusieurs minutes pour être exécutés en pleine conscience.

En cas de tension et de tremblements des jambes, centrez l'attention sur CAJE. Les tremblements peuvent durer très longtemps. Il ne s'agit pas de sensations douloureuses mais seulement inhabituelles, on peut donc tenir sans inquiétude beaucoup plus longtemps qu'on imagine. Si les tremblements et la tension sont importants, reculer et verrouiller les genoux.

Au pire des cas, si surviennent des sensations vertigineuses qui pourraient aller jusqu'à la perte de connaissance et la chute, bougez les pieds. C'est exceptionnel, hormis à l'armée, lors des longues prises d'armes où l'on voit quelques rares chutes de militaires qui conservent longtemps la position du garde à vous. C'est pourquoi on recommande aux débutants de commencer par dix minutes seulement.

Si l'inconfort persiste et attache votre conscience, enchaînez doucement par une méditation marchée ou revenez lentement à la position assise.

Exercice 2 : Adoptez votre position.

Asseyez-vous par terre sur un coussin dur, un pouf malléable, au mieux un zafu. Croisez les jambes et placez la jambe gauche contre vous, et la droite devant mais pas en dessous (**Position birmane**). Les gens les plus souples pourront ainsi poser les genoux à terre, mais la plupart du temps par manque de souplesse, ceux-ci demeureront en l'air à une quinzaine de centimètres du sol. La position n'est pas bonne, et peut venir du fait que vous êtes assis en plein milieu du zafu. Basculez alors l'ensemble de votre bassin vers l'avant ce qui va avoir l'effet de vous avancer du centre au bord du zafu et de poser vos genoux sur le sol. Vous pourrez avoir l'impression de glisser, mais vous ne glisserez pas au-delà du sol. Si vos genoux sont au sol, la position est bonne. S'ils demeurent en l'air comme sur l'illustration (a), placez un coussin sous chaque genou et conservez le dos droit. Si la position est confortable conservez là.

Sinon, placez-vous **à genoux en position zen* seiza**, à cheval sur un zafu ou assis sur un banc de méditation (shoggi) comme sur les illustrations (g) et (h). A part les jambes et chevilles, le corps adopte les mêmes attitudes que celles décrites plus haut dans le texte. Si des douleurs apparaissent dans le dos, aux genoux ou aux chevilles, alors choisissez de vous asseoir sur une chaise.

Si vous préférez vous asseoir sur une chaise pour ne pas souffrir, vous adoptez la **posture égyptienne** car on la retrouve sur les fresques de l'Egypte antique. Choisissez une chaise dépourvue de bras dans laquelle vous ne serez ni enfoncés ni adossés, encore moins avachis. Vous serez assis sur la moitié avant de l'assise. Votre dos sera dégagé du dossier, vos pieds parallèles seront posés à plat par terre devant vous et distants d'un pied. Vos jambes seront verticales et vos genoux espacés d'une quinzaine de centimètres. La position à adopter pour le reste du corps est la même que celle décrite ci-dessus.

Illustrations de Positions

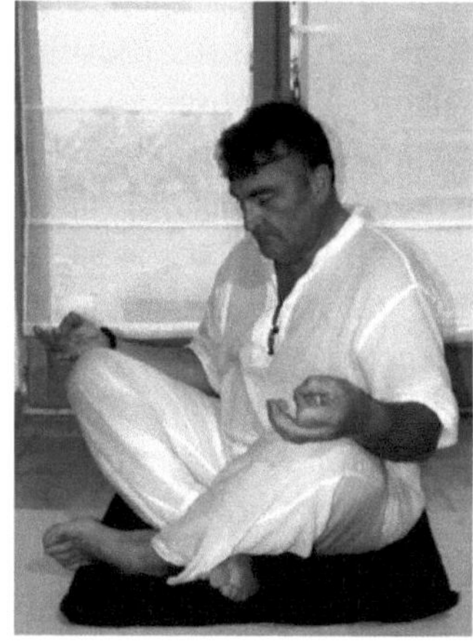

Mauvaise position (a)

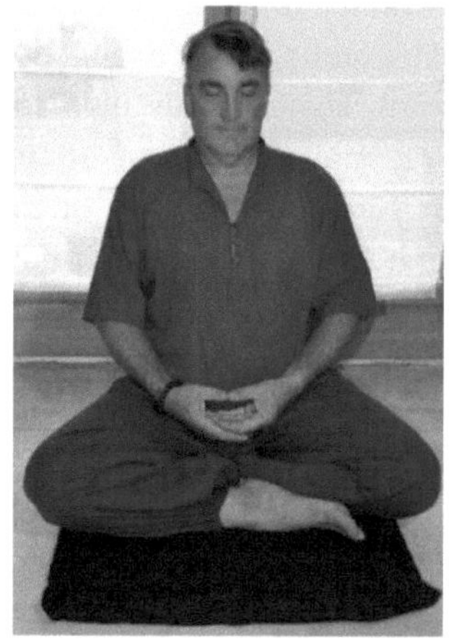

Position correcte (b)

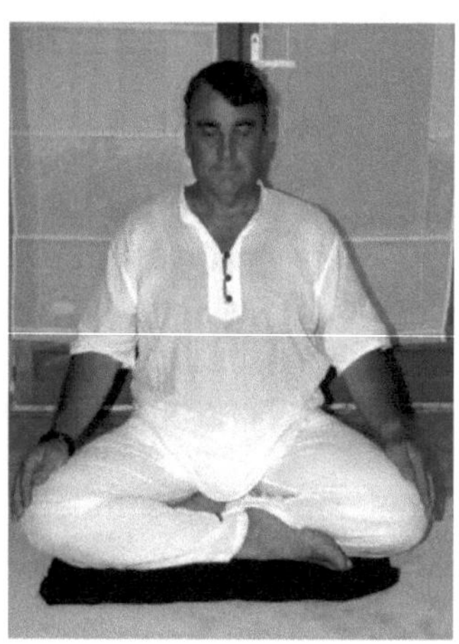

Position correcte (c)

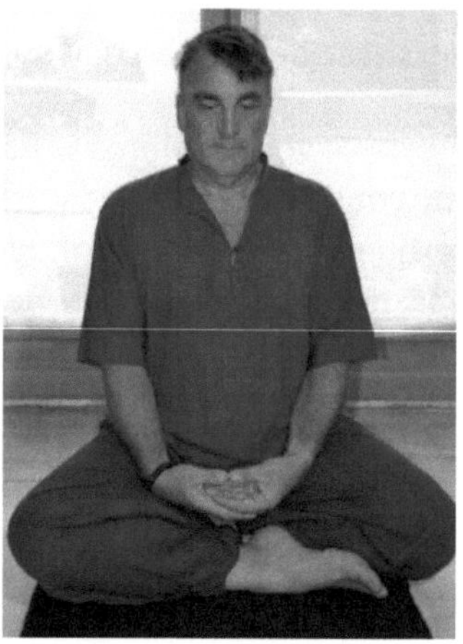

Position correcte (d)

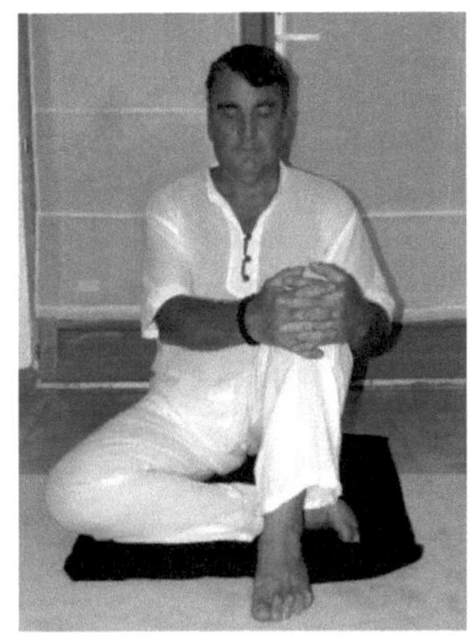

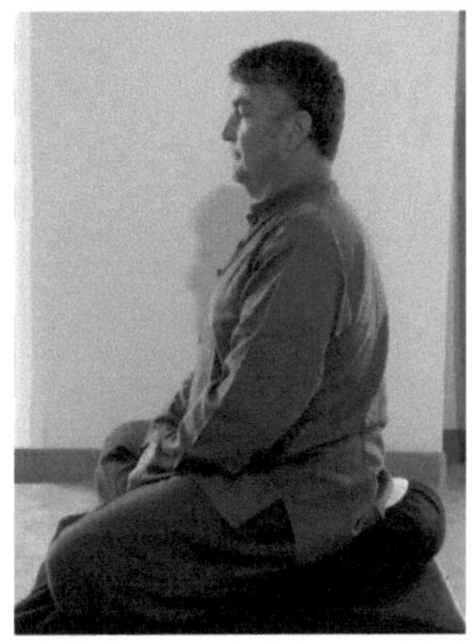

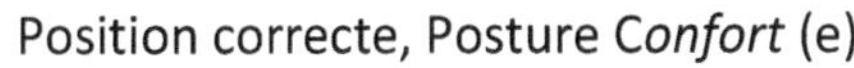

Position correcte, Posture C*onfort* (e)

Position correcte (f)

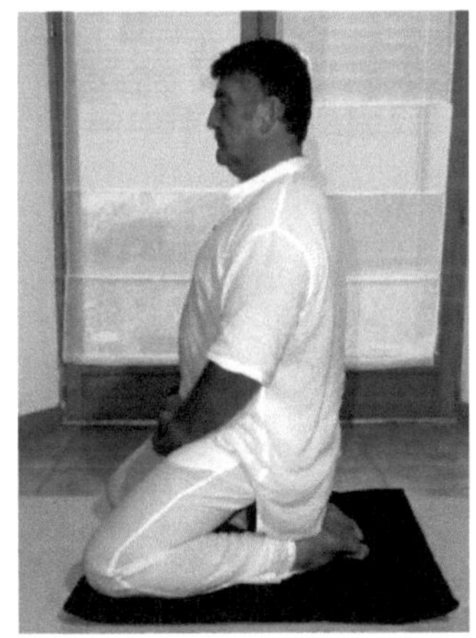

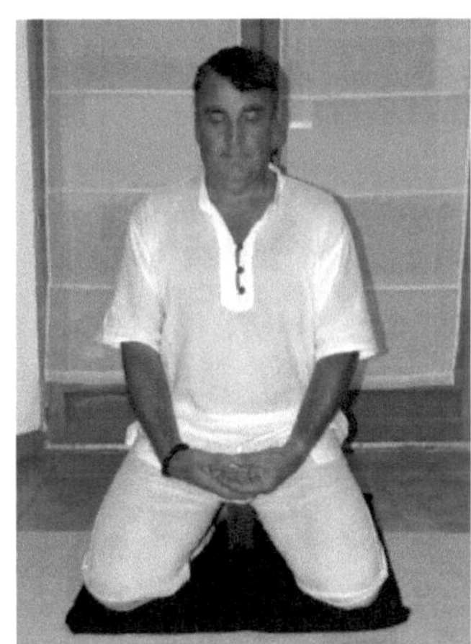

(g) Position zen dite Seiza (h)

Méditer debout

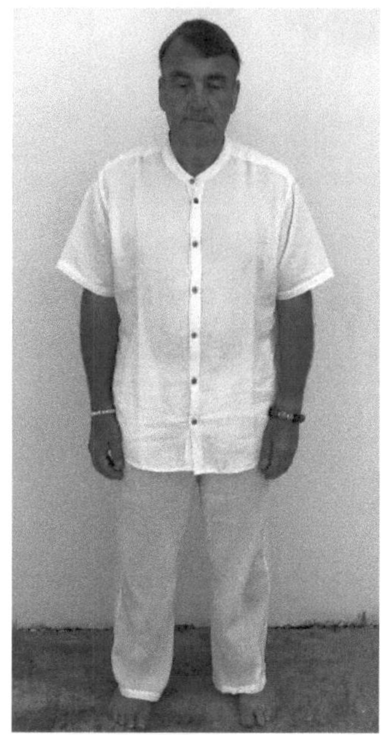

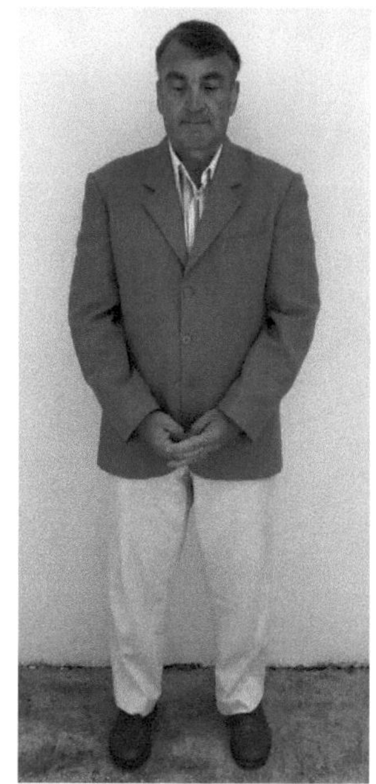

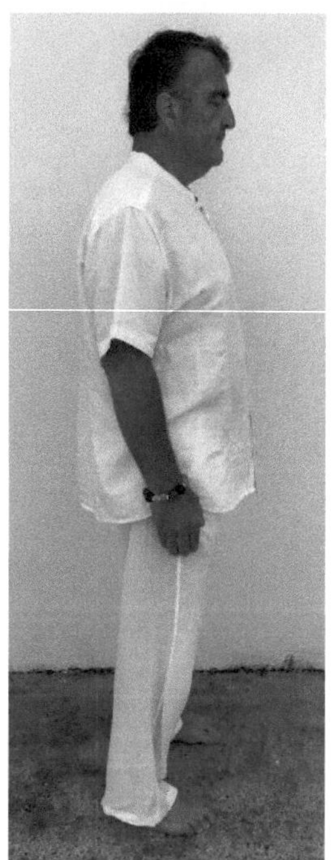

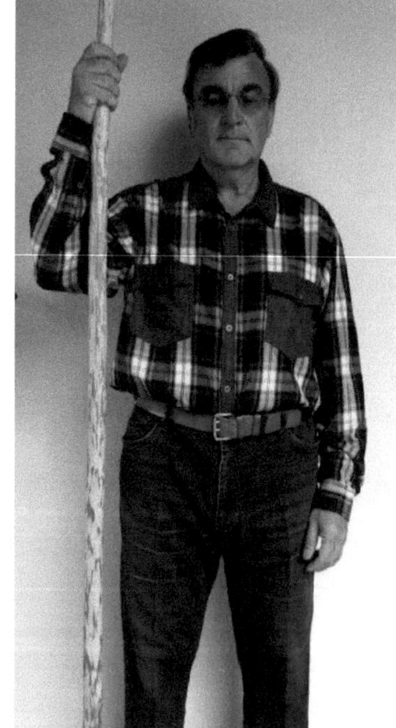

Exercice 3 : Création mentale de Metta bhâvanâ

Metta bhâvanâ est la pratique de la bienveillance, de la compassion, de la réconciliation et de l'amour désintéressé qu'on traduit par *metta* en pali, ***maitri*** en sanscrit, tandis que selon les deux langues *bhâvanâ* signifie méditation, pratique ou création mentale. Bhâvanâ est aussi l'un des **quatre précieux** (voir Etat d'esprit page 47) qu'on retrouve en prérequis des méditations.

L'objectif est développer l'harmonie relationnelle du champ soi/les autres. On s'y entraine donc pour soi et pour les autres, afin de et restaurer la notion d'interdépendance en désamorçant une conduite égocentrique ou individualiste que nous pratiquons tous. Mais étant donné qu'on ne passe que ce qu'on est, pratiquer Metta bhâvanâ pour les autres alors qu'on a une faible confiance ou estime de soi s'avère beaucoup plus préjudiciable que bénéfique. C'est pourquoi la plupart des grands maîtres préconisent de la pratiquer longtemps sur soi avant de la dédier aux autres. « *Charité bien ordonnée commence vraiment par soi-même.* »

Metta bhâvanâ envoie balader cette injonction de nos ainés qui étaient ignorants et projetaient sans les voir leurs problématiques sur nous. C'est ce qu'on appelle le phénomène de la « patate chaude » qu'on se passe pour hâtivement s'en débarrasser. Cette injonction nous clamait que *s'intéresser à soi n'est qu'égoïste.* Paradoxalement, cette injonction nous éduque insidieusement à le devenir parce qu'on ne peut pas ne pas s'occuper de soi ; lorsqu'on ne le fait pas par devant, on le fait par derrière (égoïsme).

Cet entrainement **combat le rejet, l'aversion** et l'hostilité et, par conséquent, il apporte la confiance et la sécurité. C'est la réconciliation avec soi-même, avec **ce siamois** non conscientisé joint à nous et qui nous suivra jusqu'à la fin. Il n'est pas du tout à l'image et au fonctionnement dont nous rêvions, et nous passons généralement toute notre vie à refuser de le voir, à le rejeter, à lui résister en lui menant une guerre permanente. Il nous le retourne bien. Ceci est bon pour tout le monde. L'alternative consiste donc soit à s'ignorer (impossible) ou se faire la guerre toute la vie, soit à pratiquer l'estime de soi sans condition afin de finir ses jours comme un bon compagnon pour soi-même et les autres.

Comme tout entraînement, il est conseillé de s'exercer chaque jour. Je rajoute que l'effectuer **devant un miroir** en décuplera les effets. Vous pouvez également pratiquer metta bhâvanâ avant la méditation, ou au démarrage de celle-ci pendant dix minutes. (Voir question (J.D) **Méthodologie,** page 271)

Vous devez savoir et ne jamais oublier qu'elle **comporte cinq étapes** qui vous sont transcrites ici, mais aussi que si vous débutez vous devez pratiquer les deux premières pendant au moins un an avant de passer à la troisième. Faute de quoi vous ne feriez que placer la charrue avant les bœufs, ce qui est un excellent moyen pernicieux pour échouer malgré tous les justificatifs de l'ego.

Soyez sûr qu'au début et même après plusieurs séances, la pratique de Metta bhâvanâ ainsi que la répétition de certaines formules peut paraître si artificielle que **l'ego se met à commenter et juger en rigolant bien**. Ce phénomène n'est que l'effet de résistances et jugements de l'ego qui refuse de voir s'altérer la maîtrise de ses certitudes. Mais cela cesse avec l'habitude et l'attitude intérieure change rapidement.

Première étape.

Je pratique d'abord pour mon propre bénéfice, pour mon propre équilibre, mon propre bonheur. La bienveillance, l'amour et l'intérêt pour moi deviennent ici le seul support de méditation.

Commencer par **se trouver très beau**, à l'instar d'un morceau de bois qu'on ramasse parce qu'on le trouve très attirant, possédant plein de qualités qui nous permettront de le façonner à souhait. Se trouver très beau physiquement, sachant que la plastique n'est que le reflet de l'image subjective de notre esprit. Tout change, et l'appréciation que j'ai de mon visage n'est que le reflet du concept et de l'estime que j'ai de moi dans la globalité. Puis se trouver très beau intérieurement, plein de qualités et de potentialités. Je ne suis pas que des problèmes, ma présence ici en est la preuve, je me remets en question et travaille pour mon bien, pour le bien de ma famille et de l'humanité, je contribue au changement de la société.

Se pardonner pleinement. Car s'il y a des difficultés à ce sujet c'est qu'il y a un juge, un ego exigeant, égoïste et totalitaire. **Je suis strictement parfait** comme je suis, mon existence ne se situe pas dans la perfection mais dans la justesse, même si celle-ci ne me convient pas et me fait maugréer ou revendiquer comme un enfant de cinq ans dans le stade du « non ». Tout est « *parfaitement posé* », fruit de la loi de causalité. Si je ne me trouve pas parfait, c'est face aux Exigences. Je ne suis qu'un **continuum logique**, de mes vies antérieures (pour ceux qui y adhèrent), de mon passé, de mes parents, de mon éducation, des poncifs sociétaux et de mes tendances.

Si je souffre, c'est à cause de mes attentes et de mes exigences. J'ai tendance à placer la barre trop haute. C'est à cause de mon orgueil, de mon ego, de mes blessures, des injonctions parentales et de mes élaborations infantiles, des choix et faux choix que j'ai fait. Tout cela reste à être repris, façonné par moi.

Se répéter une ou plusieurs acceptations du style « *Je suis très bien ainsi* », ou « *Tout ce qui arrive est parfaitement équilibré* » ou « *Tout évolue maintenant dans le meilleur des sens* » (ce qui ne veut pas dire « *dans la meilleure des directions* »). Et, à l'encontre de tous les ordres et injonctions reçus, **se donner des permissions** « *Je peux prendre mon temps* », « *Je peux me faire pleinement confiance et réussir*», « *je peux ressentir et exprimer mes émotions* » ; « *C'est ok de d'agir et de prendre des risques* » ; «*J'ai droit de faire des erreurs ou de n'être pas parfait* » « *J'ai droit d'avoir des défauts et difficultés comme tout le monde* », « *Je peux m'aimer comme je suis* », « *On ne m'aime pas pour mes résultats* » ; « *J'ai droit d'être vrai, de me faire entendre et de prendre ma place au Monde* », « *Je peux déplaire sans craindre le rejet* » ; « *C'est ok de s'amuser et de choisir la simplicité* » ...

Chacun peut choisir ou multiplier les formules courtes qui lui conviennent le mieux. Par exemple : « *Je t'aime (prénom), nous allons faire le chemin ensemble, je ne te laisserai plus jamais seul » ;* ou « *Qui que tu sois, quoique tu fasses ou aies fait, tu ne pourras pas faire que je ne t'aime pas* ».

Deuxième étape.

De la même façon, l'exercice porte ici au sujet d'un ami, sachant que je travaille davantage sur le sentiment de bienveillance et d'empathie que sur les choix/rejets consécutifs à des préférences personnelles, ce qui m'entretiendrait à coup sûr dans les souffrances du manichéisme.

Compte tenu de mes problèmes et limites, je pense nommément à un proche, un compagnon (compagne) ou un partenaire et je peux admettre ses difficultés sans les juger. Là encore, je pratique l'empathie, l'altruisme et la compassion.

Troisième étape.

Je m'intéresse ici à un voisin ou un commerçant, que ce soit le guichetier, le facteur ou la caissière. Je le considère avec intérêt, comme partenaire relationnel occasionnel. Par empathie et bienveillance, je comprends sa réserve, ses limites ou sa superficialité socialement conformiste.

Quatrième étape.

Cette fois je choisis une personne difficile à vivre et je reconnais que la difficulté provient du retentissement, de la résonance de ses comportements dans mon passé. Qu'est-ce qui est touché en moi ? Ça vient taper où ? Elle n'est pas que négative et ce n'est pas une imbécile, je ne fais que projeter mes problématiques sur elle. Admettant mes erreurs manichéennes à son sujet, je reconnais ce qui est positif en elle, je m'intéresse moins à ses défauts qu'à sa nature de bouddha. Hari Om (Je salue le divin en toi).

Cinquième étape.

Cette étape reprend les quatre premières et je pratique sans préférence la même bienveillance envers tous. Puis j'étends cet altruisme à toutes les personnes qui m'entourent, dans ma famille, mon quartier, ma ville, dans tout le pays et sur tous les continents en y mêlant les animaux, les végétaux, la terre, les mers et le ciel.

Je termine en me remerciant, avec une forme de gratitude envers mes ennemis qui me font travailler mes projections et difficultés. Puis je récite la dédicace en veillant à conserver cet état d'esprit de calme et d'altruisme le plus longtemps possible dans ma quotidienneté, au besoin en pratiquant des stops et rappels. (Stops : Voir 1095, Développer l'obsessionnalité, page186).

Que tous les êtres soient libres de toute inimitié. Que tous les êtres soient libres du danger. Que tous les êtres soient libres de la souffrance mentale. Que tous les êtres vivent le corps sain et l'esprit heureux.

Amy Schmitt, Dipa Ma, Editions Sully p75.

8 – Pratique de samatha*

(Samadhi* ou Shiné/*Chiné* = méditation de placement)

81 – Les trois pieds de samatha : Attention, vigilance* et détente spacieuse.

Samatha est une pratique qui consiste à déposer le mental, à cesser de réfléchir*. Cela n'est possible qu'avec observance de l'attention, la vigilance globale et le juste milieu, représenté par la détente. Plusieurs auteurs vous présenteront *l'attention* comme une surveillance de l'attitude globale et de la concentration, tandis que *la concentration* sera décrite comme portant sur l'objet de méditation où elle se fixe pour éviter la distraction et l'évasion de l'esprit. Ce ne sont pas les définitions que nous retiendrons dans cet ouvrage.

Sogyal Rinpoché présente les choses différemment, mais cela revient au fond strictement au même car c'est seulement une question de mots. Nous adopterons son point de vue dans cet ouvrage. Selon lui, les trois pieds de samatha sont **l'attention, la vigilance et la détente spacieuse**. Indissociables, attention et vigilance doivent être très présentes sans entraîner de tension mentale ou corporelle. C'est pourquoi Sogyal Rinpoché préconise l'emploi de 25% d'attention, 25% de vigilance et 50 % de détente spacieuse. Nous les définirons comme suit :

L'attention (concentration douce) veille à ce que l'esprit ne soit pas dispersé, agité ou aveuglé et puisse agir en toute stabilité, clarté, avec souplesse, maniabilité et ajustement. Pour cela, elle se focalise en un support de méditation. On évince le terme de concentration qui sollicite un effort trop important entraînant une saisie, donc une tension et toute une suite d'interdépendances préjudiciables. Ce qui peut aider la conservation de l'attention est *l'avidité* : Utilisée comme la soif qui envahit le champ de conscience, il s'agit de l'avidité de l'esprit à conserver – ou retrouver son objet de concentration.

L'attention porte sur le support de méditation,
la vigilance sur notre attention et notre état de présence.

La **vigilance** est l'observation fine de ce qui se passe dans la tête, le corps et l'état de présence. Elle se développe par le lâcher-prise et l'acceptation. C'est une surveillance sans réflexion qui mène simplement à prendre acte, à com-prendre* (voir page 319) davantage avec la pleine conscience qu'avec le raisonnement. Pour utiliser une métaphore, on pourrait dire que la vigilance est comparable au fait de voir (état réceptif), en ouvrant son champ visuel au moins à 180°, mais sans faire l'effort de regarder (état actif).

La vigilance est comme un guetteur alerte et toujours présent que nous appellerons ici *l'observateur**. A l'instar d'une chaise toujours stable sur ses quatre pieds, il dispose de quatre yeux, supervise la pratique, commande les ajustements et voit si la vie quotidienne se transforme en posture méditative ou demeure en attitude narcissique ou névrotique.

Le premier œil s'assure que nous sommes attentifs avec la conscience posée sur le support de méditation.

Le deuxième œil veille à la détente joyeuse dans les postures physique (Bonne position et relâchement musculaire) et psychologiques (Compassion, amour, joie et non attente, équanimité).

Le troisième œil supervise la pratique en identifiant tout ce qui émerge ou fait surface (pensées, sensations, réactions). Il coordonne attention, vigilance et souplesse puis pallie les erreurs et difficultés rencontrées.

Le quatrième œil voit ce qui se passe après la dédicace, la façon dont on se lève et dont on enchaine les activités quotidiennes. S'il réalise qu'à l'issue de ma méditation quotidienne, je me lève, range le matériel et **repars comme une guêpe** dans les activités journalières, je réalise que mes méditations ne servent à rien car elles ne modifient pas mon attitude et mes habitudes néfastes. Ce ne sont que des méditations détachées, sortes de récréations incapables de se superposer à la quotidienneté, et mon ego naguère condescendant reprend immédiatement le contrôle avec le cortège de ses tendances. Si je prends conscience de cela, je fais reculer l'ignorance et j'enclenche mon libre-arbitre : vais-je continuer ainsi ou non ?

Suite à ma méditation, le quatrième œil verra mon degré d'**observance de l'éthique**. Une éthique non respectée s'affirme comme contre-indication à la pratique méditative parce qu'elle entraîne rapidement tension, honte ou culpabilité. Dans l'éthique on trouve aussi l'observance d'une hygiène de vie (Dix perfections) dans laquelle la méditation trouve sa place car elle assure une sorte de toilette mentale. Si mon quatrième œil s'aperçoit que je ne médite pas depuis une semaine, que je trouve des prétextes, que je résiste parce que je suis confronté à la paresse, aux impondérables et autres obstacles, qu'en même temps que ça me libère de la méditation cela me met en tension musculaire et en anxiété psychologique parce que cela me coupe de mes désirs profonds, alors ce quatrième œil ébauchera une attitude méditative très riche d'enseignements. S'ensuivra mon libre-arbitre de changer ou de ne rien faire, j'agirai en pleine conscience. C'est pourquoi les quatre yeux de la vigilance doivent être ouverts aussi dans la quotidienneté.

Le quatrième œil est le plus difficile à conserver ouvert car nous avons propension à être repris par nos tendances immédiatement la méditation terminée. Cette difficulté complique la session suivante de méditation car si cette dernière consiste à remplacer des tendances par de plus saines, l'aveuglement dans la quotidienneté renforce au contraire les tendances anciennes.

La **détente spacieuse** (ishirio*) consiste à déposer, stabiliser, reposer l'esprit dans le calme et la **joie sympathique,** pas la joie des stades mais plutôt du contentement, dans l'ouverture maximale sans attente ni tension. Elle nous permet de demeurer dans le juste milieu : pas trop tendu ou concentré pour éviter les tensions, et pas trop relâché pour éviter la torpeur ou l'endormissement. La détente spacieuse consiste à relâcher, ouvrir, permettre et lâcher-prise. Elle veille à laisser éloignées la tension, la résistance ou la lutte.
Cette détente spacieuse s'opère dans un état de relaxation décrite page 77.

Avec l'entrainement et la progression dans la pleine conscience ou méditation sans support, **l'attention, la conscience vigilante et la détente se confondent naturellement et s'entretiennent mutuellement**, ce qui est un signe d'accès à la pratique de vipassana. Cela demande souvent des années, mais le but est d'être là, heureux et posé, pas de passer à « la classe supérieure ».

82 - Support de méditation.

Samatha stabilise l'esprit et en apaise les perturbations en le concentrant sur un objet qu'on appelle support de méditation. Avec l'expérience il n'est plus utile de prendre ce support, et l'esprit est comme posé en l'air, déposé, détendu et immobile, tranquille comme accroché à un porte-manteau.

Mais cela est inaccessible aux débutants à cause de la production de pensées perturbatrices. Pour fixer l'esprit prompt à se disperser et à vagabonder, il est donc tout d'abord nécessaire de prendre un **support de méditation**. Généralement, ce support peut être dit impur (bougie, mandala, respiration...) ou pur (boule de lumière, mantra, image de bouddha ou de Saint).

Certains visualisent une boule de lumière derrière le front, à moins qu'ils fixent un objet posé sur le sol ou accroché au mur. Ils sont néanmoins attentifs à respecter la position de méditation, précise pour des raisons de circulation d'énergies influençant la physiologie et les pensées (Le corps et l'esprit).
Ils évitent donc de baisser la tête ou de regarder en l'air.

D'autres choisissent de prendre un mantra (à réciter) comme support de méditation.

« *Chaque mot a une vibration particulière. En répétant un mot ou une phrase, on crée une vibration artificielle dans laquelle on s'engloutit. On crée une enveloppe de paix et d'harmonie à la surface de l'esprit, mais dans les profondeurs, les impuretés demeurent* ».

S. N. Goenka (Maître d'enseignement vipassana, en Inde).

Ces supports permettent d'apaiser et de concentrer l'esprit mais ne permettront pas ultérieurement d'en observer la vraie nature ni de modifier quoi que ce soit. « *Dans les profondeurs, les impuretés demeurent...* » C'est pourquoi le support de méditation doit être focalisé préférentiellement sur soi, sur le corps et non sur un objet extérieur comme un mandala ou une bougie.
Parfois on « médite » sur des **paysages de rêve**, on se voit au sommet des montagnes, près de cascades, à la plage ou sur les îles et sous les cocotiers. Cela a pour mérite d'emmener et de concentrer l'esprit dans une direction prédéfinie et loin de ses préoccupations habi-

tuelles, mais cela présente le désavantage de le disperser autant que dans la vie quotidienne. La personne y entend les oiseaux et le bruit des vagues, y voit la couleur du ciel et de la verdure, les mouvements de l'eau et des branches, puis finit par suivre ou par se raconter une histoire… Et cela n'a plus rien à voir avec de la méditation mais s'apparente bien davantage à du rêve éveillé.

Pour simplifier, **il est un objet universel dont on dispose à tout moment, en tout lieu et en toute occasion, aussi bien chez soi que dans le métro, de la naissance à la mort : le souffle de la respiration.**
La respiration nous accompagne chaque instant de notre vie jusqu'à la mort. Si nos émotions et sensations la modifient, le fait de contrôler notre respiration va véritablement agir sur nos sensations, nos émotions, nos états d'esprit, notre mental et nos pensées. Si nous voulons véritablement modifier notre esprit, nous éloigner de la souffrance et acquérir des qualités éveillés (conscience lucide), alors c'est sur notre respiration qu'il faut méditer, avec la conscience de notre esprit, et non pas méditer avec une bougie ou un mantra. C'est ainsi que le bouddha Sakyamuni commençait l'enseignement par la première tétrade de **l'anapanasati sutra** (page 107).

83 – La relaxation

Lorsqu'on nous dit qu'en méditation il n'y a qu'à s'asseoir et ne rien faire pour être simplement observateur* de la respiration, l'ennui survient subrepticement et très rapidement. Il se manifeste par l'apparition d'une succession d'obstacles ou d'empêchements. Témoignant de cet écueil, nous obtenons donc des indices concernant l'attitude à avoir, l'attention à poser et les réactions à déclencher. Le méditant appliqué et bon élève se lance alors dans une **procédure complexe qui crée beaucoup plus de tensions** qu'elle n'en enlève. Manichéiste, il passe de tout l'un à tout l'autre en oubliant que la spiritualité et la méditation, porte-paroles du juste milieu, invoquent toujours la tempérance.

Une **tension** correspond à l'augmentation du tonus. Physiologiquement, une tension corporelle entraîne toujours une pensée et une pensée affligeante s'accompagne toujours d'une tension. Elles sont interdépendantes. L'anxiété est une hypertension mentale, l'angoisse une hypertension somatique. **La tension corporelle est l'expression somatique de la pensée** (1).

Nous savons qu'il est tout à fait possible d'arrêter la pensée volontaire, de diminuer la pensée automatique et de réduire considérablement la tension musculaire. Réduire la tension porte le nom de **relaxation.** Sans relaxation, le contact de la détente spacieuse, de la joie et de l'équanimité sont impossibles et, par transitivité, la concentration et la méditation le deviennent aussi. C'est pourquoi la **relaxation est incontournable** lors de la prise de contact de la méditation (page 47).

Cette connaissance de la tension/relaxation est capitale tant en méditation que dans la quotidienneté puisque c'est elle qui ouvre à la liberté de choix : je m'attache et m'accroche ou je lâche prise en me désidentifiant et en cessant de prendre tout contre moi ?

La relaxation n'a **rien à voir avec la détente**. Se détendre signifie se changer les idées ou se distraire et c'est justement ce qu'on veut éviter en méditation.

« *Nous définirons comme relaxation toute technique s'exerçant sur le tonus musculaire et visant à son relâchement. Il va de soi que toutes réagissent sur la personnalité dans sa totalité provoquant des positions affectives et libidinales.* »

Michel Sapir, La relaxation, son approche psychanalytique.

Toute relaxation vise à produire l'inverse de la somatisation, c'est à dire à **réduire les tensions psychosomatiques**, à savoir tant musculaires que mentales. ***Toute augmentation de la tension mentale ou psychologique entraine une augmentation de la tension musculaire et inversement.***

Relaxer signifie ne rien faire, supprimer tout mouvement parasite non seulement physique, comme un grattage ou léger changement de position, mais aussi tout mouvement de l'esprit comme la parole, la pensée ou l'émotion qui en découle souvent. Par contre, l'émotion qui provient non des pensées mais du vécu est plus difficile à supprimer – ce dont on s'abstiendra dans la pratique de vipassana.

(1) Pour être plus complets, nous dirons que la tension corporelle est l'expression somatique de la pensée, de la blessure et de la résistance.

Relaxer signifie relâcher. C'est-à-dire, aller dans le sens du courant, s'ajuster sans se soumettre au lieu de lutter. Et accepter. Il n'y a pas de relâchement possible, de lâcher-prise, sans acceptation. Acceptation de ce qui est ici et maintenant, acceptation de ses limites et de son impuissance, je devrais dire de sa non toute-puissance. Sans relâchement, il ne peut rien y avoir d'autre que de l'action ou de la lutte, donc de la tension, de l'agitation, de la dispersion et des pensées. Cela explique pourquoi la relaxation est un inévitable prérequis à la concentration de toute sorte comme à la méditation (contemplation).
« *Il convient donc de se mettre en relaxation, [...]. A contrario, si on reste en état de pleine veille, la méditation devient un match et on favorise la persistance d'obstacles, qu'ils relèvent de la tension ou de l'agitation.* » (cf. page 54)

La relaxation s'obtient par trois moyens : le **relâchement du mental/corps** (comme exprimé plus haut), la **respiration**, et la **pensée positive**. La méditation regroupe également ces trois approches.

- Le **relâchement du mental** ne s'opère que si le corps est détendu et inversement. Il s'agit de relâcher, d'où le nom de lâcher-prise : lâcher les attachements, les réactions, les résistances, les propensions et tendances automatiques. Cesser aussi l'espoir et la volition : ne rien attendre, ne rien vouloir, ne pas poser d'objectifs mais agir gratuitement sans arrière-pensée de bénéfice ou de gain. Remplacer tout cela par l'autorisation et la prise de temps. Et l'acceptation, car vous ne pouvez pas changer le passé et vous pouvez interrompre ou changer le cours du présent sans vous tendre ou vous énerver. On peut tout faire avec l'esprit calme, même s'il s'agit d'aller très vite. Il n'y a nul besoin d'être énervé, anxieux ou dispersé pour s'entraîner au footing ou au cent mètres.
Il est tout à fait possible d'effectuer toute action, même la boxe, avec l'esprit détendu. C'est précisément l'entraînement du sport de haut niveau : rester relaxé. Lorsqu'on a des zones du corps en grande tension car fortement usitées, on évite absolument de gaspiller de l'énergie dans la tête ou dans les zones corporelles peu sollicitées ; ce qui fait que cette dite énergie non gaspillée est disponible pour les secteurs qui travaillent. On parle alors de **relaxation différentielle,** et

procéder ainsi permet d'augmenter les performances sans le moindre effort supplémentaire.

- Le **relâchement du corps** se fait par l'observance de la posture car il est évident qu'une position non recommandée ou inconfortable générera des tensions. Le relâchement du corps se fait évidemment par le relâchement volontaire des muscles du front, de la mâchoire, du visage, des épaules (elles remontent souvent automatiquement), et de toute partie du corps. Cela ne peut se faire que par la conscience du corps. Donc ce relâchement s'accompagne de l'observance des sensations corporelles, avec une attention douce dans samatha, bien plus précise lors de la vision pénétrante et très minutieuse durant le balayage corporel. (Cf. question de C.T : méditation thérapeutique.)

Ce relâchement ne s'obtient pas en dix secondes. Ce qu'on obtient en dix secondes, c'est la décontraction, c'est-à-dire le fait de cesser de contracter. L'effet est immédiat, les épaules s'abaissent ou la mâchoire s'entrouvre. La relaxation va plus loin et relâche le muscle décontracté, cela prend du temps et agit de façon peu perceptible, de proche en proche. C'est pourquoi on préconise l'immobilité totale. Laisser du temps aux choses pour qu'elles se fassent contrarie la tendance avide actuelle de l'exigence immédiate. N'attendez pas de relaxation avant dix minutes, donc on on préconise une durée de méditation d'un quart d'heure minimum. Si vous vous relaxez correctement, vous ne verrez pas le temps passer.

- la **pensée positive** est une autosuggestion qui conduit au mieux-être et à la réussite. Elle conditionne le contentement ou la joie puis supprime l'inquiétude, l'aversion la colère et la lutte. Elle n'est pas à confondre avec l'optimisme, genre de croyance candide et de projection positive à laquelle on préférera le réalisme. En méditation, cette pensée positive ne se manifeste pas par des pensées mais par une attitude d'ouverture du cœur, de quiétude et de pleine exposition à ce qui peut arriver. Elle actionne *la volonté* de l'engagement (prendre une direction et suivre une démarche), *la foi ou la confiance* qui favorisent le bien-être et la fertilité, et *la patience* qui évite le désespoir.

Exercice 4 : Relaxation, Se poser et relâcher

Prenons **refuge** en… (Personne de référence), dans l'enseignement (ou la philosophie untelle) et dans la communauté de ceux qui suivent le même chemin que moi. Et par notre pratique de l'altruisme, de la générosité et des dix perfections, puissions-nous devenir meilleurs humains et nous libérer pour le bien de tout le monde. C'est pour cela que nous méditons. Ce préambule n'est ni indispensable ni religieux mais on peut le considérer comme une autosuggestion qui boostera considérablement la pratique.

La première chose consiste à **s'asseoir** confortablement comme si on allait rester assis pendant trois heures, et d'être attentif à la façon dont on est assis. La méditation n'existe pas sans la conscience du corps. Contrairement à ce que vous vous obstinez souvent à penser, *cela demande du temps* de poser ses fesses sur un coussin, et ce n'est pas si simple lorsqu'on est attentif à ses ressentis corporels. Est-ce confortable ? Avez-vous le dos bien droit ? Respectez-vous la position préconisée ? Si elle est difficile, assouplissez-là sans pour autant vous asseoir à la guise de votre ego. Trouvez toujours le juste milieu entre rigueur/discipline et lâcher-prise/ajustement. Une fois que vous avez trouvé votre position, n'en bougez plus. **L'immobilité** est de rigueur et le prérequis à la relaxation et à la méditation, sinon il ne s'agit que de dispersion. Lorsqu'on a envie de bouger durant la séance, on ne bouge pas ! Il fallait prendre ses précautions avant, lors de l'installation assise. [Installez-vous.]

La deuxième chose à faire en méditation, quelle qu'elle soit, est de **se relaxer**. Même si la relaxation n'est pas une relaxation, il n'y a pas de méditation sans relaxation, seulement de l'agitation, même à moindre degré. Cette deuxième étape est incontournable, même durant les méditations actives : elle s'obtient alors par le mouvement, en secouant les bras et les membres, la tête, etc. Mais revenons ici où relaxation ne sous-entend aucune technique. Il ne s'agit pas de faire ou de visualiser quoi que ce soit, simplement d'arrêter, de relâcher et de lâcher prise.

Arrêtons le bruit, les visualisations, les pensées volontaires, les suggestions, les verbalisations, les mudras et les mouvements, pratiquons le *Noble Silence :* silence de l'esprit, de la parole et des mouvements.

Pratiquons avec **CAJE**, le prérequis de l'état d'esprit des quatre précieux, sans quoi la méditation risque fort de se présenter comme conflictuelle (pensées, agitation, auto-jugements...)

Relâchons les tensions qu'on peut relâcher et acceptons celles qui persisteront peut-être. Laissons tomber les épaules, les muscles du visage, la mâchoire, la langue, les bras et toute partie du corps. Si la position en demi lotus tire sur les cuisses, relâchons, relâchons... C'est la résistance qui fait mal. Acceptons que ça tire un peu, que ce soit un peu inconfortable car tout entraînement tire un peu, que ce soit sur le corps ou sur l'esprit. [Relaxation].

Ce n'est pas la technique de respiration nommée pranayama et pratiquée dans le yoga. Laissons la respiration libre, ne la corrigeons pas mais relâchons la : en fin d'expiration, relâchons, relâchons sans jamais passer à l'expiration forcée. Nous aurons l'impression de maintenir une pause, mais si nous sommes attentifs et sans désir, nous percevrons la sortie d'un très mince filet d'air et l'inspiration se fera d'elle-même. N'attendons rien, soyons serviteurs, ne cherchons pas à faire durer, il ne s'agit pas d'un concours d'apnée. [Relaxation]

Lâchons prise. Cessons les saisies et attachements, les objectifs et les attentes, les commentaires et les pensées, le contrôle et la lutte. Demeurons seulement dans notre corps, ici et maintenant. La notion de durée doit s'estomper, ou alors il s'agit d'une résistance. Prenons le temps, prenons le temps.

La relaxation est seulement contrainte ici par la vigilance : être conscient de tout ce qui se passe, de façon très détendue, dans la « *détente spacieuse* ». On ne pratique pas encore d'attention ou de concentration dans cet exercice, ce qui occasionne de la tension. C'est pourquoi on dit que la méditation n'est pas une relaxation, car elle se situe en amont, entre concentration et relaxation.

Prenons conscience de notre corps dans sa globalité, de sa pesanteur sur les points d'appui comme sol, banc ou coussin. Prenons conscience du poids de nos bras, de la rectitude de notre dos, du va et vient de notre souffle et ancrons nous, laissons-nous peu à peu nous enfoncer dans le sol. Si des pensées surgissent, laissons-les passer, elles ne nous appartiennent pas, et cessons les commentaires sur notre pratique, pensons à la bienveillance et à la compassion pour nous-mêmes. [Relaxation].

Si des sensations désagréables ou douloureuses apparaissent, dans un premier temps acceptons et relâchons, relâchons… et restons-en là si possible ; ou alors procédons comme indiqué dans les remèdes aux douleurs. Et qu'elles apparaissent ou non, conscientisons notre corps comme un tout unifié, indissociable et interdépendant, dans lequel le souffle de la respiration parvient dans la moindre de ses parties. A chaque expiration, conscientisons que tout notre corps s'épure **des impuretés mentales**, des déchets et gaz toxiques, des orteils aux oreilles, et qu'à chaque inspiration il se nourrit et se régénère. [Relaxation]

Le jugement, la cogitation et le défaitisme proviennent des impuretés mentales non conscientes, du cadre de référence, de l'ego et entrainent la malveillance, la lutte et tension. A contrario et quoi qu'il arrive, restons dans la pensée positive, celle qui maintient le relâchement, la confiance, le contentement, l'ouverture de la conscience et la joie.

84 – La respiration.

Normale et visible, elle fait gonfler le ventre par l'effet du muscle diaphragme (en forme de coupole entre les poumons et l'abdomen) qui descend comme un accordéon pour attirer l'air. De ce fait, il comprime les intestins et le ventre s'extériorise. Observer simplement cela mène au relâchement et à la détente. Au contraire, si le mouvement de votre thorax est plus important que celui de votre ventre, c'est que vous faites un effort musculaire et que vous êtes en tension. Laissez vos peurs et vos idées de *gros ventre* ou de *buste d'abeille*, respirez normalement.

Si le mouvement de votre ventre est minime ou peu perceptible, si votre respiration est infime, c'est que vous êtes en tension musculaire comme en face d'un danger. On dit alors que *vous ne respirez pas*, c'est-à-dire que, comme 90% des gens, vous ne savez pas respirer correctement : vous vous privez des deux tiers d'apport en oxygène et vous contractez (= stressez) vous-mêmes. Cela s'accompagne aussitôt d'une légère anoxie (raréfaction d'oxygène) et d'une production des hormones du stress : adrénaline et noradrénaline qui vous tendent et vous insécurisent davantage. Un cercle vicieux est installé : le stress nous conduit à respirer superficiellement, et cette respiration minimale mène à une tension et à un stress qui se manifestent par de l'anxiété (tête) ou de l'angoisse (corps). La recherche a démontré que la respiration abdominale élimine ce phénomène ainsi que des somatisations, c'est-à-dire des troubles et mal-à-dits.

Les radiologues constatent que lorsqu'on demande à quelqu'un d'inspirer, il gonfle le thorax. On ne doit pas respirer par les mouvements du thorax – sauf en cas de respiration forcée – mais avec ceux du diaphragme qui gonfle le ventre.

Observer notre respiration nous permet de connaître notre corps/esprit à l'instant présent. Car elle est comme un **véritable thermomètre émotionnel** qui nous renseigne de notre cohérence interne, de notre état psychologique et corporel, bien avant l'apparition de tout symptôme ! Dès que cela va mal, elle se minimise, nous ne *respirons plus* et notre buste se renferme. Ou alors elle s'accélère avec l'énervement. Dès que cela va bien, en riant avec des amis, elle se régularise, notre buste s'ouvre, nous respirons lentement et amplement. La respiration nous renseigne, bien avant la prise de conscience rationnelle, à savoir si la situation vécue ici et maintenant est agréable ou anxiogène, dangereuse ou sécurisée, tendue ou non. On ne nous a jamais appris à conscientiser notre respiration ni nos sensations. C'est peut-être pourquoi nous n'avons pas conscience – seulement idée – de ce que nous vivons. Conscientiser la respiration est le premier exercice pratique dans les méditations de toutes les traditions. Dans chaque situation, regardez aussitôt votre respiration. Observez là devant un film comique : si elle est courte, c'est que le film est anxiogène ou que vous êtes préoccupés par autre chose. Regardez l'état de votre respiration lorsque vous entrez en contact avec quelqu'un. Si elle est infime, cela signifie que quelque chose de tendu se passe, qu'il y a une alerte ou un danger dans la relation, même si pour l'instant aucun des interlocuteurs n'a dit ou agi quoi que ce soit. Il en va de même avec des amis que vous appréciez : si votre respiration est courte, c'est que quelque chose ne va pas entre vous. Si votre mental vous le cache, votre respiration ne manquera pas de vous le faire savoir. Ressentir commence toujours par cela : conscientiser la respiration.

« *Le contrôle de la respiration est fondamental pour la médecine chinoise depuis trois mille ans. Agitée, inégale, saccadée, tout l'organisme basculerait dans l'anxiété. Posée, délibérée, régulière, elle entraînerait paix et repos de l'esprit. La réguler est l'une des clés du qi gong et du Prana yoga, dont la médecine occidentale commence à reconnaître la sagesse* ». Dr David Servan-Schreiber, 2001.

Relâcher la respiration

Si la tension psychocorporelle et l'expression des pensées sont indissociables, **l'état du tonus est intimement lié à la respiration.** Lorsque celle-ci s'accélère, le tonus augmente et inversement. La respiration, le tonus et la tension agissent sur le corps et l'esprit, toujours interdépendants puisque leur fonctionnement provient du même système nerveux et endocrinien. L'expression populaire en témoigne : lorsqu'on veut calmer quelqu'un d'agité ou qui parle beaucoup, on lui dit « *calme-toi, prend le temps de respirer.* »

Respirer comporte deux temps : un temps d'effort neuromusculaire, involontaire et automatique constitué par **l'inspiration**, et un temps de relâchement respiratoire généralisé constitué par **l'expiration**.

Il est important de **focaliser sur l'expiration, phase de détente**, de régénération pulmonaire et d'épuration sanguine. C'est pourquoi maître Deshimaru (importateur du zen en France) préconisait de poser l'attention sur l'expiration et de laisser faire l'inspiration naturelle. Or nous faisons culturellement l'inverse : lorsqu'on nous dit de respirer nous inspirons et bombons le torse, ce qui revient à produire des déchets musculaires en excès et de l'acide lactique générateur de tensions.

C'est sur l'expiration qu'il faut appliquer la relaxation. Expérimentons.

Laissons la respiration libre, ne la corrigeons pas mais relaxons la : en fin d'expiration, relâchons, relâchons sans jamais passer à l'expiration forcée. Nous aurons l'impression d'écouter une pause, mais si nous sommes attentifs et sans désir, nous percevrons la sortie d'un très mince filet d'air, infime comme celui d'un ballon aplati qui continue-

rait à se vider sans bruit. Pour s'en rendre compte, il suffit de porter l'attention sur cela et de prendre le temps. Cette perception sera d'autant plus facile qu'on aura la bouche légèrement entrouverte afin de laisser passer l'air.
C'est ce laps de temps, situé entre l'expiration courante et l'expiration forcée, que nous appellerons ***expiration relâchée,*** et c'est sur cette dernière qu'il convient d'opérer la relaxation avant que l'inspiration ne reprenne d'elle-même.

Donc l'expiration comporte trois temps et non deux : expiration normale, expiration relâchée, expiration forcée. Curieusement, on ne nous a jamais parlé de *la capacité d'expiration relâchée*, celle qui va induire la relaxation généralisée ! L'université ne l'évoque pas et la placerait dans la pause expiratoire, ce qui semble constituer une erreur. La preuve en est donnée par la buée qui s'accumule sur un miroir placé devant la bouche seulement en fin d'expiration normale. Vous pouvez faire vous-même l'expérience de l'expiration relâchée en procédant à l'exercice 5 – *Observez simplement le souffle*.

« L'inhibition de la respiration est le mécanisme psychologique de la répression et du refoulement de l'émotion ». Willem Reich.

Exercice 5 : méditation du calme mental (ou du souffle).
(Méditation de placement)

Prenons **refuge** en untel, dans l'enseignement, et dans la communauté de ceux qui suivent le même chemin que nous. Et par notre pratique de l'altruisme, de la générosité et des dix perfections, puissions-nous devenir meilleurs humains et nous libérer pour le bien de tout le monde. C'est pour cela que nous méditons.

Adoptons la **posture** décrite précédemment (7 – Position) et prenons vraiment le temps de nous installer confortablement, comme si nous devions rester immobiles pendant trois heures. Puis, à la hauteur de nos possibilités, veillons à relâcher nos tensions. Laissons notre respiration telle qu'elle est sans la forcer, laissons retomber nos épaules, nos bras. Relâchons les muscles de notre front, de notre visage, de nos yeux et de notre bouche. Laissons notre langue libre de tout contact et desserrons nos mâchoires, nos dents ne doivent pas se toucher. Puis adoptons la **position psycholo-**

gique en quatre points (CAJE) qui nous abritera des luttes et tensions : position de compassion, d'amour, de joie sans attente et d'équanimité. [Méditation].

Centrons-nous ensuite sur les sensations de notre respiration, à l'endroit de notre choix. Soit en observant l'abdomen qui se gonfle à chaque inspiration, soit en observant l'intérieur des narines, ou le philtrum, ce point situé entre le nez et la lèvre supérieure, au centre de la zone appelée arc de Cupidon. Ne quittons jamais l'instant présent, **ici et maintenant**, et pratiquons sans objectif ni attentes, dans le Noble Silence : silence de la parole, des gestes et des pensées volontaires. Soyons **avant les idées du moi** : tâchons de nous arranger pour qu'il n'y ait aucun mot dans nos têtes. [Méditation].

La méditation prend la forme qu'elle veut. Nous ne pouvons pas la contrôler. La seule chose que nous pouvons faire est de nous y adapter sans nous laisser contaminer par quelque parasitage que ce soit. Quand **des pensées** apparaissent, considérons-les comme des nuages qui passent et disparaissent dans le ciel, et réagissons avec indifférence, sans dramatiser, y répondre ou les entretenir. Pratiquons le rappel : revenons immédiatement **faire ce que nous nous sommes fixés de faire**, nous centrer sur les perceptions sensorielles de la respiration. [Méditation].

Toutes sortes de choses **peuvent apparaître**, des pensées, des sensations plaisantes ou désagréables, des douleurs, des sensations de perte d'équilibre et des anomalies de la vision si nous pratiquons les yeux mi-clos. Quoi qu'il en soit, agissons sans attachement ni aversion et revenons immédiatement nous centrer sur les perceptions sensorielles de la respiration. Ce rappel de soi peut intervenir trois ou soixante fois au cours d'une séquence de méditation. Cela n'a aucune importance et reprenons ce que nous étions en train de faire, sans la moindre impatience ou culpabilité car la méditation peut prendre aussi cet aspect que nous ne pouvons pas contrôler, le rappel de soi répété grâce à une vigilance récurrente dont nous pouvons nous féliciter. En tout état de cause, restons équanimes, calmes et contents. [Méditation].

Si nous sommes submergés et déstabilisés par les pensées, procédons brièvement à la **méditation comptée, voire à la méditation cadencée.** Puis, le calme revenu, posons-nous simplement sur l'ici et maintenant de notre respiration. [Méditation].

Imaginons que nous sommes comme une montagne. Même si on a pu passer au travers ou en retirer des morceaux, on n'a jamais pu supprimer une montagne. Elle supporte sans problème la brûlure du soleil, de la glace, les tornades, la grêle, les pelleteuses et les explosifs des travaux autoroutiers, et même les explosions volcaniques. Demeurons comme une montagne, immobiles, impassibles et inaltérables. [Méditation].

Sans aucunement lâcher ce que nous nous sommes fixés de faire, ne jugeons strictement rien et acceptons absolument tout. Restons stables, **demeurons dans la respiration**, sans forcer quoi que ce soit. Présents et seulement attentifs. Demeurons simplement là, immobiles et présents, apaisés comme un verre d'eau sur une table. Nous nous centrons sur la respiration pour éviter que l'esprit ne s'échappe ; plus tard nous pourrons lever cette attention à la respiration. Soyons seulement là, présents, apaisés, contents, et peu à peu l'esprit se calme et se pose. [Méditation].

Gong et Dédicace. Après chaque méditation et après le gong de fin, procédons à une courte méditation de placement sur le feedback de la séance. Repassons-nous en accéléré le film de ce qui s'est déroulé lors de celle-ci, les surprises, difficultés et satisfactions rencontrées afin de les ancrer dans notre esprit. Ceci permettra de les retranscrire plus facilement sur le bilan de méditation, de les assimiler et de les incarner, c'est-à-dire de les contourner ou de les consolider ultérieurement car elles se présenteront à nouveau dans notre vie quotidienne.

Dédicace : « *Par cette pratique bénéfique, puissions-nous toute la journee connaître nos tendances et difficultés, surmonter nos interprétations, émotions perturbatrices, jugements et idées fausses afin de nous libérer de nos souffrances pour le bien et la libération de tous* ».

Exercice 6 : Observez simplement le souffle.

L'exercice est élémentaire et peut sembler bête, d'une simplicité affligeante. Pourtant personne ne parvient à le réaliser correctement au début. Notre esprit n'est pas entraîné à se concentrer sur un seul objet mais plutôt à se disperser et il n'accepte que ce qu'il connaît. Nous parvenons à observer notre respiration pendant trente secondes, puis nous commençons à penser à autre chose, au passé, au futur, au présent. Et nous nous retrouvons au supermarché, sur une plage ou en train de nous disputer avec des collègues de travail pendant deux ou trois minutes. Parfois, bien malin, notre esprit joue notre jeu et se met à penser au sujet de la méditation elle-même : « *Ah là tu y arrives bien, reste calme et centre toi... Tu devrais méditer comme ceci et non comme cela* ».

Donc observez simplement votre inspiration, la pause qui suit, votre expiration et sa pause. Même de courte durée, ces exercices devraient être répétés régulièrement dans la journée pour que l'habitude s'installe et que l'esprit perturbé parvienne à changer. Finalement, ils sont aussi indispensables que de regarder où l'on marche. Vous savez très bien qu'on n'obtient rien sans effort.

Méditation. Asseyez-vous et **prenez conscience de votre souffle**, de votre respiration en focalisant votre attention sur le point qui vous convient le mieux : les fosses nasales ; l'abdomen qui sort à l'inspiration et rentre à l'expiration. Ou visualisez le mouvement de va et vient de l'air dans la trachée et les bronches. N'oubliez pas de vous détendre et de sourire [Méditation].

Prenez conscience de chaque inspiration, de chaque expiration et de l'effet procuré à l'endroit que vous avez choisi. Respirez naturellement, de façon régulière, sans forcer. Si la respiration vous semble courte, prenez simplement conscience qu'elle est courte. De même si elle est longue ou contrariée. Si elle semble rapide, prenez juste conscience qu'elle est rapide. Ne corrigez rien. [Méditation].

A chaque expiration, prenez conscience de ce mouvement général de relâchement, relâchez toute tension, toute saisie et lâchez prise. L'expiration en soi est une petite mort, surtout la pause qui suit.

Peu à peu, avec l'expérience, on évite de s'attacher à la respiration. La dualité moi/ma respiration disparaît et on se fixe progressivement sur le calme et l'apaisement internes. La respiration s'apaise. [Méditation].

Relâchez l'expiration. En fin de celle-ci, au lieu de repartir dans l'inspiration en court-circuitant souvent la pause qui en fait n'en est pas une, restez à observer le mince filet d'air qui continue à sortir doucement. Ne forcez rien mais écoutez. C'est ici qu'agit la relaxation jusqu'à ce que la reprise inspiratoire vous surprenne. N'attendez rien, soyez serviteurs et permettez, ne cherchez pas à faire durer, autorisez seulement, il ne s'agit pas d'un concours d'apnée. [Relaxation]

Soyez **avant les perceptions des organes des sens** : Ignorez les visualisations, les verbalisations, les sons, les odeurs et les autres sensations corporelles. Que je ressente une grande ouverture dans mon thorax, des douleurs aux fesses, une sensation d'écrasement de mes chevilles sur le sol ou, à l'instar d'une mer d'huile, le bien être d'un état sans pensée, c'est toujours mon mental qui donne les appréciations et pose les étiquettes à partir desquelles vont s'enclencher les émotions et les pensées. Lorsque vous ressentez une douleur, constatez cette perception de douleur sans lui attribuer d'emblée un nom comme d'habitude, une caractéristique et une réaction à avoir : J'ai mal au dos, cela fait mal, ce n'est pas bien, vais-je le supporter, il faut que cela disparaisse. En réagissant ainsi, vous ne faites qu'augmenter le désagrément ou la douleur en lui donnant de l'importance. Il ne peut rien vous arriver de fâcheux puisque vous avez soigneusement choisi la position au départ. Agissez de même avec le plaisir car derrière chaque sommet se trouve la redescente. On réintègre ces perceptions des organes des sens dans vipassana, pas encore dans samatha, bornée aux sensations respiratoires. En toute conscience, devenez votre respiration, sans qu'il n'y ait plus de dualité moi/ma respiration ; et laissez-vous porter. [Méditation].

En fin de méditation, remerciez-vous et, durant une minute, effectuez un feedback de votre vécu durant cet exercice. Retenez vos réactions à ce qui s'est passé afin de vous les remémorer dans la quotidienneté, pour éviter de retomber toujours dans les mêmes écueils et difficultés. Fin de méditation.

85 – L'attention au corps.

Pourquoi observer les sensations corporelles ? D'une part, on les observe car, pour aboutir à la relaxation, il faut pouvoir les conscientiser et relâcher les tensions musculaires du corps.

D'autre part, la perception de l'ensemble des sensations sur toutes les parties constitue une réunification du corps donc de l'esprit, laquelle conduit à un apaisement qui s'oppose au stress habituel.

Enfin, le but ultime de la spiritualité, et de la liberté, consiste à comprendre que, contrairement au Moi, la conscience élargie (*Âme, Soi, Âtman*) est autonome et libre des interdépendances corps/esprit constitué par l'ego et ses illusions. On va donc s'entraîner pour que ce soit l'âme ou le Soi qui voient ce qui se passe, et non le corps/esprit, afin de pouvoir débrayer des identifications et réactions, des émotions et des tensions, de la douleur et de la souffrance en général.

A l'instar du maillage cérébral et cognitif où les connexions s'entrecroisent, le corps est constitué de la même manière. Cet ensemble de liens de communication intracorporels est connu depuis très longtemps et porte le nom sanskrit de ***tanu***. Aujourd'hui le monde scientifique l'appelle ***voies de communication***. Non seulement les sensations corporelles sont interdépendantes les unes les autres mais elles agissent directement sur le corps et l'esprit : systèmes nerveux, endocrinien et immunitaire. Quand j'ai froid, mes muscles se raidissent afin de produire de la chaleur, mes épaules remontent et ma respiration s'accélère. Cela produit de proche en proche d'autres sensations que je vais identifier sous le nom d'émotion (peur ou agacement). Les émotions inaugurent des pensées qui déclencheront à leur tour des émotions, des croyances et des réactions.
Ces voies de communication modifient la biochimie et la physiologie du corps et de l'esprit. Ainsi s'entretient le cercle vicieux des tendances, tempéraments et caractères humains. Parfois, pour me réchauffer lorsque j'ai froid, je me frictionne ou me prends dans les bras au lieu d'aller chercher un vêtement à proximité. C'est-à-dire que je suis conditionné davantage par la sensation que par le raisonnement fertile.

On s'est aperçu qu'il y a fragmentation à l'intérieur du corps, ce qui occasionne des coupures dans les voies de communication. Ces coupures sont responsables de l'apparition de tourments et de troubles tant psychiques que somatiques. Or l'écoute précise des sensations corporelles ainsi que leur relation avec l'esprit qui réagit (émotions-pensées-réactions) permet de défragmenter et de lever les troubles ou perturbations. [Ernest Lawrence Rossi (2002). Psychobiologie de la guérison, Ed Le Souffle d'Or, 05300 Barret-Le-Bas].

Selon le Dr Jacques Vigne, chaque émotion perturbatrice, c'est-à-dire non seulement désagréable mais préjudiciable, agit sur une zone corporelle, ou plus précisément une partie de cette zone, laquelle comprend une contrepartie demeurant insensible à ce moment-là. Au moment où une émotion perturbatrice agit sur une partie de zone, le fait de porter une grande attention à l'autre partie de la zone provoque une émotion positive et joyeuse qu'il appelle « *émotion restauratrice* ».

Ces propos peuvent paraître abscons pour celui qui ne pratique pas et qui ne reste qu'à l'étage du concept intellectuel. C'est pourquoi je vous propose d'expérimenter. Les débutants n'ont pas à tenir compte de tels arguments complexes et doivent s'en tenir à la conscientisation des sensations respiratoires observées lors de samatha. Après obtention du calme mental, l'étude des sensations corporelles sur tout le corps s'intègre dans la pratique de vipassana ou vision pénétrante.

Exercice 7 : Balayage corporel (Bodyscan – Vipassana ou vision pénétrante).

Cet exercice provient du yoga puis de la méditation vipassana issue du véhicule bouddhique Hinayana de la voie des anciens. Il est pratiqué après l'assimilation de samatha qui permet l'établissement du calme mental et le maintien de l'attention. Comme il occupe l'esprit, on y trouve souvent moins d'empêchements, le temps passe plus vite et la séquence de méditation peut être plus longue.

En faisant travailler l'affinage perceptif des sensations, le balayage corporel va permettre de défragmenter le corps, donc l'unité corps/cœur/esprit, de remplacer les émotions perturbatrices par des émotions fertiles et positives, par conséquent de lever les troubles. (cf. 85 – L'attention au corps.)

Toutefois, avant de se lancer à explorer les sensations du bras sur sa face latérale, les sensations qui se trouvent à l'intérieur du genou ou celles qui concernent le transit, il nous a paru intéressant de commencer par le commencement, à savoir de se familiariser avec la perception des sensations rudimentaires : comment je respire et quelle tête je propose à moi et aux autres ? C'est pourquoi la **pratique préliminaire du Tour d'Horizon** nous parait judicieuse. Une fois familiarisés avec cet exercice, vous pourrez envisager le balayage corporel en pleine confiance.

Informations préalables. Dans cet exercice, vous allez pratiquer un balayage corporel de proche en proche sur tout le corps, par **tranche de 10 cm** et selon un parcours établi, afin de percevoir d'abord les sensations dans toute partie du corps, ensuite de voir leur interdépendance avec le mental, le réactionnel et la respiration. Cet exercice s'effectue **les yeux fermés** pour plus d'attention, et avec les yeux mi-clos avec l'habitude.

☞ Balayez le corps de la tête aux pieds et inversement des orteils au sommet du crâne. Le **sens de départ** n'a pas trop d'importance, à part celle que vous lui donnez. La tête est orientée vers le ciel spirituel, les pieds vers la terre et la matière. Sachez que la pratique ascendante est plutôt dynamisante tandis que la pratique descendante se révèle plus relaxante et favorise l'ancrage*.

☞ **Laissez vivre vos sensations**. Ne cherchez pas à les réduire ou les transformer, laissez-les se propager et retentir ou interférer. Votre corps n'a pas besoin de votre tête pour vivre.

☞ **Les sensations sont variées :** *légèreté ou pesanteur ; tension ou contraction ; détente ou relâchement ; souplesse ou raideur ; poids ou frottement du vêtement ; ballonnement ; étouffement ; ouverture ; expansion ; élévation ; pulsation ; pétillement ; électrisation ; vibration ; tremblement ; fourmillement ; engourdissement ; démangeaison ; étirement ; tiraillement ; torsion ; constriction ; pression ; écrasement ; chaleur ou fraîcheur ; sécheresse ou humidité ; acidité ou brûlure ; aigreur ou amertume ; boule ou barre en travers ;*

piqûre ou coup de poignard ; caresse ou douleur qui se déplace ; contact avec l'air ...

☞ Ressentir les sensations implique **d'exclure les interprétations** comme sensation dure ou faible, agréable ou désagréable, fade ou inhabituelle, molle ou tonique, positive ou négative, inconfortable ou douloureuse, etc. Ces interprétations sont subjectives et partiales s'opposent à l'équanimité ou la non-discrimination.

☞ Ressentez les sensations corporelles **sans jamais perdre de vue** ni l'état de votre respiration ni le positionnement de votre esprit.

☞ Evitez l'esprit de singe : **Ne sautez pas sur les émergences** physiques qui se présentent ailleurs, comme des sensations inconfortables ou douloureuses, mais continuez un temps là où vous en êtes.

☞ Si **votre esprit s'échappe**, rumine ou vagabonde, ce qu'il fait ordinairement chez tout le monde, pratiquez le rappel, ramenez-le sur l'étude des sensations et félicitez-vous de votre vigilance.

☞ Ne **vous attardez pas trop** sur zone afin d'éviter que l'esprit ne se fatigue ou se lasse.

☞ Il faut aller relativement vite ou ne pas prendre tout le temps qu'on voudrait, car l'esprit pourrait s'attarder sur une zone pour toujours mieux la percevoir, s'enfonçant ainsi discrètement dans le perfectionnisme, la tension et la fatigue. L'exercice est un balayage du corps entier et il ne s'agit pas de s'attarder sur le coude ou sur le genou pendant dix minutes car la méditation ne dure pas deux heures.

☞ Si une zone est **muette de sensation**, conservez la *détermination* à ressentir, la *patience* et la *confiance*, comme lors de toute difficulté. Attardez-vous une minute et la sensation va poindre. Si l'absence de perception dure, passez à la zone suivante pour éviter que l'esprit ne se lasse, s'endorme ou se disperse. Mais vous pouvez aussi très légèrement mobiliser les muscles de cette zone, sans faire bouger le membre, pour favoriser la perception de celle-ci.

Ultérieurement, avec l'habitude du bodyscan, il faudra s'attarder sur ces zones vides qui constituent des coupures de voies de communication et qui favorisent l'apparition de troubles somatopsychiques. Vous vous arrêterez une à deux minutes sur les zones muettes pour leur attribuer des sensations, puis vous procéderez par élimination pour voir celle qui convient le mieux.

☞ Ne **privilégiez** aucune sensation, sauf si les sensations grossières ou pénibles envahissent la conscience.

☞ En cas de **douleur** envahissante ou persistante, pratiquez l'équanimité sans rejet puis explorez la douleur (1053 – Remèdes à la douleur.)

☞ Visitez toutes les sensations, les plus fines comme les plus fortes, en constatant **leur impermanence**. Cela ne veut pas dire forcément qu'elles disparaissent, mais qu'elles changent et ne sont pas figées.

☞ En fin de séquence de méditation, ne restez pas sectorisé mais **reliez chacune des parties** de votre corps à l'ensemble : les mains aux bras, les membres supérieurs aux épaules et au tronc, le tronc à au bassin et aux hanches. De proche en proche, reliez également vos membres inférieurs au tronc puis raccordez l'ensemble de votre corps de la tête aux pieds. Enfin, unifiez le corps et l'esprit et ressentez cet ensemble comme inséparable et interdépendant.

En cas de manque de temps, il est plus important d'avoir unifié la droite et la gauche que la partie haute et basse du corps, même si l'unification de l'ensemble est bien préférable et rapide.

☞ Plus tard, vous pourrez inspecter le corps en le **transperçant dans n'importe quel sens** : de l'avant à l'arrière, du flanc gauche au flanc droit, etc. Vous visiterez ainsi tout le corps avec grande équanimité en identifiant seulement les sensations, sans vous attarder sur les organes ou leur contour. A l'intérieur comme à la surface du corps, chaque parcelle est animée de sensations qui apparaissent et disparaissent à tout moment. Vous vous arrêterez sur les **zones muettes** ou les nœuds musculaires que vous rencontrerez, sachant qu'un jour il n'y aura plus dans tout votre corps que des sensations fines, des vaguelettes et champs électriques toujours soumis à l'impermanence.

Méditation. Asseyez-vous confortablement dans la position préconisée, vérifiez votre posture et votre état d'esprit puis décontractez-vous, relâchez les épaules, la mâchoire et tout ce que vous pouvez relâcher. [Méditation].

Effectuez trois amples respirations bouche ouverte, souriez sans effectuer de grimace et fermez les yeux afin de pouvoir mieux ressentir. Puis prenez conscience de l'unité de tout votre corps dans sa globalité, de sa pesanteur, de ses points d'appui sur le coussin ou le banc de méditation. A chaque inspiration vous ressentez votre corps s'alléger, et à chaque expiration vous le ressentez s'alourdir, s'enfoncer dans le sol et s'ancrer davantage. [Méditation].

Branchez-vous sur **l'instant présent et acceptez** tout votre état intérieur, sans la moindre condition, comme étant la réalité incontestable et passagère de l'ici et maintenant. Acceptez votre état de tension ou de détente, vos émotions et vos pensées sans les entretenir. [Méditation].

A chaque inspiration, ressentez le gonflement de votre ventre. Imaginez que le souffle fait entrer l'air par vos narines et le propulse dans votre tête et votre thorax, puis dans votre ventre, puis dans chacun de vos membres qu'il va oxygéner jusqu'au bout des doigts. A chaque expiration, voyez votre ventre rentrer, et imaginez que l'air suit le chemin inverse, de l'extrémité de vos membres jusqu'aux narines, en épurant votre corps du gaz carbonique et des déchets dont il se libère.

Pour éviter de partir dans l'agitation ou de surenchérir les pensées, il est important de ressentir ou d'imaginer tout cela sans tension ni préoccupation de réussite, mais avec application détendue, comme lors d'un jeu. [Méditation].

Ressentez maintenant ce qui se passe au sommet de votre **crâne**, vers votre fontanelle (7eme chakra, au niveau de la glande épiphyse). Identifiez maintenant les sensations sur votre cuir chevelu, puis à l'arrière du crâne, sur les côtés du crâne : pariétaux et temporaux, à droite puis à gauche. Passez maintenant l'inspection sur le front ; les sourcils ; les yeux ; entre les yeux (6eme chakra, glande hypophyse) ; le nez ; les sinus ; les pommettes ; les oreilles ; les joues ; le menton ; les lèvres ; la mâchoire ; les dents ; la langue ; la gorge (5eme chakra, glande thyroïde) ; la trachée ; l'œsophage ; le cou. [Méditation].

Continuez au niveau de votre **cœur** (4eme chakra, glande thymus). Inspectez les seins, le gauche puis le droit, les pectoraux de la même manière, la cage thoracique, les poumons, les flancs, le diaphragme qui descend et qui remonte... [Méditation].

Descendez au niveau du plexus solaire (3eme chakra, glande pancréas) qui se situe à la hauteur de l'épigastre (sous le sternum)... Puis **l'abdomen** dont vous percevez les sensations les plus apparentes, celles de la respiration abdominale. La respiration est le thermomètre de notre état psychoaffectif et corporel. Identifiez les sensations de l'inspiration, puis celles de l'expiration. Se trouvent-elles devant, derrière, au niveau du nombril, à hauteur du plexus solaire, localisées, expansées ? Distinguez également les sensations de la digestion. De quelle nature sont-elles ? En général on regarde plus facilement sous notre nez, sur la face antérieure ou interne de notre corps et il est bon d'incorporer les sensations de la face postérieure. Sentez-vous vos lombaires ? Prenez le temps d'identifier ces sensations de l'inspiration et de l'expiration. [Méditation].

Puis ressentez votre **hara**, ou centre de gravité situé sous le nombril (2eme chakra, glandes gonades), ainsi que le bas de votre dos, votre bassin, vos hanches, vos fesses, votre sexe, votre **périnée** (1er chakra) et la pesanteur de votre tronc comme s'il s'enfonçait dans le sol. [Méditation].

Ressentez maintenant **l'épaule droite** ; son articulation avec le tronc ; le bras droit que vous percevez dans sa partie antérieure, externe, postérieure et interne comme vous faites avec tout membre. Continuez à descendre ainsi jusqu'au bout de chacun des doigts, sans oublier les articulations. [Méditation].

Lâchez ce membre par le bout des ongles au cours d'une expiration. Puis changez de côté en observant le membre supérieur **gauche** de la même manière, section par section. [Méditation].

Revenez-vous centrer sur votre périnée, et glissez dans l'articulation coxo-fémorale droite qui relie la cuisse au bassin. Puis ressentez la **cuisse droite** par tous ses côtés. Percevez le genou, la jambe en passant par le tibia, le mollet et sa base : le talon d'Achille. Ressentez dans toutes les parties, antérieure, externe, postérieure et interne puis inspectez la cheville, les malléoles, le talon, le dessus du pied, la plante, et chacun des orteils. [Méditation].

Procédez de la même façon avec le **membre inférieur gauche**.

Une fois que vous avez fait un tour, c'est-à-dire que vous êtes passé partout à gauche comme à droite en passant par le tronc, recommencez dans l'autre sens en remontant ou en redescendant. N'oubliez pas d'inspecter **la colonne vertébrale**, par tranche de 10 cm, et arrêtez-vous sur les vides ou les nœuds musculaires qui s'y trouvent. Un jour il n'y aura plus de nœuds.

Avec l'habitude, vous pourrez procéder à un balayage simultané des deux côtés, section par section. Arrêtez-vous une à deux minutes sur les zones muettes et procédez à un nouveau balayage en sens inverse, avec un esprit de chercheur serein, équanime et heureux.

En fin de séance reliez les sections de membres entre elles, puis les membres à l'ensemble et unifiez le corps entier. Ressentez-le dans sa globalité, son unicité et son interdépendance avec l'esprit. Puis félicitez-vous, remerciez-vous d'avoir consacré cet instant et reliez cette séance à la quotidienneté en récitant la dédicace.

86 – Accroître l'attention.

Dans cet ouvrage, le mot attention remplace volontiers celui de concentration qui suppose un effort préjudiciable, responsable de tensions, donc de mentalisations. Au début et avant les stades de pleine conscience et de méditation sans support, l'attention consiste à focaliser fermement sur la respiration. L'attention n'est pas un but mais seulement une étape incontournable. Il faut maintenir une grande et ferme détermination à son sujet. Rester à ce qu'on fait sans s'évanouir ou se disperser. L'attention se développe par la force mais, paradoxalement, pas par la lutte ou la tension. Observer encore la voie du juste milieu. Il ne s'agit pas d'être trop concentré, ce qui amènerait des effets contraires à ce qu'on attend. C'est pour quoi on a préféré supprimer le terme de concentration. Dans la *voie du milieu*, l'attention doit être réglée comme la corde d'un arc. Si celle-ci est trop lâche, la flèche part vers la dispersion ou la torpeur ; trop tendue la flèche s'en va vers le discours intérieur, l'agitation ou l'agacement.

Petit à petit, avec persévérance, notre attention et la maîtrise de nous-mêmes grandissent sans effort, simplement par la pratique.

« La méditation est une façon de recueillir l'esprit car il est éparpillé, afin qu'il regagne sa force et qu'il soit propice à la vertu. »

Tenzin Gyatso, XIVeme Dalaï Lama.

Exercice 8 : La méditation comptée. (Concentration)

Si la vigilance est difficile et que l'esprit s'évade continuellement, une technique s'avère souvent efficace afin de ramener le calme mental. En vous concentrant sur votre souffle au niveau de votre choix, ventre ou narines, vous pouvez mentalement noter les mots "**entrer et sortir**" à mesure que l'air entre et sort. Si vous pouvez rester concentrés sur la sensation physique, il n'est pas nécessaire d'utiliser la notation mentale. Ou bien vous pouvez compter **dix** puis **vingt et un cycles** respiratoires et recommencer. C'est une façon de faire durer le calme. Un cycle respiratoire est formé par une inspiration, sa pause, une expiration et sa pause. Lorsqu'il est interrompu par des pensées sur des mouvements de l'esprit, du corps ou des sensations, reprenez le cycle à zéro. De même, si en comptant vous vous perdez à quatre cycles ou vous vous retrouvez soudain à 25, c'est que vous avez été emmené par le cours des pensées parce que vous comptiez tout en étant distrait. Recommencez à zéro.

Exercice 9 : La méditation cadencée (ou rythmée). (Concentration)

Dans certains cas, lors de la méditation comptée, on peut compter les cycles tout en se retrouvant au supermarché ou en pensant à autre chose. Si cette notation mentale est insuffisante, vous pouvez compléter les vides en cadençant vous-même le rythme de votre respiration. C'est le seul cas où on agit sans la laisser libre. Vous pouvez ainsi décider d'inspirer pendant 6 secondes, de marquer une pause pendant 3 trois secondes et d'expirer pendant 6 secondes. Comptez mentalement les secondes pendant l'inspiration, la pause et l'expiration. Et peu à peu cela devient plus facile. Alors vous pouvez augmenter et inspirer pendant 8 secondes, puis 10, etc. Cette augmentation peut sembler difficile au début mais progressivement la respiration s'apaise. Attention, le but n'est pas de parvenir à 25 secondes. Ce n'est pas un exercice d'apnée ou de challenge mais de pacification. Il existe des méditations tibétaines qui interviennent sur la respiration et sur la circulation sanguine, mais leurs buts sont vraiment distincts des nôtres ici et leurs effets peu applicables dans nos vies quotidiennes de laïcs occidentaux.

Pour compter les secondes, une trotteuse est strictement inutile. Prenez la cadence qui vous vient spontanément à l'esprit. Que cette cadence fasse une seconde ou l'avoisine a peu d'importance, ce qui importe est d'avoir une mesure de comptage.

Si cette technique devait s'avérer encore insuffisante pour évacuer l'agitation mentale ou l'anxiété, cumulez la méditation comptée et la méditation cadencée : « … Cycle 5 ; *Inspirer, 1, 2, 3, 4, 5, 6 ; pause, 1, 2, 3 ; expirer, 1, 2, 3, 4, 5, 6 ; pause, 1, 2, 3 ;* Cycle 6 ; *inspirer…* »

Exercice 10 : le phare. (Méditation de placement)

Commençons par prendre **refuge**, comme indiqué au début de la méditation du calme mental. Puis améliorons si nécessaire notre **position physique**. Prenons du temps pour le faire. La plupart des gens ne prennent pas le moindre soin d'eux, celui-ci consistant d'abord à savoir où l'on pose les fesses. Ils s'assoient sans attention, par habitude, et se lancent dans le faire et l'agir. Ici non, la méditation prône la lenteur et la profondeur, pas la rapidité ou la superficialité. Puisque nous ne voulons pas de douleurs, prenons le temps de nous installer dans le moindre détail, comme si nous devions rester assis pendant quatre heures sans effectuer le moindre mouvement. [Méditation].

Prenons ensuite le temps de nous installer dans la **posture psychologique** : compassion, amour, joie sans attente, équanimité (CAJE). [Méditation].

Puis prenons conscience de **notre corps**, sa position, sa pesanteur, ses tensions, et cherchons à relâcher tout ce que nous pouvons : le front, la mâchoire, les épaules, les bras. Laissons notre respiration libre, sans contrarier quoi que ce soit. [Méditation].

Observons ensuite **notre respiration**, sans chercher à en percevoir les détails, puis accueillons les obstacles, sans les refouler, les nommer ou s'y attarder. [Méditation].

Ensuite, comme si nous jetions un coup d'œil dans un rétroviseur, revenons voir si notre **position** physique a changé. Corrigeons-la éventuellement puis vérifions les quatre points de notre **état d'esprit**. Il s'agit bien davantage de les incarner que de se les réciter. [Méditation].

Relâchons notre langue, notre mâchoire, nos épaules et nos bras, détendons tout ce qu'on peut, y compris notre tête, imaginons que nous nous installons devant un paysage... celui de notre respiration. [Méditation].

Puis voyons notre position et ainsi de suite, de telle manière que notre conscience se comporte comme un phare de marine balayant de lumière les 360 degrés qui l'entourent.

Tel est le support de méditation et il n'y a à faire que cela. C'est une méditation de placement qui fait travailler l'équanimité, le calme mental, l'attention et la vigilance comme le lâcher-prise. [Méditation].

En fin de séance, pratiquons la **dédicace** comme on fait à la fin de chaque méditation, pour prolonger cet état d'esprit, d'attention et de calme durant tous les instants de notre vie, ici et maintenant.

Cette méditation diffère du Tour d'horizon (overview) car nous n'y observons pas les mouvements et contenus mentaux (pensées, émotions, réactions...). Lorsqu'on le fait, elle devient Vision pénétrante. Ici, l'attention se porte seulement sur la maintenance de l'état d'esprit des 4 précieux (page 47).

87 – Anapanasati*.

Anapanasati est un terme pali signifiant la *conscience attentive de la respiration*

Avec un peu d'habitude, nous allons aiguiser notre esprit grossier afin qu'il s'affine et puisse percevoir les choses avec plus de perspicacité, puis voir des choses que nous n'apercevions pas. Tandis que naguère nous observions la respiration à travers une manifestation grossière, le mouvement de l'abdomen ou la fraîcheur perçue dans l'arrière gorge, nous allons maintenant l'observer de façon plus précise en ressentant l'air uniquement dans les narines. Au contact du fond des narines, puis de la paroi interne des narines, droite et gauche, puis de la paroi externe de celles-ci.

Ultérieurement, l'observation se fait encore plus fine en focalisant sur un point appelé ***philtrum.*** Il est situé au centre du sillon naso-labial localisé entre la base du nez et la lèvre supérieure. Ressentez ce point caressé par la fraicheur de l'air à l'inspiration, par le contact d'un air humide et plus chaud à l'expiration. Si vous rencontrez des difficultés à percevoir l'air sur ce point, c'est tout à fait normal car il s'agit d'une perception fine et non plus grossière comme avant. Contentez-vous alors de visualiser ce point. Rien n'est permanent et vous ne tarderez pas à percevoir les sensations occasionnées sur votre peau à cet endroit. Auparavant, persévérez calmement, faites preuve de rigueur, d'équanimité, de patience et vous réussirez.

Ceci s'effectue dans la première tétrade d'anapanasati, les trois suivantes s'exécutent dans la vision pénétrante. L'ensemble constitue ainsi le Satipatthana*, ou *Les quatre placements de l'attention*.

Méditation anapanasati en seize points

(Selon l'Anapana-Sati Sutta, enseignements du
Bouddha Siddharta Gautama)

Première tétrade, pratiquée dans samatha et concernant la contemplation du corps.
« *Le pratiquant va dans un endroit désert : il s'assied dans la posture du lotus, le corps stable et droit, la Pleine conscience établie devant lui. Attentivement il aspire, attentivement il expire.*

1. *Inspirant longuement, il connaît profondément :*
   « j'inspire de façon longue. »
   Expirant longuement, il connaît profondément :
   « j'expire de façon longue. »

2. *Inspirant de façon courte, il connaît profondément :*
   « j'inspire de façon courte. »
   Expirant de façon courte, il connaît profondément :
   « j'expire de façon courte. »

3. *« J'inspire et (ressentant tout le corps) je suis conscient de tout le corps. » Ainsi s'entraîne-t-il.*
   « J'expire et je suis conscient de tout le corps. » Ainsi s'entraîne-t-il.

4. « *J'inspire et je tranquillise le corps entier (calmant les activités du corps).* » *Ainsi s'entraîne-t-il.*
   « J'expire et je tranquillise le corps entier. » *Ainsi s'entraîne-t-il.*

En cas de vagabondage ou d'errance du mental, on peut ici pratiquer la *méditation cadencée* ou la *méditation comptée.*

Deuxième tétrade, pratiquée dans vipassana et concernant la contemplation des sensations

5. *« J'inspire et je me sens joyeux. » Ainsi s'entraîne-t-il.*
   « J'expire en ressentant le transport joyeux. » Ainsi s'entraîne-t-il.

6. « *J'inspire et je me sens heureux* (félicité, bonheur). » *Ainsi s'entraîne-t-il.*

« J'expire en ressentant le bonheur (me sentant heureux). *» Ainsi s'entraîne-t-il.*

7. *« J'inspire et je ressens les formations mentales* (émotions et sentiments). *» Ainsi s'entraîne-t-il.*
   « J'expire et je ressens formations mentales. » Ainsi s'entraîne-t-il.

8. *« J'inspire et je tranquillise les formations mentales. » Ainsi s'entraîne-t-il.*
   « J'expire et je tranquillise les formations mentales. » Ainsi s'entraîne-t-il.

Troisième tétrade, pratiquée dans vipassana et concernant la contemplation de l'esprit.

9. *« J'inspire et je suis conscient de mon mental. » Ainsi s'entraîne-t-il.*
   « J'expire et je suis conscient de mon mental. » Ainsi s'entraîne-t-il.

10. *« J'inspire et je rends mon esprit heureux. » Ainsi s'entraîne-t-il.*
    « J'expire et je rends mon esprit heureux.» Ainsi s'entraîne-t-il.

11. *« J'inspire et je concentre* (unifie) *mon mental.» Ainsi s'entraîne-t-il.*
    « J'expire et je concentre mon mental. » Ainsi s'entraîne-t-il.

12. *« J'inspire et je libère mon mental.» Ainsi s'entraîne-t-il.*
    « J'expire et je libère mon mental ». Ainsi s'entraîne-t-il.
    (Libération des obstacles, des pensées, de la joie, du soulagement et des passions).

Quatrième tétrade, pratiquée dans vipassana et concernant la contemplation du contenu de l'esprit.

13. *« J'inspire et j'observe la nature impermanente de tous les phénomènes.» Ainsi s'entraîne-t-il.*
    « J'expire et j'observe la nature impermanente de tous les phénomènes.» Ainsi s'entraîne-t-il.

14. *« J'inspire et j'observe la disparition progressive du désir* (Passions). *» Ainsi s'entraîne-t-il.*
    « J'expire et j'observe la disparition progressive du désir.» Ainsi s'entraîne-t-il.

15. *« J'inspire et je contemple la nature non née et non morte de tout phénomène. » Ainsi s'entraîne-t-il.*
    « J'expire et je contemple la nature non née et non morte de tout phénomène. » Ainsi s'entraîne-t-il.

16. *« J'inspire et je contemple le lâcher-prise.* (Abandon des passions, renoncement total)*» Ainsi s'entraîne-t-il.*
    « J'expire et je contemple le lâcher-prise.» Ainsi pratique-t-il.

« La pratique de la Pleine attention à la respiration, si elle est développée et régulière, conduira à l'accomplissement parfait des Quatre Etablissements de la Pleine conscience. De plus, si les Quatre Etablissements de la Pleine conscience sont développés et pratiqués régulièrement, ils conduiront à l'établissement dans ***les Sept Facteurs d'Eveil****. Comment cela ?*

Quand le pratiquant peut maintenir, sans être distrait, la pratique de l'observation du corps dans le corps, des sensations dans les sensations, du mental dans le mental, des objets du mental dans les objets du mental, persévérant, complètement éveillé, comprenant clairement son état, ayant abandonné tout attachement et toute aversion pour cette vie, avec une stabilité méditative, sans défaut, résolu et imperturbable, il atteindra le ***premier facteur d'Eveil****, c'est-à-dire la Pleine conscience. Quand il sera développé, ce facteur atteindra la perfection.*

Quand le pratiquant peut s'établir dans une stabilité méditative sans être distrait et peut analyser chaque dhamma (phénomène) *— chaque objet du mental qui apparaît — alors le* ***second facteur d'Eveil*** *naîtra et se développera en lui : le facteur de l'Analyse des phénomènes. Quand il sera développé, ce facteur atteindra la perfection.*

Quand le pratiquant peut observer et analyser chaque phénomène de manière continue, persévérant et résolu, sans être distrait, le ***troi-***

***sième facteur d'Eveil** naîtra et se développera en lui : le facteur de l'Energie. Quand il sera développé, ce facteur atteindra la perfection.*

*Quand le pratiquant s'établit de manière stable et imperturbable dans le courant de la pratique, le **quatrième facteur d'Eveil** naîtra et se développera en lui : le facteur de la Joie. Quand il sera développé, ce facteur atteindra la perfection.*

*Quand le pratiquant s'établit sans distraction dans l'état de joie, il sentira son corps et son mental légers et paisibles. A ce moment, le **cinquième facteur d'Eveil** naîtra et se développera en lui : le facteur du calme mental. Quand il sera développé, ce facteur atteindra la perfection.*

*Quand corps et mental sont à l'aise, le pratiquant peut entrer facilement dans la concentration. A ce moment, le **sixième facteur d'Eveil** naîtra et se développera en lui : le facteur de la Concentration. Quand il sera développé, ce facteur atteindra la perfection.*

*Quand le pratiquant s'établit en concentration dans un calme profond, il arrêtera de discriminer et de comparer. A ce moment, le **septième facteur d'Eveil** est produit, naît et se développe en lui : le facteur du Lâcher-prise, de l'Equanimité. Quand il sera développé, ce facteur atteindra la perfection.*

Voici comment les Quatre Etablissements de la Pleine conscience, s'ils sont développés et pratiqués régulièrement, conduiront à l'établissement parfait dans les Sept Facteurs d'Eveil. »

Exercice 11 : Anapanasati

Commençons la méditation selon les trois paragraphes de l'exercice trois « Se poser et relâcher ».

Ces instructions vous sont données pour pratiquer anapasati au niveau de la première et de la deuxième tétrade. Après au moins une année d'entrainement si vous êtes très fort, vous rajouter la troisième tétrade.

Le support de méditation est indiqué ci-dessus par le bouddha. Observez votre respiration sans la contrôler, en totale acceptation de ce qu'elle est et ce qui se passe. Il est écrit « *il connait* », non pas il commente ou réagit. Lorsque vous y parvenez durant dix minutes, vous tranquillisez tout votre corps, à la mesure de votre possible, non en faisant ou ajoutant quelque chose mais en supprimant les tensions et volitions. « Tout le corps » concerne la respiration, la position somatique, la pesanteur et les zones de contact du corps, les sensations corporelles habituelles comme désagréables, etc.

La deuxième tétrade porte sur les *sensations*. La joie, comme toutes les émotions, est la traduction de différentes sensations. Sans perception de ses sensations, la joie est le résultat d'un sentiment, voire en une mentalisation insensible. Avec l'entrainement, on peut choisir les émotions que l'on veut vivre sans se laisser contaminer par l'environnement extérieur et l'ego. La science actuelle l'a récemment démontré dans différents articles parvenus au grand public.

Le transport joyeux souligne le caractère durable de cette émotion comme durant un transport. Le bonheur n'est pas une émotion mais un vague sentiment plus étendu et durable isolé, car il ne dépend pas des contingences extérieures.

La différence entre *Formations mentales et contenus mentaux* est évidente. Les formations mentales sont apparentées à des mouvements corporels, au même titre que la main qui saisit. On observe « *l'embrayage* » du mental, et non pas son contenu (pensées, émotions, réactions...). Finissez la méditation comme d'accoutumée, en effectuant un court bilan de la séance puis en pratiquant la dédicace car elle est destinée à prolonger les effets de la méditation dans votre quotidienneté.

88 – Conclusion

Samatha fait travailler la **ferme détermination** (faire ce qu'on a à faire sans défléchir), l'état de présence, l'effort juste, l'**attention** sur un point précis de notre physiologie et la **vigilance**. Elle renforce la **discipline**, l'action juste, la patience, l'état d'ouverture et de réceptivité, la méditation juste, **l'équanimité et la compassion** pour soi-même dans la mesure où on apprend à accepter nos erreurs et limites. Elle est incontournable car sans elle on ne peut pas travailler les méditations qui suivent, la vision pénétrante et méditation analytique appelées vipassana. Celles-ci nous apprennent qui nous sommes et nous montrent nos dysfonctionnements. Car nous ne pouvons absolument pas voir quoique ce soit si notre esprit est sans cesse voilé et emmené par notre ego (mental et pensées, flot ininterrompu du discours intérieur), ce disque dur de conditionnements qui ne cesse de tourner avec nous en nous trompant ou malgré nous en nous épuisant. C'est pour cela qu'on dit que le travail sur soi en solitaire par *l'introspection seule est stérile* : on observe avec des yeux de névrosé(e) ! Samatha permet de justement dépasser l'introspection en déposant l'ego, de façon à nous préparer à une vision plus objective, à *voir les choses telles qu'elles sont,* sans inférence* et non pas telles que l'ego voudrait les voir, les interprète et les organise.

L'erreur du débutant est toujours de **vouloir aller trop vite,** d'espérer des résultats immédiats ou de vouloir passer à vipassana trop rapidement, ce qui correspond à monter un édifice sans fondations ou sur des sables mouvants. Samatha et anapana* ne sont pas faciles. Il faut consacrer du temps à ces techniques et cesser de vouloir encore être ailleurs et plus loin, toujours dans un train d'avance. Nous ne sommes jamais là, présents, nous sommes toujours dans le « *et après ?* », « *mais encore ?* », « *à quoi ça sert ?* », « *ça mènera où ?* », « *toujours plus vite* », « *le temps c'est de l'argent* », ce qui fait que nous ne faisons l'expérience de rien, ou alors vite fait mal fait, sans l'assimiler. C'est stupide de vouloir atteindre un but sans avoir parcouru le chemin. Samatha est aussi importante que les fondations d'un bâtiment et a beaucoup à nous apprendre. De plus, on y revient régulièrement dans vipassana lorsque l'esprit vagabonde. Ne court-circuitez donc pas cette étape fondamentale. Vous pourrez passer à vipassana dès que le calme mental sera installé durablement, dès que vous vous sentirez bien et posé dans samatha.

« *Ne pense pas, ne réfléchit pas, ne médite pas, n'analyse pas, n'imagine pas, garde ton esprit dans son état naturel* ». Tilopa

9 – Durée de la méditation

« J'ai tellement à faire aujourd'hui, je vais devoir ***méditer*** *deux fois plus longtemps ».* Gandhi

Les instructeurs préconisent **une heure** de méditation par jour, mais les défenses de l'ego nous l'interdiraient carrément au début. On recommande alors classiquement **trente minutes** par jour pour commencer. Malheureusement, les impératifs de quotidienneté ne nous le permettent pas toujours car il faut se lever tôt, affronter le trafic, prendre un train ou un métro… Néanmoins, si vous voulez devenir pilote de votre vie à la place de l'automatisme mental*, il faut savoir se coucher puis se lever une demi-heure plus tôt afin d'améliorer sa vie et celle de son entourage.

D'autre part, certains esprits débutants ne supportent pas de passer une demi-heure sans rien faire et se lancent dans une bataille contre l'agitation, les pensées et les douleurs. Ils s'entraînent ainsi à l'aversion, la panique ou l'agacement et obtiendront les effets opposés à ceux qu'ils désirent.

Vous lirez aussi des conseils pour pratiquer **quinze minutes.** Il faut savoir qu'après une activité quotidienne, ou un transport, l'esprit met classiquement dix minutes pour se poser. Cela revient à pratiquer dix minutes de relaxation et cinq de concentration. Ainsi, le méditant verra sa vie un peu s'améliorer dans une quinzaine d'années.

Donc vous comprenez qu'il est vain de méditer moins d'un quart d'heure. Sauf pour s'entraîner à la disponibilité, à la cessation de l'agitation intempestive. C'est pourquoi on préconise généralement la qualité plutôt que l'observance d'une durée à tout prix. Il est certain qu'il faut préférer deux courtes méditations de bonne qualité à une méditation de trente minutes très perturbée ou éprouvante. Faire de longues méditations difficiles revient à s'entrainer au désastre. N'oublions pas que **méditer avec l'inquiétude, la peur ou l'aversion, revient à s'entraîner à renforcer l'inquiétude, la peur ou l'aversion.**

Au bout de quelques mois, si ce n'est pas déjà fait, vous devriez pouvoir passer à des séquences de **trente minutes**. Si la méditation devient éprouvante et la vigilance difficile, il est toujours possible de faire une pause avant de reprendre. Evitez néanmoins de vous disperser ou d'aller vous faire un thé. Ne parlez pas, restez sans réflexion, n'utilisez pas un mot car ce serait repartir longuement avec l'ego et tous les efforts que vous avez fait pour calmer l'esprit se verraient anéantis. Levez-vous et allez faire quelques pas en vous concentrant sur la marche ou en observant minutieusement le paysage qui se trouve à proximité. Puis reprenez votre méditation.

Tous les auteurs le disent, il faut préférer de loin la régularité à la performance occasionnelle. Méditer cinq minutes par jour ou une heure et demi tous les quinze jours ne sert à rien. Pour obtenir des résultats, méditer ne serait-ce que vingt minutes tous les matins en se levant ou le soir en se couchant est bénéfique au début de la pratique. Et pour moi, au début c'était au bout de vingt minutes que l'esprit parvenait, la plupart du temps, à être parfaitement calme et que des choses « étranges » arrivaient.

Aucun résultat ne survient, dans quelque domaine que ce soit, sans détermination, sans travail, sans rigueur et sans discipline. C'est pour cela que la régularité est indispensable. On ne devient pas virtuose de violon en jouant un quart d'heure tous les soirs ou deux heures par semaine.

10 – Obstacles, empêchements et antidotes

Arnaud Desjardins disait qu'il est totalement impossible de faire silence. Par contre il est possible d'arrêter de faire du bruit, c'est cela qui va amener le silence. Chercher à aller bien ou mieux est une ineptie. Cela parait totalement inaccessible. Néanmoins on peut réduire ou supprimer les obstacles ou empêchements et c'est cela qui va amener le mieux-être.

Notre esprit est aussi rationnel qu'irrationnel. Nous nous attachons au rationnel et rejetons violemment l'irrationnel incontrôlé. C'est dommage, car c'est dans l'irrationnel que sont installés nos besoins inavoués ainsi que le sens profond et la cohérence de notre vie.

Les empêchements (pali : nīvarana) sont aussi appelés obstacles, distractions, pièges ou obstructions, souillures mentales, facteurs perturbateurs ou voiles de l'esprit. Ce sont les obstacles classiques qui empêchent notre discernement et, dans la méditation, contrarient le maintien de l'attention et de la vigilance.
Au départ ils sont présents chez tout le monde et constituent le fonctionnement normal de l'esprit. Ils proviennent de l'inconscient où demeurent pulsions, désirs, besoins fondamentaux* inassouvis et tendances (vasanas), responsables de l'émergence des émotions et pensées. Ils s'avèrent alors témoins d'anfractuosités de la personnalité, de défenses psychologiques, d'habitudes préjudiciables et de résistances de l'ego au non faire ainsi qu'à l'unification de l'esprit.

Le principe même de la méditation est d'acquérir le calme mental, de retrouver un esprit clair afin de percevoir la vraie nature de l'esprit et la compréhension juste. **Mais ne nous trompons pas**, comme le font beaucoup de méditants qui cherchent à éliminer les obstacles à coup de marteau pilon. Il ne s'agit pas d'être vide de pensées ou d'émergences comme une nature morte, ou alors nous pouvons considérer que cette chaise médite parfaitement ! En voiture, le principe est de rallier un point à un autre malgré, ou avec, dans l'environnement extérieur. Les distractions, ou les détails du paysage varié, toujours changeant et parfois contraignant n'empêchent nullement de rejoindre la destination fixée.

Au début on prend les obstacles comme des **bâtons dans les roues**, mais dans un second temps (vision pénétrante) on se servira de ces bâtons comme d'une échelle pour atteindre des niveaux supérieurs. C'est pourquoi le rejet aversif des obstacles ne relève pas de l'attitude juste, équanime et mesurée. C'est justement leur gestion et notre ajustement qui nous fait progresser sur le chemin de la transformation.

Les empêchements peuvent être absents lundi, nombreux mardi, fluctuants mercredi et ainsi de suite, et la pratique de samatha va permettre de progressivement les éliminer. Mais il est **important de les accepter puis éroder rapidement**. Un entrainement de plusieurs trimestres qui ne permet pas de constater une diminution du nombre, de la fréquence ou de l'ampleur des obstacles, témoigne d'erreurs dans la pratique. Celle-ci relève alors davantage d'un ***entrainement aux résistances*** plutôt qu'au calme mental, et il faudra autant de temps pour détricoter cet entrainement morbide.

Bonjour et bienvenue les obstacles !

La survenue des obstacles ou empêchements est là pour nous faire travailler, pas pour nous nuire. Elle se fait à l'instar de **bulles qui remonteraient** de la vase du fond d'un étang en remuant la surface et en troublant l'eau. La remontée et la persistance de ces obstacles correspond à **l'épuration de l'esprit** par évidement de la réserve des contenus latents inscrits dans l'inconscient sous forme de **mémoires du passé**. Ces émergences ou samskaras* sont directement responsables des agitations et distractions. C'est pourquoi **on ne peut absolument pas faire disparaître les obstacles** en les écrasant, les nier en mettant la tête sous le sable, les éluder par des techniques ou en les passant par la fenêtre. De plus, ils ne sont contraignants que pour l'ego qui exige qu'ils ne soient pas là. Une telle attitude relève de l'ego spirituel et on peut ainsi méditer pendant trente ans sans le moindre résultat.

Dans samatha, les empêchements constituent des obstacles au calme mental et doivent être contournés ou ignorés sans déni, en conscience, ce qui constitue déjà tout un travail de concentration et de lâcher-prise de l'identification réactive. Face à eux, l'action juste consiste à les accepter calmement comme des réalités présentes, indéniables et toujours transitoires auxquelles on ne s'attache pas. Cette simple intentionnalité* d'acceptation et de détachement les fait souvent disparaître. Par contre, vouloir les faire disparaître en faisant semblant de les accepter serait une attitude manipulatoire qui pourrait bien avoir effet de les renforcer. Le méditant conserve une attitude sereine et déterminée pour que l'attention revienne fermement mais sans violence sur le support de méditation. De ce fait, leurs manifestations vont progressivement se tarir en ramenant ainsi l'esprit à l'état originel de vastitude infinie ; c'est ce qu'on observe lors de la méditation sans support ou dès l'entrée dans les jhânas (page 213).

Au contraire, **dans vipassana**, les empêchements perdent leur caractère d'obstacle et deviennent des dispersions « *enrichissantes* » entraînant la joie de pouvoir s'entraîner. Toujours dans une attitude d'acceptation et d'ajustement, le méditant s'y attardera pour les décrypter, les distinguer du fond et en comprendre le sens. Lâcher les peurs et sauter au centre de l'empêchement comme si on plongeait dans une piscine. Voir plutôt *comment* les émotions ou empêchement surgissent au lieu de s'interroger à savoir pourquoi. Abandonner ses illusions et préjugés à son endroit permettra encore de l'amoindrir.
Au lieu de rejeter les obstacles, le méditant les prendra pour chemin : les émotions ne sont plus des poisons mais sont prises comme sagesses car elles lui permettent de travailler sur lui.

« Le paon se nourrit des graines empoisonnées qui font la beauté de son plumage. » Proverbe indou.

Les empêchements qui suivent sont tous ceux que nous rencontrons inconsciemment dans notre vie parce et qui nous gâchent le quotidien simplement parce que nous ne leur prêtons pas la moindre attention. Les pages suivantes vous proposent cette démarche de connaissance et d'ajustement.

« En réalité, les difficultés rencontrées signifient presque à coup sûr que la méditation porte ses fruits.»

Amy Schmidt,
Dipa Ma, présence et rayonnement d'une femme bouddhiste.

101 – L'oubli des instructions

L'oubli des instructions pose la question du comment faire. C'est l'oubli de l'éthique, des consignes, de la motivation, de l'état d'esprit, de la méthodologie ou de la procédure. Tout cela va mener à la confusion, la dispersion, la lutte ou l'agacement.

D'autre part, l'oubli des instructions concerne l'objet mental ou support de méditation. L'attention et l'esprit vont se perdre en vagabondage, ce qui va entraîner la survenue immédiate d'obstacles (distraction, agitation, dispersion, torpeur).

L'antidote à cet écueil est l'activation de **la mémoire** : se remémorer l'état d'esprit et les procédures, ce qui sous-entend la nécessité d'avoir étudié ou reçu des instructions avant de pratiquer. Pour une activation efficace de la mémoire, il faut une assimilation inébranlable de ces instructions, sinon la mémoire sera vacillante ou sans objet, ce qui va entraîner une défaillance des capacités de vigilance.

L'une des fonctions de la prise de refuge inaugurale est de raviver la mémoire, celle de la dédicace est de ne pas la perdre. Ensuite la mémoire va permettre de rehausser la vigilance, laquelle va réactiver l'attention au support de méditation ou, dans vipassana, l'attention à l'objet d'étude sans se perdre en hors sujet.

Si la fonction mémoire sert à rappeler des connaissances, elle est également assimilable à une saisie ferme du support de méditation, il faut le tenir, faute de quoi ce dernier va s'échapper.

Notez qu'avec une mémoire entraînée adjointe à la pratique régulière, le calme mental peut s'obtenir au bout de six mois et qu'une méditation quotidienne d'une demi-heure ne suffit pas pour atteindre ce résultat.

Il est intéressant d'apprendre que l'oubli n'est pas ici synonyme d'absence ou de vide, mais de plein ou de présence : il s'agit de la survenue intempestive à l'esprit de facteurs perturbateurs ou obstacles.

« L'oubli est donc une forme de mémoire qui se rappelle des objets des facteurs perturbateurs. »
Très Vénérable Dagpo Rimpotché (1993), Le calme mental, Editions Vajra Yogini p 45.

102 – Désir sensuel (en pali : Kāmac-chanda).

Cet obstacle porte aussi le nom de dissipation. Le désir sensuel est l'intention (chanda) de prendre du plaisir à partir d'un ou plusieurs des six sens, le dernier étant *le mental*. Sensuel ne signifie pas sexuel, même si le plaisir sexuel appartient au désir sensuel. Le *désir de stimulation des sens* est le besoin fondamental qui suit les besoins fondamentaux physiologiques de base (boire, manger, dormir, éliminer, etc.)
Dans le désir du mental, Les pensées et la volition vont engendrer beaucoup d'animosité. Y demeurent aussi les souvenirs, qu'ils concernent la biographie, un poème ou une mélodie. C'est ici que s'ancrent les besoins fondamentaux de sécurité, de maîtrise et de contrôle, de reconnaissance, de confirmation, de confiance, de réalisation de soi. On y trouve également tous les besoins négatifs inconscients comme les besoins d'auto-torture, de culpabilité, d'infantilisation, de rigidité, de maltraitance, d'inauthenticité, de manque de confiance, etc.

Concernant le désir sensuel entendons-nous, il ne s'agit pas de renoncer au désir ou au plaisir mais au **désir/attachement**, terme qu'on devrait plutôt employer. Le désir et le désir/attachement sont autant distincts que l'eau diffère de *l'Eau de Cologne*. Le désir est un enthousiasme dans lequel on voit la bouteille à moitié pleine. Il est agréable et relève de la pulsion de vie. Le désir/attachement est une saisie accaparée par l'envie de ne pas lâcher. Il voit la bouteille à moitié vide, occasionne une tension et relève de la pulsion de mort. C'est lui qui est un empêchement qu'on pourrait comprendre comme envie. **L'envie**, qu'on pourrait dans tous les cas traduire par **envie/exigence** ou **envie/compulsion,** n'est ni désir ni projet mais synonyme de désir/attachement. Il s'agit d'une émotion combinée de tristesse, de colère, de gourmandise et d'avidité. Comme elle, le **désir/attachement** est une émotion avide et négative car elle est dénuée d'amour et d'acceptation, elle procure de la souffrance. On y trouve seulement la saisie égocentrique dans laquelle on ramène à soi, on s'accroche, on se fige et se rigidifie. C'est une véritable entrave qui nous lie et qui nous focalise dans une seule direction en nous aveuglant de tous les autres possibles. Elle nous attache au sujet comme un chien au bout d'une laisse. Si je suis attaché à mon super téléphone portable, je vais passer le temps à m'angoisser de peur de le perdre ou qu'on me le vole et je vais perdre ainsi ma liberté.

En méditation, le premier attachement est celui d'être bien, détendu, rasséréné et spectateur de plein de choses. Ce sont d'exigeantes pensées visant le plaisir et le gain, ces deux sujets produisant eux-mêmes du stress et des pensées. Vouloir être bien c'est courir après une chimère car, comme tout plaisir sensuel, le bien être ne dure pas. Ce désir constitue un obstacle en la mesure où il embraye l'apparition de tout un tas d'autres désirs sensuels comme sentir du bons encens, demeurer dans de bonnes positions et sensations, avoir de bonnes visions, etc. Dans **l'attachement avide,** le méditant a l'exigence que sa méditation soit efficace. « *J'ai envie de faire une bonne méditation. Je veux absolument ne pas avoir de pensées ! J'exige de ne pas quitter ma concentration sur la respiration ! Il me faut absolument supporter la douleur.*» Ces pensées rigides entraînent une perte de flexibilité de l'esprit. Dès lors, celui-ci devient rustique, ne parvient plus à méditer correctement et se met en colère en cas d'échec ! L'un des pièges subtil est de « *vouloir* » être joyeux dans une méditation calme. Si ce souhait est légitime, l'exigence à son endroit constitue un obstacle majeur au calme mental parce qu'elle est fruit d'un attachement, même petit. La conséquence du désir/attachement est invariable : la désillusion ou la perte, la frustration et le deuil, puis la colère.

Remèdes au désir sensuel :

Dans la quotidienneté, il ne s'agit pas de renoncer au désir et de passer la vie sur une chaise à languir, mais de renoncer au désir/attachement qui nous lie. En méditation, le désir est irrecevable par définition puisque la pratique doit se faire sans but ni attente.

Les remèdes *en prévention* se pratiquent à distance de la méditation, en amont ou en aval, qui est l'amont de la prochaine pratique. Ils indiquent les prérequis et entrainements préliminaires.

Les remèdes *en réponse* s'appliquent à la survenue de l'obstacle en méditation.

☞ La prévention est ici plus efficace que la réaction. Avant la méditation, révisez vos objectifs et passez votre procédure en revue.

☞ Envisagez les efforts et conséquences de la poursuite de ces désirs sur vos méditations et sur votre vie en général.

☞ Considérez la subjectivité, l'impertinence et la vulgarité de ces désirs, puis tenez la posture d'équanimité sans exigence ni attente.

☞ Restez dans le contentement et l'allégresse sans oublier que la joie et le bonheur des jhânas (page 213) ne sont accessibles qu'en l'absence de désirs sensuels.

☞ En réponse, dans samatha, prenez conscience de votre attachement. L'attachement se mesure au moment de la rupture, quand je m'aperçois que ce qui arrive n'est pas tel que je voudrais qui soit.

☞ L'antidote au désir/attachement est la générosité (Paramis*, page 45) ainsi qu'une forme de renoncement.

☞ Revenez focaliser sur votre respiration ou développez l'attention (page 102).

☞ Si le désir dure ou la pensée se fait obsédante, vous pouvez imaginer le plaisir envisagé sous un autre angle dans ses cotés hideux ou déplaisants. Si vous pensez partir en vacances dans un centre de loisirs situé dans un paysage paradisiaque, songez un peu à la facture finale de repas et d'hébergement. Pour vos désirs de plaisir ou de satisfaction, voyez le « prix à payer », que ce soit en argent ou en efforts. Si vous rêvez d'une belle jeune femme, envisagez-la sous les traits d'une violente jalouse ; si vous êtes attirée par le visage d'un beau jeune homme, voyez-le dans la haine en vous mettant une claque. Si vous tombez amoureux d'une belle chevelure ou de beaux ongles, imaginez que leur propriétaire en laisse partout à terre ou sur la table à manger. Cette pratique très ancienne de réflexion sur la répulsion porte le nom sanskrit de *Patikulamanasikara* (pali et bouddhiste : *asubha)* et consiste à voir sous un autre angle et à se débarrasser d'idées, de désirs ou d'obsessions qui s'imposent malgré nous.

☞ Dans vipassana, observez la nature du désir, ses manifestations sensorielles, mentales, et tentez de remonter en amont de ce désir, sa provenance, l'émotion déclenchante et le vécu général qui le précédait.

☞ En méditation analytique, étudiez les conséquences du désir : qu'est-ce qu'il vous apporte ? Voyez son caractère avide et insatiable, aussitôt qu'un désir est satisfait un autre apparaît. Ce n'est jamais assez et la tension ou le stress demeurent, quand êtes-vous pleinement satisfait ? Où la succession des désirs vous conduit-elle ?

Voyez comme tout plaisir, et en amont tout désir, occasionne de la souffrance. Vous voulez une belle voiture, puis vous avez peur qu'on vous la raye ou qu'on vous la vole. Vous rêvez d'un bon compagnon ou d'une belle compagne qui vous procure du bonheur, mais après la phase capiteuse de rencontre amoureuse vous êtes déçu(e). Voyez que sitôt que vous obtenez un emploi, la peur de le perdre se présente.

103 – Malveillance : aversion, colère et rejet (Vyāpāda).

Vyāpāda nait de la frustration, laquelle provient toujours de l'attachement. Par appât du gain et peur qu'elle soit stérile, nous voudrions que notre méditation soit comme ceci ou comme cela mais elle ne l'est pas et nous nous agaçons. Malveillance dans le sens de mauvais état d'esprit, vyāpāda regroupe les **notions** d'animosité, d'agressivité dans le sens de violence, d'aversion, d'irritation, de jugement, de colère, de désir de vengeance et de rejet. Contraire de l'acceptation, de la bienveillance et de la compassion, elle va enclencher tous les autres obstacles et **mène** à l'encontre du mieux-être et du calme mental recherchés. La malveillance **provient** de l'orgueil, de l'attachement, de la frustration, de la non acceptation, du besoin égoïque de contrôle et de pose de limites en réaction au sentiment de vulnérabilité ou d'impuissance. Elle se fait ainsi **consécutive** à des pensées, des souvenirs, des sensations, des émotions ou du besoin de punition et de rejet.

Très souvent destructrice, vyāpāda est l'expression d'une souffrance. C'est un **mécanisme de projection*** dans lequel j'attribue à l'environnement ce que je refuse de voir comme venant de moi. La malveillance peut se conjuguer à tous les temps, présent, passé ou futur. Le passé contient les souvenirs et les **rejetons de l'inconscient**, ces petits démons, ces blessures du passé, ces tares et défauts, ces peurs névrotiques, ces situations inachevées et tout un tas de choses refoulées qui remontent et qu'on ne veut ni voir ni ressentir. C'est le démarrage de la **méditation curative** et la reconnaissance de ces émergences est le passeport pour le mieux-être. Mais nous n'en voulons absolument pas et cherchons à le refouler.

Au pire, cette colère ou aversion n'est pas présente immédiatement : on va méditer sur l'amour et la compassion, et à distance de la méditation on va détester ses collègues ou ses voisins de palier.

Variante : l'ego naguère condescendant perd patience.

Au début de la pratique, le débutant a souvent du mal à calmer la lutte contre les pensées et distractions multiples. C'est une attitude fausse qui l'épuise et le décourage de méditer à nouveau. Or un simple réglage suffit dans la plupart des cas, sauf si la personne souffre de troubles psychologiques graves.

☞ Commencez par **n'être ni pour ni contre** les obstacles et distractions, soyez équanime, notez les et c'est tout ! Sinon vous ouvrez en grand la porte de la tension, des dispersions et de la souffrance.

Ensuite cela va souvent rapidement mieux. L'ego est patient et se prend au jeu. L'esprit se calme, se pose. Le calme mental survient durant des périodes de plus en plus longues. Mais au bout d'un moment (qui augmente avec l'entraînement), il commence à se passer des choses et, tel un petit enfant turbulent momentanément assagi, l'ego perd patience : « *Cela fait combien de temps que je médite ? J'ai des choses à faire... Je commence à en avoir soudain nettement marre... Si ma famille me voyait ! Le temps imparti approche, il est temps de conclure ; vivement que ça se termine.* »

Or c'est justement là que cela devient intéressant. Enfin il se passe quelque chose et ce n'est justement pas à ce moment-là qu'il faut arrêter. A l'instar de la musculation, où le travail musculaire commence à partir de la première fatigue, **le travail d'aiguisage** de l'esprit commence toujours quand cela devient difficile. Et c'est à ce moment qu'il est important de reprendre l'attitude méditative impartiale afin de ne pas se laisser happer, alpaguer ou persuader par l'ego. Le travail recommence à un autre niveau, toujours plus intéressant quant à la maîtrise du calme mental.

☞ Lors de samatha, levez les yeux au ciel, prenez trois grandes respirations et recommencez la méditation à zéro en vous rappelant l'état d'esprit, les quatre vertus (CAJE) et en recentrant votre attention sur la respiration. Ou changez de technique durant un moment où vous passez à la méditation sans support.

☞ Lors de vipassana on étudiera ce qui se passe avec recul, sans se confondre avec le mental, et au lieu de fuir comme on fait d'habitude, on observera comment ça le fait, comment ça fonctionne, comment ça s'articule et comment je suis happé par le phénomène. Mais c'est presque impossible sans avoir une longue expérience de distinction moi/mon esprit. C'est ce que fait travailler samatha, durant laquelle on prend acte de ce qu'on perçoit et on recentre aussitôt sur la respiration.

Remèdes à la colère et malveillance :

☞ En prévention, entrainez-vous à la pratique de tonglen* et de metta- bhâvanâ (page 73 et 271).

☞ Vyāpāda provient d'une frustration mais le plus fondamentalement d'une blessure intérieure cachée qu'il convient d'identifier car elle demeure ou se développe subrepticement en nous comme le cancer. Afin de la refouler et l'ignorer, l'ego va systématiquement chercher dans l'environnement des prétextes à cette colère : c'est à cause de l'autre ou de ça ; ce qui a pour effet de confirmer et renforcer la blessure cachée.
Comprenez que vos réactions d'aversion et de rejet, d'animosité ou de haine proviennent de ce qui se passe en vous, et non circonstances extérieures ou des personnages que vous rencontrez. Elles résultent principalement de résistances, de fragilité de certains traits de votre personnalité plutôt que de choix et de rejets en conscience. En réplique à Vyāpāda durant la méditation, rappelez-vous cela.

☞ En réponse, le premier antidote est la réjouissance, la joie qui devrait introduire la méditation.

☞ Ne vous identifiez pas à Vyāpāda, évitez le mélangisme car cette émotion n'est pas moi, elle ne provient pas du soi, de l'être fondamental.

☞ Mobilisez les antidotes que sont l'empathie, la compassion, l'Amour et l'équanimité (CAJE).

☞ Développez la patience. C'est la capacité d'assumer les difficultés. Elle purifie les tendances karmiques.
« *Oui, mais lorsqu'on est en colère c'est justement qu'on a plus de patience !* » C'est vrai mais on n'apprend pas à nager dans la tempête. Développer la patience demande un entrainement progressif que la méditation se propose de fournir.

☞ Prenez conscience de cette malveillance, colère ou aversion et au lieu de les refouler, accueillez-les comme des malades qui souffrent. En amont de la colère, voyez la blessure car c'est le fait qu'elle soit cachée qui déclenche vyāpāda. Développez ainsi votre empathie et pratiquez trois respirations profondes.

☞ Et paradoxalement, en cas d'insuffisance de la solution précédente, il est possible de se libérer de la colère névrotique par la force de la colère positive qui s'y oppose. Cela peut s'avérer très efficace et rétablir le calme. Malheureusement cela peut aussi occasionner des effets secondaires en semant des graines de colère qui vont germer ultérieurement en augmentant le potentiel de celle-ci.

Je me souviens d'une de mes journées de débutant lors d'une retraite intensive de méditation. Malgré mes ardents efforts et mon *Attachement* à bien faire, celle-ci a été perturbée toute la matinée à partir du moment où elle a commencé à quatre heures du matin. J'ai pensé que la méditation était impossible ou stérile, l'esprit vagabondant en permanence, passant de la torpeur aux pensées vagabondes. Vers midi je me suis largement énervé. Pris d'une grande colère contre moi, je suis rentré en grande résistance et en guerre dans le *rejet* total de la situation. Comme si je m'étais pris par le cou, je me suis condamné et j'ai entamé l'autopunition* : *« Tu es nul, tu perds on temps et ton argent, rien ne sert à rien, tu sabordes tout, tu es formateur mais incapable de méditer une heure ! ».* Je sentais la grande tension mêlée de haine et de vengeance dans mon corps.

« *Puisque c'est cela, tu n'iras pas déjeuner à midi, tu méditeras ! Et tu méditeras encore au lieu d'aller en pause avec les autres ! Tu as perdu quatre heures, je te jure que tu vas me les rattraper !* » hurlait l'ego. Au fond de moi, j'étais en grande souffrance, presqu'en péril. Que faire ? J'ai alors pris conscience que j'étais en train de faire **strictement l'inverse que ce que la méditation et l'éthique proposent** : avide, malveillant et impatient, dans l'intolérance et le refus total du moment présent, j'énervais et faisais bouillir mon esprit. Celui-ci s'épuisait donc à satisfaire coûte que coûte les exigences inatteignables de mon ego... Ce dernier avait condescendu à méditer un peu pour me faire plaisir mais maintenant, totalement saturé de méditation, il faisait son cirque car cela suffisait ! Il reprenait violemment le contrôle. Mon esprit se figeait, se durcissait et se rétrécissait. Je ne pratiquais pas le refuge*, ni l'éthique ni les dix perfections (page 45). C'est ainsi, qu'en dehors de tout concept intellectuel, j'ai fait l'expérience de l'auto-sabordage en me rendant compte qu'il me fallait lâcher-prise, arrêter toute cette dynamique morbide. Par conséquent, j'ai fait preuve de générosité et je me suis pardonné en prenant conscience que j'avais fait de mon mieux avec ce que j'étais à ce moment-là. Je me suis mis à doucement pratiquer l'équanimité et mon esprit s'est assoupli, passant de l'état grossier à un état plus subtil, retrouvant ainsi ses capacités à reconnaître les stimulations fines. Et cette expérience s'est inscrite dans mes chairs.

☞ Donc la première chose à faire est de voir, de reconnaître ce qui se passe sans juger.

☞ La seconde est de corriger avec douceur mais fermeté, nourries de la compréhension, de l'estime de soi qui va faciliter l'empathie, la compassion et l'équanimité. Celui (ou celle) qui n'est pas un bon compagnon pour lui-même ne rencontrera que des écueils durant la méditation.

104 – Paresse, découragement, torpeur et molesse (Thīna-middha).

1041- La paresse.

Décrite comme aversion pour l'effort et la difficulté, la paresse nous mène à ne pas effectuer ce que nous avons à faire et nous incite à ne pas nous écouter, à glisser lentement vers l'oisiveté, le laisser-aller ou la fuite. Avec des propos fallacieux toujours convaincants, elle remet au lendemain, nous promet le confort, les meilleures solutions et satisfactions sans accomplir le moindre effort. Au pire, assimilée à *du sucre sur une lame de rasoir*, elle nous entraîne vers les excès de plaisir, l'addiction ou la débauche. Nous coupant de nos ressentis intimes et de nos aspirations profondes, elle nous empêche de nous réaliser. En méditation, elle est à l'origine du relâchement.

Le premier obstacle à la méditation est la **procrastination,** synonyme de paresse et de fuite. La méditation, comme toute autre approche, nécessite effort, persévérance et régularité. Mais le débutant et le méditant plus expérimenté trouvent régulièrement "*des épines sur le coussin*". Nous avons comme eux tendance récurrente à ne pas vouloir y aller et à différer en trouvant toujours d'excellents prétextes.

Pour l'ego, la méditation est intolérable car elle compromet l'équilibre établi de notre vie, parfois si désagréable soit-il. Pour lui, le pire est de perdre le contrôle en nous voyant aborder l'inconnu qu'il ne supporte pas. Sa terreur est de nous y voir gagner en maîtrise et en autonomie, et ainsi de remettre en cause tout notre système de cohérences internes. L'ego ne supporte pas le développement personnel, à moins qu'il ne le maîtrise, car c'est selon lui la porte du changement, de la dépersonnalisation donc de la folie. C'est pourquoi **nous trouvons toujours une dérobade** au moment de nous mettre à méditer : la fatigue, le doute, un impondérable, une priorité, l'oubli, le manque de temps, l'appartement qui ne s'y prête pas, l'activisme, un prétexte quelconque, ne serait-ce le souvenir des obstacles rencontrés lors de la méditation précédente et décrits plus loin. Pour certains bouddhistes ou moines, l'excuse se trouve dans la nécessité de l'étude des textes. La dispersion et les difficultés de concentration proviennent de la même cause : notre ego se voit en péril et panique de perdre le contrôle si nous progressons dans cette voie. Pour son intégrité, il tentera donc de nous convaincre et de nous rallier à sa cause par les ruses les plus fallacieuses et les moyens les plus habiles.

Remèdes à la paresse

☞ Forcez la pratique, asseyez-vous quand même quitte à réduire la séance. Racontez-vous des histoires, dites-vous que vous vous asseyez pour trois minutes et trompez l'ego, c'est très efficace.

☞ Restez maître à bord car ce n'est ni le juge intérieur, ni l'enfant soumis ni le petit diable intérieur qui doivent l'emporter sur le contrôle de votre personnalité et de vos actions. Ou alors vous êtes une feuille au vent. Sachez que le rejet de la méditation ne durera pas et que vous passerez à autre chose sitôt assis.

☞ Observez et acceptez votre aversion et votre contrariété, puis faites ce que vous avez à faire : méditez.

☞ Ou installez-vous en pensant à autre chose et la méditation va s'entamer d'elle-même.

☞ Parfois, la paresse est sous-tendue par un obstacle rencontré habituellement durant la méditation : c'est de lui dont il faut s'occuper principalement.

Pour le bouddhisme, les quatre antidotes à la paresse sont la foi, l'aspiration, l'énergie et la maniabilité. Chacune entraîne la suivante.

☞ *La foi* est vue ici comme synonyme de confiance. C'est la *foi de conviction* de l'intérêt de la concentration, de l'utilité à méditer et des bénéfices que cela procure. Cela nécessite une connaissance du sujet, une sorte d'admiration pour lui et une volonté d'acquérir des entrainements et qualités menant aux objectifs tels que cessation de la dispersion et de la souffrance. Dans la psychologie bouddhique, la volonté d'acquérir pour tirer avantage(s) est appelée *foi d'émulation*. Celle-ci va naturellement conduire à l'intérêt pour la méditation.

☞ Consécutivement, *l'aspiration* est l'intérêt qui pousse à déployer suffisamment d'efforts pour acquérir les qualités convoitées.

☞ L'aspiration conduit à l'énergie qui est l'ensemble des efforts déployés avec probité dans l'optimisme, l'enthousiasme et le plaisir de la pratique bénéfique.

☞ La maniabilité, ou souplesse, n'est pas accessible aux débutants car elle s'acquiert avec la pratique. Il s'agit de la pratique du juste milieu, en particulier du déploiement d'efforts avec suffisamment de fermeté sans aboutir à la tension ou à la lutte. C'est ce que permet l'énergie avec un peu d'entraînement.

1042 - Le découragement

Dans la spiritualité asiatique, le découragement est considéré comme une forme de paresse. C'est le plus gros obstacle après l'aveuglement. Il peut être fatal en nous conduisant à l'arrêt total de la pratique méditative sinon psychologique ou spirituelle, en faveur du retour de l'ego, de nos névroses ou difficultés.
Le découragement est consécutif à l'un ou plusieurs de ces items : la fatigue, la frustration, l'échec, l'impatience, la peur, le manque de confiance en soi, le refus inconscient de prendre soin de soi.
C'est un mensonge et un manque de courage face à la difficulté, encore une stratégie de l'ego qui veut fuir. Par conséquent, il porte le pratiquant à penser que la pratique n'est pas à sa hauteur ou que les résultats escomptés seront très difficiles à obtenir.
Le découragement nous touche tous à un moment donné. Après quelques mois ou années de pratique, nous retombons dans nos travers, nous lâchons l'hygiène de vie, le changement personnel et les bonnes résolutions. C'est très ancien et décrit par le mot **acédie** créé par Évagre le Pontique, père du désert au IVe siècle. Appartenant aux sept péchés capitaux, l'acédie signifie d'abord un manque de soin et une torpeur pour la vie spirituelle, puis un ennui et une tristesse, un manque d'envie, un activisme et une paresse conduisant à la négligence.

Remèdes au découragement

☞ Identifiez-le et acceptez-le en tant que réalité présente et occasionnelle sans pour autant vous soumettre. L'antidote n'est pas le courage, mais la confiance, la détermination et la patience.

☞ Citez-le ou parlez-en car il ne doit pas rester subrepticement dans l'ombre, et mettre des mots contribue énormément à la résolution de problème. Ne restez pas seul, parlez-en à des amis, un maître ou rejoignez une communauté.

☞ Trouvez un synonyme adapté à votre cas, est-ce davantage de l'activisme, de la mollesse, de la démotivation, de la négligence, des doutes ou de la perte de confiance ? Est-ce de l'exigence, avez-vous placé la barre trop haute ? Quel est l'obstacle ? François de Sales mettait l'orgueil en cause.

☞ Est-ce un trait récurrent de votre personnalité ? L'avez-vous rencontré plusieurs fois dans votre vie, au cours de votre scolarité, vos études, vos loisirs ? Eprouvez-vous des difficultés ou du manque de temps pour prendre soin de vous ?

☞ Quels besoins ne sont plus assouvis chez vous ? Le fait de les satisfaire à nouveau par un moyen judicieux lèvera l'acédie. Notez vos peurs et idées parasites puis interrogez à propos votre petit ange intérieur.

☞ Tout négatif s'accompagne de positif, et inversement, sinon le négatif ne pourrait exister. Trouvez l'élément positif qui vous permettra de dépasser la difficulté.

☞ Il est indispensable d'activer *la mémoire* évoquée dans 101 - L'oubli des instructions.

☞ En termes d'éthique, on sait que dès qu'une seule perfection n'est pas respectée s'ouvre une porte de la Souffrance. Celle-ci peut mener jusqu'à la mort, par dégradation du corps. Ici, manquent ici l'effort et la discipline, la ferme détermination, la bienveillance et l'amour pour soi-même et les autres, et l'équanimité affective. Il conviendra donc de renforcer rapidement les 3eme, 4eme, 5eme et 9eme perfections.

☞ Parfois, le découragement est comme une chape qui nous pèse dessus malgré toute la mémoire, les lectures ou les bonnes résolutions que l'on puisse avoir. Nous demeurons bloqués là-dessous comme si nous n'avions plus d'énergie. Dans ce cas il faut savoir forcer la pratique, se dire que c'est juste un mauvais moment à passer

pour, au moins, se donner une bonne conscience. Mais dans d'autres cas, c'est la patience qui fait défaut (6eme perfection). L'acédie se lève souvent sitôt qu'on s'est posé sur le coussin ou peu après. Si ce n'est pas le cas, faites-vous accompagner occasionnellement.
Si le découragement intervient en cours de méditation, pensez à l'impermanence des phénomènes.

☞ Beaucoup de remèdes au doute sont très efficaces au sujet du découragement.

« Ne jugez pas chaque journée par votre récolte, mais par les graines que vous avez plantées. » Robert Louis Stevenson

1043 - La torpeur.

La torpeur ne provient pas de la fatigue ou du manque de sommeil, mais plutôt d'une résistance, d'une fuite ou d'une auto-anesthésie. Le dictionnaire suggère engourdissement ou ralentissement sans évoquer de fatigue. Dans la torpeur, la fuite intérieure conduit dans un brouillard qui nous protège de ce que nous ne voulons pas faire, voir ou entendre. Le mécanisme de défense de *déplacement* s'active dans le sens où l'activité de résistance à l'endormissement se substitue à l'activité de méditation.

Quand le tonus mental ou physique s'affaiblit, survient un état de calme nébuleux qui annonce la torpeur, état de langueur psychique et d'atonie caractérisée par la lourdeur : le corps et l'esprit deviennent lourds et tendent à ralentir ou s'affaisser, la somnolence pointe. Dans cet état le menton avance, Les pouces et la tête s'abaissent tandis que le dos s'arrondit et que les yeux tendent à se fermer. L'esprit indolent devient incapable de se concentrer et vacille dans l'engourdissement et l'endormissement.

Parfois, on sent le corps partir à droite ou à gauche comme s'il tombait... c'est l'endormissement. Mais parfois, en ouvrant les yeux, on s'aperçoit que le corps n'a pourtant pas bougé. C'est normal car, occasionnée par le manque d'informations venant de la sensibilité proprioceptive*, cette sensation provient de l'émoussement du schéma corporel par le cerveau. Cette illusion ne provient pas de la torpeur.

Comme l'agitation, la torpeur stérilise la méditation et ne doit pas être confondue avec la fatigue.
La fatigue provient de l'exercice physique ou intellectuel trop intense, d'un manque de récupération ou d'une nuit trop courte. Contrairement à la torpeur, elle ne cesse pas à la fin de la méditation mais dure dans les activités quotidiennes calmes (attente, lecture, etc.).

Autre forme plus pernicieuse de torpeur psychique et parfois inaugurale : l'ennui, dans lequel il y a passivité, perte de motivation, perte de repères et amnésie du sens ainsi que des buts et procédures de la méditation. L'ennui est décrit dans les émotions (1052) page 157.

Remèdes à la torpeur.
☞ En prévention, sachez que la torpeur est un subterfuge, un état psychique occasionné par une défense de l'ego et n'a rien à voir avec une fatigue physique ou le fait qu'on soit mal réveillé le matin. En cas de difficultés d'éveil matinal, prenez **un café ou une douche**. En cas de grosse fatigue durant la méditation, **aller dormir**.

Je me souviens de la première fois où, un matin, j'ai entamé une méditation en étant très fatigué avec les jambes qui avaient du mal à me porter. Je me suis dit que c'était sûrement inutile car je tomberais rapidement dans la somnolence. Mais je m'y suis mis quand même pour avoir la satisfaction du devoir accompli. Et curieusement lors de cette séance, aucune torpeur n'est venue ! Par cette constatation, ce jour-là j'ai encore appris.

☞ Quand les circonstances sont défavorables comme le matin très tôt ou lorsque vous êtes très agité, tracassé ou perturbé, considérez que la méditation samatha doit se faire avec une attention accrue, comme si deviez marcher dans le noir **en tenant un œuf frais dans une petite cuiller**.

☞ En réponse, il faut absolument **réagir à la torpeur en urgence** car on ne s'en aperçoit souvent que longtemps après qu'elle ait commencé. C'est comme lorsque vous roulez très fatigué sur l'autoroute, vos paupières sont très lourdes et vous avez le sentiment de résister en pensant à un arrêt prochain, et soudain vous ouvrez brusquement les yeux en vous apercevant qu'ils étaient fermés ! Depuis combien de temps étaient-ils fermés ? Lorsque vous ressentez une torpeur, n'essayez surtout pas de résister, mais réagissez : augmentez l'effort et l'agressivité, trouvez des sources d'énergie, redressez la posture, levez la tête, revitalisez votre respiration qui s'est endormie avec le reste, ouvrez les yeux et levez le regard.

☞ Au **sujet de la respiration**, vous pouvez en ralentir le rythme tout en augmentant la durée des pauses respiratoires, quitte à faire des apnées. Au contraire, vous pouvez aussi accélérer temporairement la respiration en supprimant les pauses. Il faut limiter cette pratique à une quarantaine de cycles respiratoires si on ne veut pas se créer une acidose métabolique entraînant une modification de l'état de conscience.

☞ Changez de support de méditation, fixez votre regard face à vous sur la poignée d'une porte ou **visualisez une boule blanche** de feu placée dans la tête entre les deux yeux. Le fait de ressentir sa présence, sa chaleur et ses picotements éloigne la torpeur.

☞ Si cela ne suffit pas **levez-vous et poursuivez votre méditation debout** ou effectuez une marche méditative.

☞ A distance de la méditation, vous avez intérêt à identifier ce qui est fui et l'auteur de la fuite : est-ce l'observateur*, est-ce l'ego, est-ce les deux ? Dans quel but ? Donner du sens à cet auto-sabotage est capital pour le dépassement de cet obstacle et la poursuite fertile de vos méditations.

« On peut poser en principe que la survenue de résistance à la méditation est l'indice qu'un point important est menacé d'être découvert. Cette constatation doit inciter à redoubler d'efforts dans la pratique. » Jean-Pierre Schnetzler.

1044 - La mollesse.

La mollesse, aussi appelée relâchement ou langueur, est une espèce de *torpeur psychique* sans lourdeur. Consécutive à la paresse ou à une trop grande détente au cours de laquelle l'attention n'est pas assez forte, elle ne concerne pas un ralentissement ou un endormissement, comme dans la torpeur, mais s'apparente à une faiblesse ou un manque d'énergie. On trouve trois degrés de mollesse. Dans le premier, les efforts et l'enthousiasme sont insuffisants, l'attention le devient aussi. L'esprit ne vagabonde pas, reste bien sur le support de méditation mais celui-ci devient flou, la méditation perd de sa clarté, devient faible, inefficace, on a l'impression qu'il ne se passe rien ou d'être dans une sorte de routine molle.

La passivité s'installe car l'esprit est relâché mais il n'y a pas d'endormissement.

Au second degré de la mollesse, la passivité devient exhaustive et on parle d'**extinction**, comme si nous nous étions éteints nous-mêmes. L'objet ou support de méditation se perd dans le vide sans qu'il y ait apparition d'obstacles. Dans ce cas-là, on peut rester dans le vague, comme suspendu en l'air ou arrêté sur la fonction pause, comme si on s'était débranché. Le fait qu'il n'y ait aucune perception ni pensée est très reposant et agréable mais ne mène absolument nulle part. C'est une simple anesthésie ou perte de conscience sans qu'il y ait évanouissement. L'extinction n'arrive pas qu'en méditation, on peut la vivre incidemment au cours d'une activité quotidienne.

Le troisième degré concerne la **mollesse subtile**. Elle s'avère la plus dangereuse car elle ne revêt pas le caractère d'une passivité mais se travestit en concentration correcte au cours de laquelle l'esprit demeure stable sur son objet. Elle est ainsi souvent cachée et ne survient pas chez les débutants qui éprouvent des difficultés de concentration.

Il y a deux façons de la distinguer. La première est un indice qu'on peut néanmoins retrouver dans le quatrième jhâna, à travers lequel la respiration s'amoindrit au point de devenir imperceptible tandis que la méditation pourrait durer aisément pendant des heures. Le second est de savoir que la concentration correcte apporte des bénéfices et qualités de l'esprit telles que vigilance, mémoire, distinction, etc., tandis que la mollesse subtile se cache derrière une concentration qui manque d'intensité, qui demeure tout à fait stérile et qui n'améliore pas la mémoire mais l'affaiblit. Il est indispensable de connaître l'existence de la mollesse subtile si on ne veut pas méditer pendant trente ans pour rien.

Pour distinguer la distinction entre mollesse ordinaire et mollesse subtile, les tibétains prennent l'exemple d'une saisie soit molle soit ferme sur un objet. Dans les deux cas, l'objet ne tombe pas mais au cours de la saisie molle il tend à glisser. Dans la concentration correcte, l'objet est vu plus distinctement, comme en plein soleil, tandis que pendant la mollesse subtile il est vu clairement comme dans l'ombre.

Remèdes à la mollesse.

☞ L'antidote à la mollesse est la vigilance qu'il faut réactiver. Voir page 78 et page 340 dans l'index.

☞ Pratiquez une sorte de réveil avec tous les moyens dont vous disposez et retrouvez une grande joie sans quitter l'attention au support (samatha) ou à l'objet (vision pénétrante) de méditation.

☞ Si cela s'avère difficile, imaginez que vous voyez le support de méditation ou le décor qui vous entoure avec beaucoup plus de luminosité. Ici, il est bon de se tendre et s'exciter un peu. Changez d'objet de méditation ou regardez une boule de feu d'un blanc très lumineux situé entre vos deux yeux. Ce sont des moyens très efficaces.

☞ Si c'est insuffisant, levez-vous et utilisez votre corps ; changez de position en poursuivant quelques instants par une méditation marchée.

105 – Agitation et remord : les pensées et les douleurs (uddhacca-kukkucca)

« Silence révélateur dans lequel mon corps, naguère silencieux et bien portant, devient un champ de bataille bruyant et turbulent... »
J.J. Eric Brabant, Le silence.

L'agitation succède à la tension et cherche à refouler une émotion. C'est une vibration du corps occasionnée par la pression du conflit émergence/refoulement. En effet, l'appréhension habituelle du **silence, de l'immobilité et de l'inaction** réveille des émotions, des peurs ou de l'angoisse associées aux concepts de vide, de blancs, d'impuissance et de perte de contrôle, de retour des démons, de folie, de noir et de mort. C'est pourquoi l'ego redoute la méditation comme la mort et fera « tout » ce qui est en son pouvoir pour nous sortir de ce silence, de ce vide et de cette inaction. Sa première réaction est de nous placer dans l'agitation et la dispersion, que ce soit par la tête ou par le corps, afin de nous empêcher d'effleurer la prise de conscience et le changement. Remarquez comme les gens comblent prestement le vide lorsque le silence s'installe dans une réunion. Voyez la manière dont ils ne peuvent s'empêcher de faire un mouvement toutes les dix secondes quand ils sont assis sur une chaise.

La méditation travaille à enlever les voiles qui recouvrent l'esprit, à retirer les contaminations diverses qui recouvrent la conscience subtile de soi et des phénomènes. Pour cela elle vise le calme mental et pratique le **Noble silence** (page 54), ce qui correspond à **faire le vide** dans la tête (ni parler ni penser), dans le cœur (équanimité sans émotions), dans les organes des sens (perceptions de l'extérieur), dans le corps (pas de mouvement) et dans la perception du temps qui, en méditation, génère souvent impatience, lutte, ennui, émotions, torpeur…
C'est seulement en faisant l'expérience du vide qu'on s'aperçoit qu'il est plein. Le vide n'est en fait que l'infini, vide des éléments dont nous avons conscience ordinairement et plein de ceux dont nous n'avons pas conscience habituellement. Telle est la vacuité*. Le « vide » ne l'est donc pas et laisse apparaître l'état de présence ainsi que l'état préconscient (avant le conscient) de la vie intérieure, toujours insécurisante pour l'ego car incontrôlable.

« D'où provient l'inquiétante étrangeté qui émane du silence, de la solitude, de l'obscurité ? Nous ne pouvons rien dire, si ce n'est que ce sont là vraiment les éléments auxquels se rattache l'angoisse infantile qui jamais ne disparaît tout entière chez la plupart des hommes ». Sigmund Freud, L'inquiétante étrangeté.

L'agitation déclenche des réactions psychiques comme les pensées et des réactions somatiques agissant comme autant de diversions agitées. En méditation comme ailleurs, dès que le contact s'établit il se produit une sensation que l'on conscientise (= perception) ou non. Après avoir vaincu les déflexions de l'ego, de nombreuses **perceptions** montent à notre conscience dès qu'on s'assoit sur le coussin, qu'elles soient fugaces, durables, subtiles ou grossières. D'abord la température de l'air, un peu frais lorsqu'il entre dans notre nez, un peu plus chaud et humide lorsqu'il quitte celui-ci. Perception grossière à l'intérieur des narines, subtile au-dessus de la lèvre supérieure. Apparaissent ensuite une kyrielle d'autres perceptions sensorielles étiquetées de bien-être ou d'inconfort : *démangeaisons, vibrations, torsions, fourmillements, pulsations, vue qui se brouille, tiraillements, pressions, fraîcheurs ou chaleurs, froid, électrisations, glissements, constrictions, ouvertures, pétillements, pesanteur ou légèreté, acouphènes ou sensations auditives, ballonnements, engourdissements, boules ou barres en travers, douleurs qui se déplacent ...*

L'agitation est l'antithèse du calme mental. Celui-ci sera atteint lorsque les désirs, les jugements, les émotions et les pensées sur les pensées auront disparues.

L'esprit agité.

En Orient, on compare l'esprit distrait et agité à un étang remué dont les particules de vase brouillent l'eau. La confusion se substitue alors à la limpidité. J'ai reconstitué cet étang dans un verre d'eau. Agiter le verre d'eau prend deux secondes, mais l'eau ne redevient transparente qu'après vingt-quatre heures de repos. C'est pourquoi la méditation doit durer au moins un quart d'heure, afin de permettre aux particules de confusion, d'agitation et de distraction de se déposer au fond pour permettre la clarté et la lucidité de la conscience. Avant ce quart d'heure, la méditation n'est seulement qu'une relaxation. Vous pouvez réaliser cette expérience avec un verre à moutarde.

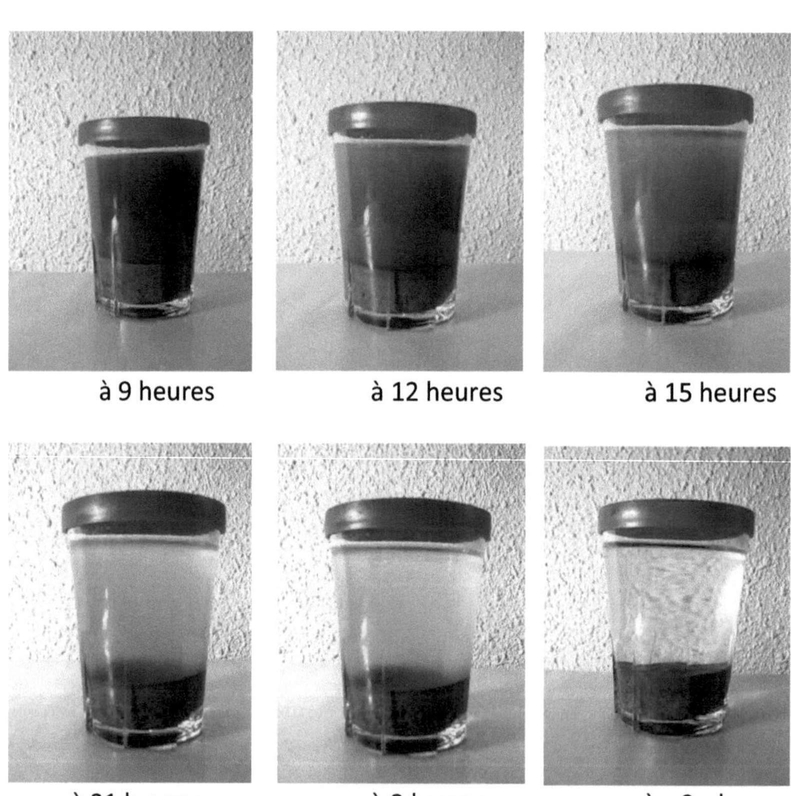

à 9 heures | à 12 heures | à 15 heures

à 21 heures | à 3 heures | à 9 heures

Remèdes à l'agitation.

S'il convient de réagir à la torpeur, il est important de ne pas réagir immédiatement à l'agitation physique (démangeaisons, douleurs...) induite par les tentatives de l'ego. D'où l'intérêt de prendre une bonne position confortable au début car elle permet de ne pas douter de la sécurité de l'organisme.

☞ Evitez de vous identifier et de réagir, de partir comme d'habitude dans le réactionnel égotique.

☞ Laissez passer la sensation tout en prenant conscience de son caractère changeant et transitoire. La démangeaison sur la joue est une sensation subtile et d'un inconfort bref.

☞ Quand une agitation apparaît, assouplissez votre posture et expirez, baissez légèrement la tête, penchez à peine le corps en avant et au besoin enlevez un vêtement.

☞ Revenez à votre respiration ou faites momentanément autre chose : ouvrez les yeux s'ils étaient fermés, pratiquez cinq respirations très profondes, déplacez votre attention ailleurs. Regardez tout autour de vous, récitez un mantra qui fait sens pour vous ou plombez votre esprit en pensant brièvement à la souffrance, à l'impermanence ou à votre propre mort.

1051 – Les pensées.

« Un esprit paisible n'est pas synonyme d'esprit vide de pensées, de sensations et d'émotions. Un esprit paisible n'est pas un esprit absent. » Thich Nhat Hanh.

Dans l'agitation on trouve principalement l'agitation mentale, faite de prolifération conceptuelle. Cette prolifération anarchique est bien représentée par « prapañca », un mot sanskrit signifiant cogitation, rumination mentale, ratiocination et obsession. Cet obstacle manifeste et prépondérant est appelé ***l'esprit de singe*** (page33). Il est caractérisé par des pensées automatiques et souvent involontaires qui perturbent considérablement le calme et l'attention chez tout le monde.

Ces pensées sont des **réactions subtiles et variées de l'ego** qui fera tout pour ne pas perdre la maîtrise, le contrôle et le refoulement des émotions et des besoins fondamentaux masqués qui les sous-tendent. Des bruits (la rue, la pendule ou la mouche) et stimuli extérieurs peuvent également exciter nos pensées parce que l'ego les saisit afin de nous disperser (Je vois soudain que le tableau n'est pas droit sur le mur). L'ego entretient le **bavardage mental** qui est une résistance ou défense psychologique. Son but est de conserver les acquis caducs du passé en nous protégeant de l'insécurité, de l'inconnu et du changement.

Par conséquent, avant la méditation ce sont les pensées égotiques qui nous convainquent de l'inutilité de celle-ci, de son inaccessibilité ou de la nécessité de faire autre chose pour le moment, et cela nous emmène directement à la paresse. Durant la méditation, elles entraînent l'agitation et les cinq empêchements qui en résultent. Cherchant à nous calmer, nous **parvenons à nous concentrer trois minutes** et l'esprit se disperse. Il s'égare malgré nous dans des pensées qui apparaissent de plus en plus nombreuses et bigarrées car le fil conducteur se perd très vite, la pensée passant du coq à l'âne au bout de quelques minutes. L'ego perd ainsi le contrôle et c'est cela qui nous agace durant notre méditation.

Dès qu'une pensée apparaît s'enchaîne une **identification,** puis une réaction dans la dualité du manichéisme : *bien/mal, plaisant/déplaisant, désir/aversion* ainsi que *Tout l'un/tout l'autre*. Et c'est encore l'ego qui pose la notation sur la pensée. Or une pensée n'est ni bien ni mal, ni plaisir ni déplaisir, c'est juste une pensée. D'autant plus que ces pensées automatiques ne reposent sur rien de concret. Elles déforment souvent des inquiétudes présentes (émotions cachées) en des conclusions erronées sur le passé mort ou sur le futur imaginaire. Elles sont la plupart du temps **stériles** car elles ne résolvent aucun problème et ne font qu'entraîner l'anxiété ou la moralisation. C'est ainsi qu'avec recul et analyse, souvent après coup, on perçoit **l'incohérence pérenne de ces pensées**. Si nous laissons faire de façon passive ou impuissante, nous constatons que ce fonctionnement automatique est sans fin et perdure même la nuit dans nos rêves. Et c'est pourquoi plus nous lui donnons d'importance et plus nous tentons de lutter, plus nous le renforçons et plus notre énergie s'amoindrit.

Les pensées de la méditation ne sont pas plus nombreuses que dans la vie quotidienne, mais c'est uniquement notre attention et notre conscience accrues qui donnent cette impression. La méditation nous montre seulement que ces pensées digressives continuent à s'exhorter malgré nous *comme elles le font dans notre quotidienneté* sans que nous n'en n'ayons conscience. D'où la formulation :

« La méditation n'est que le *théâtre miniature* reflétant nos réactions et comportements dans la quotidienneté ».

Toujours impermanente, la prolifération de pensées ne pose pas de souci, ne doit pas inquiéter et se fait évanescente avec l'entraînement de la pratique. En fait c'est plutôt ***le problème occasionné par*** cette émergence de pensées qui est spécifique aux débutants. Car la pensée survient aussi bien chez eux que chez les méditants aguerris puisqu'elle fait partie intégrante de la méditation. Au fond si nous n'avions pas de pensées nous n'aurions nul besoin de méditer. **Heureusement qu'il y a des obstacles car ce sont eux qui nous font travailler.** Ces pensées égotiques (de l'ego) proviennent de notre conditionnement, de nos défenses psychologiques et de la façon dont nous utilisons notre esprit ordinairement. Elles ne sont pas nos ennemies puisque leur but est souvent de « *panser* », mais habituellement nous ne comprenons pas leur sens profond puisque nous sommes plus attentifs à la forme qu'au fond, au verbe qu'au vécu, au message manifeste qu'au message psychologique (Voir 9422 – Pensée folle ou folie cohérente ?).

« S'il y a une difficulté dans la méditation, c'est simplement parce que, là aussi, au moment où nous méditons, nous sommes préoccupés par nous-mêmes, nous cherchons quelque chose. Il n'est pas étonnant que cela crée des tensions et des difficultés. Si nous tournons notre esprit vers les êtres, il n'est pas plus difficile de méditer que de faire n'importe quoi d'autre ». Lama Guendune Rinpoché

1051a - Caractéristiques des pensées :

On trouve trois types de pensées :

1) Pensée volontaire.

Le mécanisme est volontaire, durant lequel je suis acteur de ma pensée destinée à comprendre quelque chose ou à résoudre un problème. J'y utilise la cognition, l'étude, la mémoire et le sentiment. Il s'agit de la « pensée divergente » ou de la « **pensée complexe** », que Gurdjieff appelait le *penser actif*. Son auteur est le Soi dégagé de l'ego et de l'émotion. **L'enchaînement est cohérent** et attentif durant lequel la succession des idées est logique et permet de remonter le fil de la pensée, d'en découvrir le sens. C'est le type de pensée qu'on attend au lycée ou à l'université.

Malgré les apparences, ces pensées ne sont pas toujours authentiques, claires ou fertiles, notamment lorsqu'elles répondent par dissimulation de messages psychologiques (page 149) à des émotions ou besoins fondamentaux cachés. Ou alors l'auteur peut se tromper, il s'agit alors d'une pensée folle car filtrée par les voiles de l'ego. Dans ces cas leur auteur est le moi ou l'ego et on parle de pensée égoïque.

Quand elles sont authentiques et congruentes, elles constituent la pensée « intelligente », seul type de pensée fertile et à conserver.

2) Pensée égoïque.

Le mécanisme ordinaire de la pensée de l'ego est souvent automatique car provenant des tendances, des émotions cachées, du cadre de référence ainsi que de ma vision de moi et du monde. Il survient lorsque je suis pris de court, quand je suis dans le réactionnel ou que *je pense sans prendre le temps*. La pensée est alors faite d'idées fausses, de généralisations ou de projections, d'illusions ou d'interprétations qui ont toujours objectif de confirmer mes croyances et ma personnalité. En ce sens, la pensée égoïque est toujours préjudiciable et **c'est cette pensée énergétivore qu'il faut supprimer.**

Dans ce mécanisme, qui représente la *Folie* pour le monde spirituel, nous croyons et entretenons des pensées qui ne sont pas nôtres, souvent empruntées à nos parents ou véhiculées par la société par souci de conformisme. De ce fait, nous effectuons des choix qui n'en sont pas vraiment mais qui s'imposent à nous.

« *Si j'évite les patrons ou si je ne veux pas l'être moi-même, si j'évite les femmes car je crains leurs réactions ou leur instabilité, si je refuse la sexualité avec mon partenaire, si je suis en perpétuelle compétition avec les hommes ou si je les crains, je ne fais pas des choix : je suis soumis à mes doutes, mes croyances, mes peurs ou mes rancunes et cela perturbe mes capacité de clairvoyance.* »

J.J.E. Brabant, Les faux choix de la vie,
in http://www.psycho-ressources.com/eric-brabant.html

Quand ce mécanisme est volontaire, il porte à valider un comportement, à paraître, à résoudre des problèmes. Il peut être enthousiaste et me porter à rêver, à faire des plans sur la comète ou à me conduire à des excès comme des consommations abusives (amusements, dépenses ou addictions). Il peut être stressé ou irrité et faire en sorte que ma parole dépasse ma pensée ou que mes comportements deviennent maltraitants (persécution, infantilisation, sauvetage, etc.)

Quand il est involontaire, il est inhibant, anesthésiant ou fait disparaître moi-même ou un de mes comportements. J'y suis alors souvent victime de pensées automatiques qui me « tombent » dessus, comme si elles ne venaient pas de moi, et qui visent à me réduire ou me castrer. Ces pensées sont faites d'auto-jugements, de persécution, de doute névrotique (page 176) ou de castration qui vont me couper de la spontanéité et arrêter une impulsion naturelle. C'est de l'autopunition* : l'énergie normalement tournée vers l'environnement est retournée contre soi-même.

La pensée égoïque est apparemment cohérente mais appartient à la **pensée de singe**. Gurdjieff l'appelait la *pensée associative* parce qu'elle superpose des idées qui en appellent automatiquement d'autres, lesquelles dérivent sur encore d'autres, dans une direction, puis une autre et ainsi de suite. C'est ainsi que l'auteur peut dire tout et son contraire sans s'en apercevoir en l'espace de trois minutes. Elle conduit donc à des comportements erronés ou insensés, du mal-être, des conduites d'échec, et l'ego va dépenser une énergie considérable pour permettre malgré tout à l'individu d'atteindre ses objectifs ou de rester sociable. Cela réalise une hypertension du corps et de l'esprit quasiment seule responsable du mauvais stress.

Ce fonctionnement est habituel, c'est ainsi que l'esprit fonctionne durant 75% de notre temps et s'il est largement préjudiciable, par perte de conscientisation, il n'est pas pathologique au sens psychiatrique du terme. Loin du trouble mental ou de la maladie psychiatrique, il très bien traité par la psychothérapie lorsque les praticiens ont effectué un long travail sur eux-mêmes et sont formés à une méthode holistique, c'est à dire abordant l'esprit, le corps et les émotions.

3) Pensée automatique.

Son mécanisme est involontaire, naturel et spontané chez tout humain. A l'instar du tonus musculaire qui maintient la contractilité du muscle au repos et pendant le sommeil, la pensée automatique constitue le fonctionnement normal de l'esprit au repos. **C'est ainsi qu'il se comporte habituellement** au repos et, même si elles paraissent sensées, on aurait bien tort de prendre ses idées au sérieux.

La plupart de **nos pensées sont comme des fumées…** Dans un rayon de soleil traversant une pièce, la fumée d'encens réalise d'harmonieux dessins qui se forment et se défont en permanence. Si la pièce n'est pas enfumée, on voit ces dessins formés par la poussière qui vole sans interruption. L'esprit réalise des dessins semblables avec des enchaînements d'idées. Les pensées suivent leurs cours comme un fil d'Ariane et se déroulent elles-mêmes en permanence jusqu'à ce qu'elles se fractionnent en plusieurs autres qui se divisent à leur tour avec des émotions successives. Les pensées s'entretiennent sans notre contrôle, se jugent les unes les autres et passent le relai à d'autres, puis à d'autres…
C'est ***l'automatisme mental****, ici minimalisé par rapport au sens qu'il prend en psychiatrie. La succession des pensées y est automatique, disparate et souvent incohérente (surtout en méditation) car déstructurée, constituée de barrages (la pensée s'arrête net) et de changements ou de déviations de sujet. Cet enchaînement ne permet pas de remonter le fil de la pensée qui semble « sauter de branche en branche » de façon anarchique et désordonnée. Il s'agit également de la **pensée de singe** ou de la *pensée associative* de Gurdjieff. Parce que nous manquons d'attention, ce processus est inconscient la plupart du temps mais il arrive que nous en ayons conscience, par

exemple lorsque nous rêvassons ou lorsque l'esprit baye aux corneilles.

Pour le processus d'état de présence et de consciousness*, la pensée automatique est à supprimer ou à considérer comme un rêve éveillé.

Quatre classifications de pensée automatique :

- Pensées vagabondes : en rapport à ce qu'on fait dans le **passé** ou ce qu'on va faire dans le **futur**.

Après ma méditation, je cirerai mes chaussures. J'espère que ce que je lui ai dit ne l'a pas vexé. Sinon notre rencontre sera dure la semaine prochaine. Il me faut du pain d'épices, j'irai en chercher ce soir au supermarché. Pourvu que je n'ai rien oublié !

- Pensées digressives dans le **présent**. *Je répare ma voiture en pensant qu'il ne faut pas que je perde cette clé, qu'il me faudrait parcourir 50 km pour en retrouver une au magasin, qu'il n'y a qu'à moi que ça arrive des trucs comme ça... Je médite et je pense que j'ai mal aux fesses, je me demande si je vais arriver à tenir jusqu'à la fin de la méditation, j'ai peur que ça augmente, je finis par focaliser sur cette déflexion dont mes fesses font l'objet. Je suis agacé d'entendre le réfrigérateur, il fait du bruit, normal c'était un premier prix.*

- Pensées concernant ma relation avec **autrui** ou pensées sous formes de commentaires sur **soi-même**.
Comment se fait-il que je n'arrête pas de penser ? C'est nul. Je n'arrive même pas à méditer sans m'endormir pendant trois minutes, quel crétin ! Si les autres me voyaient... Mes collègues se moqueraient... Là je médite bien. Quand j'en parlerai à ma mère ce sera comme d'habitude, elle ne m'écoutera pas...

- Représentations **oniriques** sous formes d'images surgissant dans le présent. *Je me centre sur ma fontanelle, je la vois, c'est la première à sortir durant l'accouchement, et voilà le beau bébé que tout le monde s'arrache... jusqu'à le faire tomber par terre !*
Je médite et je vois un visage de femme. Bouffi, peau grasse, il se rapproche de mon visage. Elle est presque contre moi, son haleine est fétide, elle postillonne, son visage que ma vue déforme va me tou-

cher. Je ne bouge pas, j'évite l'aversion, il pénètre dans le mien... puis disparaît ne me laissant que son souvenir.

Deux orientations des pensées

Les émotions ou sentiments constructifs orientent vers la pensée positive, les émotions destructives orientent vers les pensées préjudiciables pour tout le monde.

Les pensées positives sont les représentations de l'acceptation, de l'agressivité, de l'altruisme, de l'amour sans attente de contrepartie, de la compassion, de la créativité, de l'effort, de la joie, du partage, de la patience, etc. Ces pensées ne sont pas à confondre avec l'optimisme et précèdent l'action, la confrontation et la mise en acte (= agressivité = aller vers.)

Les pensées préjudiciables sont rigides et péremptoires. Elles entretiennent l'attachement, la colère, la compétition, la culpabilité, le doute, l'égoïsme, l'exigence, la haine, la honte, l'ignorance, la jalousie, le jugement, la négativité, l'orgueil, la vanité, la violence, etc.

Huit préoccupations mondaines.

Les pensées nous plongent de façon obsessionnelle dans quatre couples d'opposés que la philosophie bouddhique appelle la *vie mondaine*:

- le gain et la perte ;
- la gloire et la culpabilité ou la honte ;
- les louanges et les reproches ;
- le plaisir et la douleur.

Chaque fois que nous sommes attachés à l'un de ces piliers, notre méditation devient difficile.

Je veux que ma méditation soit efficace (Gain), *ne pas perdre* (Perte) *de temps, acquérir des qualités* (Honneurs et/ou Plaisir). *Mais mon attention ne se fixe pas, quel nul je fais* (reproches).

Sept environnements de la pensée :

On trouve trois temporalités (passé, présent, futur) et **quatre environnements expérientiels :**
- **ici et maintenant**, c'est le champ le plus sain à privilégier.
- **ici pas maintenant** *(Hier j'ai réussi ma méditation – Après elle, j'aurai plein de trucs à faire...)*
- **pas ici maintenant,** dans ma vie courante ou mes relations habituelles. Généralisations. *(Je suis soucieux au sujet de mon travail. Cela ne va pas dans mon couple. Il faut être fort. J'ai peur du regard d'autrui...)*
- **pas ici et pas maintenant,** projections dans le passé ou le futur. Or les projections* dans le futur sont liées au passé. On pourrait donc dire que « le futur » n'est conditionné que par ce que nous rejouons du passé, faute de nous ajuster au présent. (*La dernière fois en stage une crampe est survenue. Ce soir à la maison je ferai des endives au jambon. Je ne sais pas si méditer changera ma vie. J'ai peur tout le temps. Je n'ai pas confiance en moi et ressentir m'est très difficile.*)

Deux fonds possibles :

- Fond **externe** : le plus fréquent, il concerne ce que je fais ou pense. C'est aussi le fond tourné vers l'extérieur, l'environnement ou les autres dans une énergie centrifuge.

- Fond **interne** : tourné à l'intérieur de soi, grâce à l'énergie centripète. Ce que je sais, ressens, ai compris sur moi ou sur les autres. C'est le fond le plus intéressant à étudier car c'est lui qui conditionne notre vie ainsi que nos messages implicites, latents ou psychologiques (Voir page 149).

Quatre registres :

- **Factuel** : registre du réel, du fait, de ce qui s'est passé sous forme d'énoncé neutre.
- **Imaginaire** : non réel. « *Après ma méditation, j'irais bien aux Baléares pendant trois semaines...* »
- **Ressenti** : registre du vécu, des sensations corporelles et de l'émotion.

- **Résonance** : registre du retentissement, ce qui fait que je me mette dans un état pareil. Une émotion présente fait écho avec une émotion passée ou d'enfance, douloureuse ou traumatique. Quel passé se réveille ou remonte en moi ?

<u>Cinq domaines de la pensée :</u>

Personnel, conjugal, parental, professionnel, social.

<u>Divers contenus.</u>

Représentations et images mentales apparaissant sous forme de thèmes et de mots. Dans la salle de méditation : *Ma belle-mère est dangereuse* (pas ici/pas maintenant) *; ce soir j'irai faire les courses* (pas ici/pas maintenant) *; je ne médite pas assez* (pas ici/maintenant) *; chaque méditation est un combat, c'est nul* (pas ici/maintenant) *; là je suis content* (ici/maintenant) *; je me souviens de la scène de cet après-midi au travail* (pas ici/pas maintenant) *; demain je méditerai ¼ d'heure de plus* (ici/pas maintenant), etc.

Ces compréhensions sont fiables s'il y a cohérence entre message manifeste et message psychologique (décrits plus bas), ce qui n'est pas toujours le cas. Nous perdons la majorité de notre énergie à nous égarer dans des concepts, pensées ou conclusions qui proviennent beaucoup plus de notre cadre de référence et de nos besoins fondamentaux que la réalité en elle-même. Quand c'est le cas, notre pensée est, à notre insu, bien plus occupée à confirmer notre personnalité qu'à comprendre quelque chose ou résoudre un problème.

1051 b – Pensée folle ou folie cohérente ?

La pensée de l'ego cherche sans cesse à rationaliser, comprendre, conceptualiser et intellectualiser au déni de toute expérimentation émotionnelle ou corporelle. Elle ne supporte pas le vide donc procède à de multiples inférences* dans sa recherche de maîtrise et de contrôle. Or la réalité ultime de notre psychisme et des phénomènes correspond assez peu souvent à celle que nous nous en faisons, ce qui nous plonge irrémédiablement dans la souffrance.

En effet, une pensée véhicule deux messages : un message rationnel, intellectuel, explicite qu'on appelle le ***message manifeste.*** Et un autre message largement moins rationnel, d'un ordre relevant de l'émotionnel ou du phénoménologique, implicite qu'on appelle le ***message latent ou message psychologique***. Il ne fait pas appel à la sincérité spontanée mais au stratégique manipulatoire. Quoi que nous pensions, notre vie est gouvernée presque exclusivement par notre inconscient, nos intentionnalités*, lesquelles forment nos messages latents. Ces derniers sont souvent considérés incohérents pour l'ego rationnel et le regard social qui s'appuient presque exclusivement sur l'intellect. Nous écoutons donc bien plus volontiers *le discours* que le ***phénomène***, c'est-à-dire ce qui se passe en nous, ce qui s'y joue avec l'émotion qui s'y exprime. Ce qui fait que nous sommes et vivons souvent à côté de la plaque en n'entendant ni nos besoins ni nos vécus émotionnels. C'est la cause profonde de la névrose, occasionnée par le conflit permanent entre la pulsion et l'ego, ce juge intérieur qui étiquette et pense à notre place.

Il en va de même dans la communication inter individuelle : si nous n'entendons pas le message latent, si nous nous limitons à écouter *ce qui est exprimé verbalement* et qui ne représente que 7% d'un message, il y a peu de chances que l'échange soit productif et que l'autre se sente entendu.

Entendre seulement ce qui est exprimé verbalement est un processus toujours largement incomplet.

Voir ou ressentir ce qui se joue dans la relation complète effectivement la compréhension de celle-ci et apporte le sens réel, souvent caché, des messages échangés.

Exemple de Paul, qui me raconte sa vie et tous ses questionnements relatifs aux incertitudes liées à sa vie dans le futur proche. Il va être muté à Lyon mais ce n'est pas certain. S'il est muté il travaillera soit à Lyon soit à une heure de cette ville, ce qui va lui occasionner du temps passé dans les trajets. Si c'est le cas, il ne désire pas s'installer en banlieue mais préfère le faire à Lyon. Et encore, il n'a pas encore de contrat, il se base sur des promesses faites au téléphone par quelqu'un de fiable. Enfin, il pense que la personne est fiable... peut-

être. Paul se demande finalement s'il est intéressant pour lui d'être muté. Finalement il sait que tout cela n'est que projections sur l'avenir, qu'il se contredit sur plusieurs points de son argumentation, il en rit mais son inquiétude ne réduit pas pour autant.

A première vue, on serait tenté de chercher des solutions à ce qui est explicitement exprimé : « *Es- tu sûr que tu veux être muté ? Ne peux-tu pas te faire confirmer par écrit le contrat verbal ?* » Etc.
Mais tout cela ne servirait à rien sauf à entretenir deux ***jeux psychologiques**** complémentaires d'échec. Paul semble jouer au *jeu de la jambe de bois* : « *J'ai peur car je suis nul et je doute car je suis incapable* ». L'aidant, s'il tentait de résoudre avec lui le problème, jouerait de son côté au jeu *J'essaie seulement de vous aider* : « *Je fais tout ce que je peux pour vous aider en vous présentant toutes les solutions, mais aucune ne va car je suis nul et mauvais professionnel* ».
Or si on s'en tient à la phénoménologie de l'expérience, on peut voir ce qui semble se jouer de façon latente, implicite : l'ego se sert d'alibis langagiers, utilisés uniquement comme prétextes à réactiver la peur, les doutes permanents et le manque de confiance en soi qui habitent et conduisent ordinairement Paul.
Face à une nouvelle situation, l'ego se sert de *ce qu'il sait de* Paul (« *Paul est nul, bête, incapable et il rate ou se fait toujours avoir* ») afin que celui-ci se conforme à cette identité connue. Pour cela, l'ego va conduire Paul dans un comportement conservateur, c'est-à-dire conservant les habitudes névrotiques et passées de l'individu qui sont : Croyances, illusions, projections, défenses psychologiques, injonctions parentales, élaborations infantiles et connaissances de soi entraînant les doutes névrotiques, la peur, l'incapacitation de soi, le mal-être et l'échec. En ce sens, dans toute nouvelle situation, **Paul s'ajuste davantage à la connaissance de soi qu'à l'événement présent.** Afin de dissimuler cette stratégie morbide, débile pour la raison mais ultra cohérente pour l'enfant intérieur, l'ego va utiliser des arguments rationnels, explicites mais trompeurs, qu'il placera dans le signifié de la verbalisation. Cette démarche de l'ego qui se trompe a pour but de protéger Paul : c'est-à-dire confirmer son identité et adapter de façon cohérente les résultats des actions à la connaissance implicite de soi.

La méditation et l'attitude méditative quotidienne, c'est-à-dire l'attention fine à soi ou la vision pénétrante, permettent de voir ce genre de stratégies inconscientes afin de nous éviter de retomber encore dans le panneau comme d'habitude. Lorsqu'on identifie ce qui agit en nous à notre insu, nous récupérons tout notre libre arbitre. C'est tout le pouvoir de la conscientisation et donc de la méditation qui ne cherche qu'à la développer. (Lire *Mais qu'est-ce qui est fou ?* page 245).

Lorsqu'elles ne proviennent pas de la pensée complexe, les pensées manifestes ont souvent pour but d'**empêcher le retour du refoulé.** Elles cherchent à réprimer les prises de conscience désagréables émanant de l'inconscient, qu'elles se manifestent sous forme d'émotions, d'angoisses infantiles, de souvenirs, de traumatismes ou d'attachements.

1051 c – Pièges subtils et fallacieux

Piège 1 : Forme subtile et peu perceptible de la manifestation : *Je ne pense plus.*

L'esprit est parfaitement calme et posé, comme une mer d'huile. Dans ces cas je me dis : « *je n'ai pas de pensées ; c'est idéal dans des conditions parfaites ; je suis parfaitement calme ; il n'y a rien ; je pourrais laisser évoluer et méditer sur le corps ou sur les phénomènes...* ». Et **je ne me rends pas compte que je suis en train de penser**. Oui il y a un calme, mais l'intérêt est qu'il dure.

Remèdes :

☞ Prenez conscience que le fait de dire « *il n'y a pas de pensée* » en est une et que si je taisais celle-là, d'autres surviendraient.

☞ Lorsqu'il n'y a ni pensée ni tension ni rien, rappelez-vous **l'impermanence :** quelque chose va se manifester au bout d'un temps variable. Si les manifestations apparaissent, grossières comme les douleurs ou fines comme la farine et difficilement perceptibles, il n'empêche qu'elles ne sont jamais permanentes.

Piège 2 : Forme subtile et peu perceptible de la manifestation : ***Le chuchotement mental.***

L'esprit est parfaitement calme et posé, comme une mer d'huile, mais il ne faut pas perdre de vue que les manifestations ou émergences apparaissent comme sous forme de couches successives, de la plus épaisse et patente à la plus fine et latente. Les pensées qui nous gênent sont les pensées patentes, celles-qui parlent à haute voix. Lorsque l'esprit se calme, tout va bien mieux et nous ne les entendons plus. Pourtant, elles subsistent souvent, discrètes sous la forme d'un **bavardage feutré en arrière-plan** qu'on entend mal et qui peut durer très longtemps.

Remèdes : Une conduite visant à rechercher ou attendre des manifestations subtiles relève de vipassana. Dans samatha, elle serait totalement fausse et doublement perverse par déviation du but et de l'objet : elle détournerait du but choisi qu'est le calme mental, et de l'objet qu'est la respiration.

☞ Si vous n'avez plus de pensée, voyez si c'est dans l'aspect grossier, dans l'aspect farineux ou subtil de cette manifestation de la pensée, ou s'il n'y a rien de perceptible.

☞ Contentez-vous alors de voir sans regarder, restez léger et joyeux, sans aucun effort, et recentrez sur la respiration. Vous pouvez aussi développer la vigilance (page 77).

Quand le calme est là, parfois apparaît quand même une légère inquiétude, une petite contraction quelque part, une incertitude, un fond de tension musculaire peu perceptible. D'autre fois tout est calme et rien ne se passe, on se sent très bien, comme en extase, comme suspendu en l'air, dans le vide. Dans ces conditions le sujet peut méditer pendant cinquante ans de façon stérile car au lieu de travailler l'attention et la vigilance, il est simplement dans **l'extinction**, « éteint », comme débranché, ou, au pire, dans la mollesse subtile. La méditation n'est plus qu'un repli sur soi dans une bulle et devient totalement inutile. Attention, lorsqu'il n'y a plus de pensées et que la méditation est comme une mer d'huile, la torpeur ou l'extinction n'est jamais loin.

Remède : Lors de samatha, notez mentalement « extinction » et revenez à l'observance de la respiration ou comptez 21 cycles (voir Méditation comptée, page 103).

Plus on pense, moins on ressent. Plus on ressent, moins on pense.

Remèdes aux pensées.

C'est cet esprit de singe qui nous manipule et nous gouverne inconsciemment, subrepticement et pernicieusement dans la quotidienneté, qu'il s'agisse de la **pensée égoïque ou de la pensée automatique**. La survenue intempestive des pensées est tout à fait normale, l'esprit agit ainsi pour tout le monde. Il convient néanmoins de se défaire de ce parasitage, ou plus précisément de s'en distinguer. Le travail de samatha est là pour cela car c'est justement le fait de recentrer sur notre respiration avec grand calme et détermination, sans réagir ni juger, qui va peu à peu apaiser notre esprit et ralentir la survenue de pensées distractives. Il s'agit de changer nos réactions habituelles qui nous font souffrir.

☞ **Cessez de penser !**

Réfléchir et penser de façon automatique et habituelle ne sont donc pas deux activités indispensables dans la vie. Le célèbre psychiatre, chercheur et humaniste Henri Laborit nous l'a répété :

« *Un cerveau ne sert pas à penser mais à agir. Le langage n'est qu'alibis langagiers qui ne contribuent qu'à cacher la cause des dominances.* » Henri Laborit (1982). Mon oncle d'Amérique, film d'Alain Resnais.

Entendons par dominance, le désir maîtrise, de contrôle et de domination d'un être sur un autre être afin de remporter une compétition pour conserver ou acquérir des prérogatives.

« *Swâmiji (Swami Prajnanpad) distinguait nettement voir et penser. Une pensée intelligente, une pensée justifiée, est ce que Swâmiji appelait vision. Après avoir beaucoup réfléchi sur ce thème, je suis arrivé à la conviction que le vocabulaire de Swâmiji s'avérait le plus efficace : l'utilisation du mot vision pour le bon fonctionnement de notre intelligence et du mot pensée pour désigner l'aveuglement du mental.* »Arnaud Desjardins (1999). La maîtrise des pensées, Approches de la méditation p79, Editions de la Table Ronde.

« - Raisonner serait donc une activité totalement néfaste ? (Ananda)
- Totalement néfaste. Il est l'ultime coquetterie de l'esprit humain qui se croit supérieur. Dans le raisonnement, tout esprit, surtout le plus subtil, finit par se perdre ! (Siddhârta*, le bouddha)
- Comment abandonne-t-on les réflexions vaines ?
- En pratiquant les Trois Concentrations Primordiales, qui ont pour objet la vacuité, le sans but et le sans signe, c'est à dire les aspects impermanents vides et impersonnels qui caractérisent tout ce que nous voyons, tout ce que nous touchons et tout ce que nous sentons. Muni de tels viatiques, l'esprit parvient enfin, et sans aucune difficulté, à se libérer de tous les carcans. »*

José Frèches (2004). Moi, Bouddha. Xo éditions, Paris.

Dans la quotidienneté, efforcez-vous de cesser les pensées égoïques et automatiques qui ne font que dépenser pour rien votre énergie.

En méditation, cessez toute pensée volontaire. Sachez qu'on ne peut pas interrompre les pensées automatiques avec la volonté et, de grâce, cessez de faire un drame de l'existence de pensées automatiques, elles sont comme les arbres au bord d'une route et n'empêchent rien.

☞ N'oubliez pas **qu'il ne s'agit pas d'évincer les pensées** automatiques mais d'agir de façon à ne pas les saisir, à ne pas y répondre ou les entretenir alors que vous avez décidé de faire autre chose, de méditer.
C'est stupide de s'agacer et de se réprimander de cette émergence itérative de pensées car il s'agit du fonctionnement normal de l'individu. **C'est ainsi que l'esprit et le moi procèdent habituellement** chez tout le monde. Vous apprenez à devenir anormal, c'est-à-dire différent du plus grand nombre, et c'est difficile. Cesser les annotations mentales manichéistes sera apaisant et va considérablement réduire le nombre des pensées. Dans samatha nous contournons la pensée, nous l'ignorons pour entraîner la concentration.

☞ Tâchez de **ne pas vous identifier** à ces pensées car elles ne viennent pas de vous. Vous avez décidé de vous taire et de méditer, elles viennent bien d'un autre : cet autre est l'ego.

☞ Ne les considérez **pas comme vérités premières** mais comme de simples émergences du mental.

☞ **Les pensées du mental** (ego) **sont des pensées folles** : les suivre est souvent illusoire et immature, car en fait ce n'est pas ce qu'elles signifient de façon explicite dont il faut tenir compte, mais seulement de ce qui se joue ou se réactive à travers leurs survenues. C'est ce qu'on observe durant vipassana.

☞ Dès que vous vous apercevez que votre esprit a quitté la respiration, si des idées vous encombrent et prennent de la place, n'y répondez pas, ne les entretenez pas, ne vous y accrochez pas mais laissez-les passer comme on laisse passer les oiseaux ou **les nuages au-dessus de nos têtes**.

☞ Ne cherchez pas à les rejeter de force avec tension ou irritation, ce qui consisterait à leur donner importance. Contentez-vous de les connaître et de les **accepter** comme réalités présentes et fugaces, alors elles disparaîtront. Faites comme si vous méditiez avec la station radio France-Info en bruit de fond, sans porter votre attention sur ce bruit parasite mais sur ce que vous faites précisément. Faites ce que vous avez à faire en restant concentrés et **acceptez que les choses soient ainsi ici et maintenant**, sans vous perdre ou vous disperser. Une fois que vous avez pris en compte l'existence de la pensée, revenez simplement à votre respiration. Et revenez-y encore ; et encore, sans vous lasser, sans ressasser, sans vous agacer, c'est à dire sans penser. C'est l'exercice même de la méditation. La méditation peut ressembler à la pêche au lancer où on ramène, on ramène encore et on ramène toujours au point de départ. L'ego lance des pensées tandis que le méditant procède au *rappel de soi*, à l'attention, la correction et la vigilance. La méditation consiste à n'avoir aucune attente, donc lâcher les espoirs, l'irritation et les craintes.

⇨ **Ce ne seront QUE des pensées qui seront source de votre épuisement ou de votre agacement.**

En cas de douleur, une pensée ; en cas de pensée, un jugement ; en cas de torpeur, une pensée…

Vous pouvez toujours vérifier que les pensées ne sont que fruits des cinq poisons de l'ego :
désir/attachement ; aversion /colère ; ignorance/opacité mentale ; orgueil et jalousie.

☞ **Lors de la vision pénétrante**, notez mentalement la nature de la pensée ou de l'émotion. Pratiquez cette notation sans perfectionnisme, sans faire de phrase construite mais seulement d'un mot approprié et d'autant plus facile à retenir : *vagabondage, professionnel, désir/envie, avenir, peur de l'avenir, passé, jugement, reconnaissance, culpabilité, gloire, couple, rejet/colère, ressentiment, regard d'autrui, philosophie, appât du gain, peur de la perte,* etc.

Ultérieurement avec l'expérience, après des années de pratique, vous pourrez aller plus loin en étudiant la source de la pensée, sa cause, sa répercussion, son interdépendance avec les réactions de votre organisme et son sens, en quoi elle parle de vous. Les méditants aguerris pourront se servir des pensées comme support de méditation afin de mieux les décortiquer, toujours avec grand recul et de façon très simple pour éviter de *penser les pensées* avec l'ego.

☞ A distance de la méditation, il faudra réagir aux pensées récurrentes et rémanentes car leur présence signifie quelque chose au niveau du contenu ou du contenant, au niveau du message manifeste ou du message latent, à moins qu'elles ne cachent de besoins fondamentaux insatisfaits.

Remèdes aux remords.

Le remord est une douleur morale causée par la conscience d'avoir mal agi au passé. Emotion composée de tristesse et de dégoût, c'est un synonyme de culpabilité. Remord et culpabilité empêchent la concentration ainsi que la lucidité et propulsent dans la malveillance. En spiritualité, la culpabilité n'est pas admise car si elle survient, il suffit de réparer le préjudice, de présenter des excuses, etc. Si aucune réparation n'est possible alors il suffit de cesser de culpabiliser, sauf si l'enjeu consiste à renforcer le masochisme de l'auto-torture, l'autodépréciation, le mal-être et la mésestime de soi.

☞ En réponse, si les remords proviennent de la méditation elle-même (*Je pense donc je suis nul !*), il faut carrément **renforcer l'état d'esprit** (CAJE) préliminaire à toute méditation.

☞ En prévention, s'ils se rattachent à des périodes distantes de la méditation, il faut quotidiennement **renforcer l'éthique** (page 43) et voir ce qui provoque ces remords. Pratiquez la moralité, non pour faire plaisir à vos parents, à l'église ou à qui que ce soit, mais parce que vous en serez les premières victimes si vous l'oubliez.

☞ Tachez d'être en cohérence, **en congruence* et non en contradiction** avec vous-même. Ne soyez pas un(e) traitre pour vous-même et ne trompez pas l'autre. Ne pratiquez pas la pensée stratégique faite de messages latents ou psychologiques manipulatoires, même si vous voulez obtenir ou vendre quelque chose.

☞ Palliez ou jetez la culpabilité lorsqu'elle est stérile donc névrotique. L'étape suivante consiste à s'efforcer de ne pas répéter l'erreur ou la faute ultérieurement.

« Contrôlant les sens avec vigilance et régulant les activités du corps, on doit expirer par les narines lorsque les activités vitales se ralentissent. Alors l'expert, sans tolérer la moindre distraction, doit contrôler fermement son esprit comme on dirige par des rênes les chevaux rétifs. »
Svetâshvatara Upanishad, traduction de Martine Buttex d'après Swami Tyâgîhânanda Madras (1949), in Les 108 Upanishad, Dervy 2012.

1052 - Les émotions.

Les pensées proviennent d'émotions, lesquelles produisent des pensées. Emotions et pensées sont interdépendantes la plupart du temps. **Mais pourquoi parle-t-on des émotions en tant qu'obstacles et de remèdes aux émotions ? Les émotions seraient-elles un trouble ?** Pourquoi les psychopraticiens veulent-ils absolument voir enfin surgir les émotions, tandis que les spirituels (spi) s'en méfient absolument ? Une grande confusion générale émane du public à ce sujet, et elle aboutit souvent à de grandes impasses thérapeutiques, notamment en méditation. Explicitons.

Pour les psy, aucune émotion n'est mauvaise. Et ils ont bien raison, tout en nous protégeant des passages à l'acte émotionnels. Toute émotion n'est pas à vivre. Si je pars avec ma tristesse et que j'éclate en sanglots, dans un lieu adapté, en toute conscience et consentement, je ne ferai que me respecter et guérir. Cette émotion est bonne et fertile. Si je pars avec ma colère dans des actes de violence que je ne ferai qu'ultérieurement me reprocher, cette émotion est aveuglante et préjudiciable. Pourtant, l'émergence de la colère n'est pas mauvaise puisqu'elle me renseigne d'un vécu, notamment d'une frustration ou d'une souffrance. C'est le passage à l'acte qui est mauvais dans tous les cas. Dans le cadre d'une psychothérapie où l'on cherche à résoudre des problèmes, le fait qu'une personne éprouve de la haine ou de la jalousie n'est pas mauvais, puisque ce n'est que l'émergence d'un mécanisme de défense psychologique dont on va chercher de quelle souffrance il protège. Par contre, si la haine perdure, celle-ci va devenir préjudiciable en la mesure où elle va subrepticement produire des dégâts. Et c'est ce dont parlent les spirituels en termes d'émotion perturbatrice.
Lacune possible des psy : méconnaissance de la non réactivité et du calme mental.

Pour les spi (spirituels), l'émotion provient de l'ego, nous emporte parfois loin de la vue juste en en voilant toute une partie de notre conscience ; c'est pourquoi on parle du « ***voile des émotions*** ». Contrairement à ceux qui n'ont rien compris et qui bannissent toute sorte d'émotion quotidienne, les spis ne sont pas contre l'émotion mais se méfient des « **émotions perturbatrices** ». On en trouve cinq dans la psychologie bouddhiste ou indienne : Ignorance (paresse ou désir de ne pas savoir, déni, doute, surprise…) ; désir/envie/attachement ; aversion/colère/rejet ; orgueil (égoïsme) et jalousie.

L'émotion perturbatrice est préjudiciable, aigüe, brutale et aveuglante. Elle nous emporte dans l'urgence au cours de laquelle l'esprit se voile en se chargeant d'idées fausses (généralisations, projections, interprétations, etc.). Ces conclusions erronées produiront des effets secondaires nuisibles qui se manifesteront par des comportements inadaptés ou mal ajustés générateurs d'insatisfactions, de mal-être, de conflits, de somatisations, de déprimes et de souffrance.

D'autre part, les spis replacent les émotions dans un contexte d'étude au lieu que ce soient elles qui nous manipulent. Rappelons que leur but n'est pas du tout de soigner des troubles mais consiste plutôt en **l'investigation scientifique des phénomènes**. Ils savent que les émotions perturbatrices proviennent de pensées, de besoins insatisfaits ou de souffrances et, durant la vision pénétrante, ils étudient ainsi le dysfonctionnement de l'esprit, c'est-à-dire comment tout cela fonctionne en interdépendance. Même si on en prend acte, on ne s'intéresse pas du tout aux émotions au cours de samatha, par contre elles deviennent un support d'étude dans la vision pénétrante.

Lacune possible des spi : rejet de l'émotion, la considérant toujours dangereuse et nuisible, ou préjudiciable dans tous ses aspects.

Ces différences de point de vue ne sont pas opposées mais s'expliquent par la divergence des buts de chaque discipline. **Le but de la psychothérapie** est de soigner, en atteignant divers objectifs : permettre à la personne de corriger sa communication relationnelle, finir ses situations inachevées, palier ses déséquilibres (entre affectif, mental et comportement), cesser de courir après des chimères et prendre soin de soi et des autres.

Le but de la spiritualité est de guérir. Ce but est plus élevé et vise l'atteinte des objectifs comme affiner la connaissance de l'esprit (de soi et des autres) confronté aux phénomènes de la vie, renoncer à la satisfaction des désirs et des besoins fondamentaux, apprendre à mourir, et se familiariser avec le Soi, ou l'âme, permettant un ajustement maximal à l'environnement et une véritable et durable accession au bonheur.

Dans tous les cas, l'accession à l'émotion fait de nous des êtres vivants plein de couleurs, et non plus des ternes survivants ou des existants routiniers. L'émotion est là pour nous permettre d'identifier notre vécu, de satisfaire nos besoins et d'aller mieux. Le problème survient lorsque cette dynamique se retourne. Alors l'émotion n'est plus un indicateur mais devient un moteur comme si le système s'emballait : il n'y a plus de patron à bord, elle conditionne notre vécu, nous transforme en ses esclaves et nous conduit à aller de plus en plus mal.

Deux principaux types d'émotions encadrent la neutralité affective et cet ensemble forme le ***trépied des pensées*** :

1) le + : **Désir/attachement** avide, espoir, plaisir et envie. Nous voulons aller vers ce que nous aimons.

L'antonyme de l'attachement est le *non-attachement,* à ne pas confondre avec le détachement qui est synonyme d'indifférence.

2) le neutre : neutralité ou indifférence, et surprise, au cours de laquelle je n'ai pas d'engagement pour ou contre.

3) le – : Doute castrateur ou aversion/**rejet**. Nous cherchons à échapper à ce qui nous déplait.

Désir/attachement et aversion/rejet constituent la **pensée duelle** (manichéisme) et sont à l'origine de toutes les autres émotions, décrites ci-après tandis que l'envie est décrite dans les remèdes aux désirs sensuels (page 120) et que le doute est abordé comme empêchement spécifique (page 176).

Les émotions sont le sens qu'on attribue à des sensations corporelles. Sans perception corporelle, il est impossible de parler d'émotion ou alors ce que nous citons comme telles ne sont que qu'intellectualisations fallacieuses pour soi et autrui. On le voit régulièrement dans des reportages où les gens expriment leur colère en pleurant ou leur tristesse en fronçant les sourcils et en serrant les dents. Il est très difficile, sinon impossible, de procéder à une *résolution de problème* sans tenir compte de l'émotion vraie, seulement avec l'émotion travestie ou inventée par l'intellectualisation.

La plupart du temps ***issues des pensées, les émotions génèrent des pensées*** et les deux voilent ou conditionnent la réalité. Remarquez comme une même situation existentielle peut être différemment abordée selon l'état affectif qui l'accompagne. Si je me lève content et tonique je la verrai de façon optimiste, si je me lève contrarié ou fatigué, je la verrai de façon pessimiste. Le deuxième obstacle lié à l'agitation est donc la survenue des **émotions et des passions.** Elles remontent durant la méditation comme des bulles de champagne et c'est bien normal. C'est ce qui va leur permettre de s'évacuer peu à peu en nous libérant, à la condition qu'on ne s'y attache pas dans de nouvelles émotions (*Je suis dans l'aversion, quelle nulle je fais !*). Ce travail prescrit depuis près de trois millénaires peut demander des années et il est évident qu'aujourd'hui des moyens plus modernes tels la psychothérapie humaniste permettent d'accélérer le processus de guérison de l'émotion exacerbée des gens à fleur de peau.

Ceux qui « maitrisent » leurs émotions ou qui n'en ont pas, ou plutôt qui ne les voient pas, sont aveuglés par les voiles de l'ego qui recouvrent et cachent la réalité, comme si plusieurs couches de serviettes recouvraient l'abat-jour d'une lampe de chevet. Ou alors ils sont dans le refoulement de celles-ci afin de mieux s'en protéger. Dans le pire des cas, ce sont des personnes qui relèvent de la psychiatrie.

Outre l'agacement et la colère, peut survenir la **tristesse**. On ne peut pas être triste au sujet de maintenant, ou alors c'est une souffrance de l'attachement. Alors remontent des vagues d'abattement et de tristesse qui ne sont plus camouflés par les pensées, les activités futiles, l'activisme ou l'agitation. La tristesse porte toujours sur le passé et constitue une étape de la frustration ou du deuil. Au cours de cette étape, la personne équilibrée pleure librement, parfois bruyamment comme un petit enfant avant de passer à autre chose. Mais la plupart du temps, la personne fuit la tristesse fertile pour tomber dans toutes autres choses que sont l'abattement, l'apitoiement sur soi-même et le découragement. Cette réaction constitue elle-même une forme d'attachement (*MA tristesse*) et ne permet ni de travailler sur les pertes et frustrations ni de s'ouvrir sur les autres dans un esprit de compassion et d'interdépendance.

Deuil mis à part, on dit que la tristesse est une émotion toujours sous-tendue par une autre, souvent destinée à attirer l'attention d'autrui ou à entretenir l'apitoiement sur soi-même, c'est-à-dire une conception peu consciente de soi victime ou incapable.

L'antidote à la tristesse est la vue juste ainsi que la joie ou le contentement qu'il est possible d'activer à la demande. Il n'est pas plus fou d'être optimiste et joyeux que défaitiste et désespéré.

Lors de samatha, si vous êtes triste, prenez-en acte et recentrez-vous sur le support de méditation. Si vous ne pouvez pas retenir vos larmes, faites-le mais sachez qu'à ce moment vous n'êtes plus en méditation. Durant vipassana, prenez cette tristesse comme support de méditation, observez ses sensations corporelles, les pensées accompagnantes et découvrez-en le sens.

Si la séance se transforme en humeur dépressive ou en crises de larmes, cessez la méditation, allez régler votre problème ou voyez un psychopraticien.

Encore une tentative de l'ego caractérisée cette fois par la survenue de **l'ennui**. Si vous vous ennuyez c'est que vous attendez quelque chose ou que vous ne savez pas quoi faire. Or l'exercice consiste justement à ne rien faire et à ne rien penser, à déposer l'ego et à stopper le mouvement ininterrompu du disque dur mental. En ce sens, une heure de méditation équivaut à plusieurs heures de sommeil réparateur. L'ennui est issu de pensées ; on ne peut pas s'ennuyer si on ne pense à rien, si on n'attend rien. Ou alors l'ennui provient d'une langueur ou torpeur mentale parce qu'il ne se passe rien.

Au début, on médite parce que cela nous est conseillé, par confiance en les livres ou l'enseignant. Il est important d'y trouver quand même quelques bénéfices assez rapidement afin de ne pas se décourager. La pratique est seule porteuse d'expérience. Nous pouvons lire le goût du sucre mais jamais nous ne l'appréhenderons de la même manière que lorsque nous l'aurons en bouche. Dès qu'on a un morceau de sucre en bouche, on ressent d'abord un truc dur et râpeux. C'est peu à peu qu'apparaissent les côtés doux, effritable et sucré. C'est progressivement que nous allons ressentir les effets bénéfiques de la méditation. Mais c'est rarement immédiat. Il est nécessaire de renoncer à cet espoir qui réalise un nouvel attachement.

Si l'ennui est occasionné par le sentiment d'inutilité du moment présent, considérez cela comme une remarque pernicieuse de l'ego ou revoyez, dans cet ouvrage, l'utilité de la méditation (pages 21 & 36).

En cas d'ennui durant samatha, revenez-vous occuper de l'attention subtile portée sur votre respiration.

Pendant vipassana, interrogez-vous sur l'ennui : voyez les pensées sous-jacentes qui témoignent d'autres obstacles, ou l'absence de pensée qui atteste d'une torpeur.

Induite par la peur, la colère ou le perfectionnisme, **l'impatience** est l'inverse de l'ennui. Elle survient parce qu'il ne se passe rien ou que cela ne va pas assez vite et conduit à l'agitation. La patience, la foi et la confiance sont capitales. En toute chose, nous devons avoir l'esprit calme et patient tout en œuvrant dans la régularité. C'est ce à quoi s'entraînent les sportifs de haut niveau. Il n'est pas possible d'accélérer la pousse d'une fleur en tirant sur celle-ci.

Nous pouvons rajouter d'autres émotions présentes en méditation, comme **la peur**. Elle appartient aux projections du futur imaginé. Comme toutes les autres émotions, celle-ci n'est pas forcément flagrante mais se situe à différents niveaux d'une échelle graduée et va de l'insécurité à la panique, en passant par l'appréhension, l'inquiétude, l'anxiété et l'épouvante. La peur n'est pas forcément négative car elle protège du danger. Mais il ne fait surtout pas confondre danger et insécurité. Où sont les dangers aujourd'hui dans les années 2020 en Occident ? Il n'y a plus de loups, plus d'ours, plus de bandits de grands chemins et n'importe quel postulant à l'emploi peut devenir autoentrepreneur. La peur est souvent entretenue par la société et consécutive d'idées fausses comme peur d'autrui, peur de l'inconnu, peur de l'échec, peur de l'avenir imaginé... Un sage n'a plus peur.

En méditation, on a peur de rater, d'avoir des pensées ou de ne pas parvenir au calme mental. D'abord ce sont des projections sur l'avenir qui privent de la conscience du vécu au moment présent. Ensuite il faut savoir que vous n'atteindrez le calme mental qu'au bout de quelques années, parce qu'il ne se décide pas mais se travaille. Et que **le travail principal en méditation est d'abord l'étude et l'ajustement à ce qui se passe maintenant sur le chemin plutôt que le travail d'atteinte du but rêvé.** Ne court-circuitons pas les étapes. Si vous rêvez d'aller à Nîmes en voiture et que vous ne voyez que cela, vous ne saurez plus du tout par où passer pour y arriver.

Le **jugement** provient de l'attachement, d'une rigidité de l'esprit ainsi que de l'ignorance de soi et de la situation. C'est une énergie centrifuge qui protège du vécu intime. Toujours préjudiciable, il entraîne le ressentiment, l'aversion, la colère, le rejet et la tension musculaire. Dans la méditation, il s'applique sur soi, sur les autres ou concerne la séance. De façon plus pernicieuse, on le retrouve sous forme d'autosatisfaction, d'auto-reconnaissance et de louanges. Il est constitué de pensées ou d'émotions, donc les remèdes à ces empêchements seront efficaces pour se distinguer ou supprimer le jugement.

Fruit de l'orgueil, de la mésestime de soi et du sentiment d'infériorité, la **jalousie** empêche la joie et entraîne comparaison, amertume et ressentiment, aversion, malveillance et compétition anxieuse dans le sens de l'envie/attachement. Les antidotes à la jalousie sont l'altruisme et la réjouissance, au cours desquelles on lâche son petit nombril pour s'intéresser à autrui avec bienveillance et générosité. Oublier un peu ses difficultés, ses souffrances, son petit moi et se tourner vers les autres aide beaucoup à aller mieux.

Remèdes à l'émotion.

Contrecarrer les émotions est une bataille impossible. Il est bien plus fertile de les sentir et les accepter comme réalité présente ici et maintenant. Tout changement ne peut que passer par l'acceptation de l'état initial. On ne peut pas changer ce qu'on ne voit pas. Tout déni ne fait qu'ancrer davantage dans la conservation ou la répétition.

Plus l'émotion est forte plus j'oublie l'environnement et plus je vois le discours se dérouler comme une cascade. L'émotion entraîne l'aveuglement. Pendant l'émotion, on ne voit plus rien qu'elle et on ne peut plus rien faire de constructif parce qu'elle nous aveugle et nous embarque. Il vaut mieux l'affronter, accepter de voir ce qui se passe et comprendre au lieu de partir dans le processus.

Mais comment l'affronter si elle nous embarque ? On peut l'affronter et la domestiquer en restant calme et en la regardant avec discernement sans s'identifier immédiatement. Pour cela, commencer par s'entrainer avec des petites émotions. On n'apprend pas à nager dans la tempête et la méditation **est** l'entraînement.

☞ En réponse, lorsqu'une émotion survient lors de **samatha**, prenez-en acte mentalement, identifiez sa nature pour ne pas l'oublier puis revenez immédiatement vous centrer sur les sensations de la respiration.

☞ Au contraire, lors de la **vision pénétrante**, tentez de voir si l'émotion qui survient concerne le bon temps. N'oubliez pas que l'amour, la joie et la colère s'expriment au présent, la tristesse et le remord concernent le passé, la peur et l'envie concernent le futur imaginaire, c'est-à-dire les histoires qu'on vous raconte ou celles que vous imaginez. En dehors de leurs temporalités adaptées, les émotions révèlent des déductions ou interprétations fausses, une mauvaise façon de penser.

☞ Tentez **d'entrer "en amitié"** vraie avec l'émotion, rentrez dedans c'est à dire observez-la de près. **Allez au centre de l'émotion comme si vous plongiez dans une piscine.** Il faut être dans l'émotion pour voir celle-ci, en saisir le sens et comprendre ses effets perturbateurs. On ne peut pas comprendre à distance puisqu'on n'a plus le son (le discours) ni l'image (les sensations).

« Tu peux encore passer vingt ans à fuir tes réactions, tes paniques, tes colères et tes symptômes. Et comme en psychiatrie tu seras incurable, dépendant des béquilles de toute sorte. Ou alors tu peux y plonger dès maintenant, t'y baigner sans t'y noyer. Et alors ils disparaitront en quinze jours. Observer sans se confondre, accepter sans se soumettre, telle est la voie du juste milieu. »

Jean-Jacques Eric Brabant, 2010, Désir/attachement, envie et avidité

☞ Ne vous faites pas embarquer par l'émotion mais allez la visiter. Ne confondez pas l'ego et l'observateur, ne soyez **pas victime mais leader**, c'est très différent.

☞ Laissez éventuellement **l'ego souffrir** et faites cette expérience en conscience au lieu de la fuir. Eviter le déni comme la résistance. Pensez que vous ne risquez rien puisqu'il ne s'agit que de l'ego, cette illusion. Ne cherchez pas à vous faire plus fort que vous êtes, acceptez de n'être pas parfait et félicitez-vous de chaque dépassement de l'émotion comme si vous aviez dépassé un col de montagne. N'est-ce pas là la véritable maitrise de soi et du phénomène ?
« Fuir son ombre est inutile. Tu seras toujours rattrapé par ce que tu fuis le plus ! »

☞ Respirez et laissez l'émotion désagréable monter en vous au lieu de vous échapper. Domestiquez-la progressivement, laissez-la vous traverser intérieurement de part en part. **Observez minutieusement les sensations** qui l'accompagnent et laissez-les agir en étant prêt à éventuellement souffrir. Respirez afin de vous détendre pendant que vous prenez le temps de ressentir cette souffrance, d'en découvrir le sens et l'origine ainsi que la nature de vos besoins insatisfaits. Pour cela il faut lâcher les peurs car elles occasionnent un départ dans le faire et l'agir qui vous coupe invariablement des perceptions sensorielles. Le vrai courage est ici plutôt que dans l'illusion d'être une force de la nature intouchable et c'est là que commence le véritable travail de méditation.

☞ Vous allez développer l'acceptation, l'expérimentation, l'habituation qui contrarie la peur, et la com-préhension de ce qui vous arrive. C'est ainsi que peu à peu ces manifestations sensorielles s'étiolent et finissent par disparaitre. Si elles ne le font pas, prenez une grande inspiration et sentez cette énergie perturbatrice sortir de vous, comme un nuage qui s'élève, se transforme et disparaît progressivement.

Toujours est-il qu'une séance irritante, épuisante, interrompue de crises de colère, de doute ou de larmes n'est pas une séance de méditation, cela devient autre chose et les effets attendus n'arriveront jamais dans ces conditions. Il ne reste qu'à laisser remonter tout cela durant des années. Ou alors le pratiquant consultera un psychopraticien – ou un psy qui a longuement travaillé sur lui – afin de guérir ses blessures anciennes, situations inachevées et l'estime de soi. N'oublions pas que c'est un incontournable prérequis pour les pros de la méditation comme pour les lamas tibétains, sans quoi la première étape du calme mental ne peut être atteinte.

« *J'ai autant d'émotions que vous mais dès qu'elle apparaît je la vois ; vous non. Alors elle se développe, grossit et vous la voyez quand elle est une grosse masse : à ce moment c'est difficile de l'arrêter.* »

Lama Gwendune Rinpoché

1053 - La douleur

La douleur en méditation peut être occasionnée par une mauvaise posture, par le micro-pincement de petits nerfs, par un manque de souplesse, d'expérience ou par la mauvaise circulation des énergies. D'où l'importance d'adopter une bonne position dès le départ. Si on est installé correctement, les perceptions désagréables ou douloureuses sont des sensations d'étirement chez les personnes non familiarisées à la position assise, laquelle tire sur les tendons ou ligaments non habitués. C'est la raison pour laquelle on surélève le zafu.

Le plus souvent, l'agitation mentale peut diminuer et se convertir en agitation organique, correspondant alors au **versant somatique de l'agitation**. Elle provient d'une défense psychologique de l'ego, crée des tensions et porte le nom de **douleur psychogène** car elle est d'origine psychique ou émotionnelle. Elle n'est alors que traduction des résistances, impuretés et toxiques mentaux.

Les désagréments et douleurs correspondent à la remontée des **toxiques et impuretés** psychosomatiques, le nettoyage et l'épuration psychologique et corporelle s'entame.

Apparaissent alors les sensations désagréables ou douloureuses appelant la mobilité ou l'envie de se gratter. L'ego résiste car il méconnait la méditation et **craint de perdre le contrôle**. Il vocifère en lançant des perceptions désagréables pour nous couper de nos décisions, éviter le changement et nous sortir de ce que nous sommes en train de faire. C'est ainsi que lorsqu'une douleur apparaît, notre résistance est immédiate : nous nous mettons en tension musculaire au niveau de la zone concernée et en tension psychique par l'inquiétude, la lutte ou le rejet.

Ou alors ce sont des **sensations psychogènes**, c'est-à-dire engendrées par l'ego. Elles témoignent du vécu tout à fait normal de notre **corps-esprit emprisonné dans ses tendances et ses propres façons de penser**. Les sensations désagréables et l'envie de bouger vont survenir immanquablement et ne constituent que des diversions de l'ego qui n'a pas l'habitude, qui se révolte et qui tente, encore une fois, de ne pas perdre le contrôle et de vous sortir de ce que vous êtes en train de faire.

Les désagréments et douleurs ne sont que des **perceptions de concepts** (bien/mal, agréable/déplaisant, normal/injuste, etc.), c'est-à-dire des traductions en images mentales consécutives au traitement toujours subjectif de l'information. C'est la façon dont le mental va traiter ces informations qui va créer du relâchement ou de l'agitation ou pas, laquelle convertit l'inhabituel en désagréable ou rajoute de la souffrance à la douleur. Si j'ai besoin de me gratter à la moindre démangeaison, de bouger à la moindre ankylose ou si je me mets à penser au froid qui envahit mes épaules, ce sont ces réactions qui sont agitation mais pas la sensation elle-même.

La douleur se situe ordinairement aux fesses, aux malléoles, dans le dos ou dans les membres inférieurs. Elle est tantôt fine et subtile mais peut devenir grossière et envahissante. Pourtant nous ne sommes pas à l'amorce d'une crampe ou d'une escarre et on ne trouverait rien si l'on devait passer un scanner sur l'instant. Cette douleur psychogène est variable et changeante selon l'importance que le moi lui accorde. Elle **n'est pas constante**, peut être présente à des séances et pas à d'autres, tandis que **sa durée** peut varier d'une minute à une heure.

Notez qu'avant qu'il réagisse spontanément par l'aversion et le rejet, l'ego pose indistinctement l'étiquette *douleur* sur **trois types de sensations** : les sensations douloureuses (écrasements, brûlures, étirements...), les sensations désagréables (froid, fourmillements, engourdissements...), et les sensations inhabituelles (chatouillements, pesanteurs, vibrations...). Les deux dernières ne sont pas douloureuses mais l'ego n'en veut pas. Lorsqu'un léger chatouillement survient sur notre joue – on sait qu'il dure environ une vingtaine de secondes – l'ego dit « aïe » et veut immédiatement s'en débarrasser en sollicitant le grattage.

Exemple : m'apparaît rapidement une colique par laquelle je me déconcentre complètement. Sensation d'écrasement, de constriction, de torsion ajoutée à une douleur vésicale (Vessie). Je me penche un peu en avant pour faire passer le mal mais c'est stérile. Je redresse mon rachis et mon cerveau s'excite : des pensées d'urgence fusent. Je reviens me centrer sur le philtrum situé au-dessus de la lèvre supérieure (page 105). Je vois enfin que, depuis un moment, je tente désespérément de gérer la douleur qui ne passe pas. J'ai mal au dos et aux muscles trapèzes situés en arrière des épaules. Je prends conscience qu'ils sont largement contractés et je m'aperçois que j'ai la tête dans les épaules. « *J'en ai assez, combien de temps reste-t-il ? Si ça se trouve, il reste trois minutes de méditation alors je pourrais l'interrompre maintenant* ». C'est alors que je réalise qu'en « gérant » la douleur, je lutte, je désire qu'elle cesse immédiatement, je suis dans l'aversion, totalement identifié et « attaché » à cette douleur. Alors je relâche tout mon corps, notamment mes trapèzes et mon esprit. J'accepte d'être littéralement traversé par cette douleur. Mon tronc me semble maintenant un tube creux rempli de trucs, de boules de polystyrène, d'eau, de cailloux et de machins non identifiés.

En reprenant mon calme et ma position, je pose l'esprit sur ma douleur dont je tente de distinguer le contour, l'épaisseur et les propriétés. Je tente d'en discerner les aspects solides, vaporeux ou conceptuels. Ne serait-ce que le mot « douleur » est un concept. Le retirer de l'esprit allège déjà considérablement la perception difficile. C'est encore l'ego qui étiquette les sensations, qui les place sur une échelle d'intensité, qui les juge agréables ou douloureuses, qui décide si c'est bien ou si c'est mal, s'il faut s'attacher, lutter ou rejeter, etc. Suis-je *ma* colique ? *Ma* colique est-elle à moi ou constitue-t-elle un élément rapporté à mon corps ? Je m'aperçois que le simple fait de dire « *Je* », « *mon* », « *ma* » contribue défavorablement au fait que je m'identifie à cette douleur et donc la renforce. **A peine ai-je rétabli le calme et l'observation sereine de cette douleur avec équanimité qu'elle perd 75 % de sa teneur dans un temps que j'évalue à une dizaine de secondes.**

La colique ou la douleur à la jambe n'est pas forcément un phénomène illusoire de l'esprit, mais le mental peut considérablement augmenter, entretenir ou aliéner ces sensations. Notez alors comme elles sont passagères, fluctuantes, impermanentes, évanescentes, et revenez vous centrer sur la respiration.

Voyez comme le gong de fin interrompt soudainement la douleur, faites-en l'expérience.

Je me souviens d'un stagiaire qui m'a raconté que saisi de douleur persistante aux fesses, son esprit a divagué dans des pensées familiales. A ce moment-là, ajouté au fait qu'il pense à autre chose, sa douleur a totalement disparu. Lorsqu'il est revenu se centrer sur la respiration, elle a peu à peu repris. Perdez l'ego et vous perdrez la douleur. N'oubliez pas que des moines entraînés peuvent s'immoler par le feu sans broncher ou, durant l'hiver, rester à méditer sans souffrir dans la glace – ce qui occasionne d'ailleurs des « concours » de méditation (pratique de tummo).

Remèdes à la douleur.

Plus on résiste à la douleur ou la sensation, plus elle se renforce.
Moins on s'identifie à elle, moins elle nous affecte.
Plus on gagne en expérience, moins elle dure.

La plupart du temps, lorsqu'une douleur arrive, nous agissons pour la voir disparaître. A moins de prendre un médicament, c'est le meilleur moyen de la renforcer. Il convient ici de procéder à tout l'inverse, parce que la vie est jalonnée de douleurs incontournables auxquelles il faudra s'ajuster pour moins souffrir. La douleur occasionne ce qu'on appelle la ***souffrance de la douleur***. Malheureusement, nous y ajoutons systématiquement la ***souffrance de la souffrance***, produite par nos interprétations et jugements qui ont pour effet d'augmenter l'intensité de l'ensemble. Nous prendrons ici le cas d'une douleur somatique, mais dans la quotidienneté nous pourrons agir de même avec toute sensation douloureuse, qu'elle soit physique ou psychologique.

Nous savons que de toute façon, hormis antécédent médical, il ne peut rien nous arriver de grave grâce à la position que nous avons adoptée. Si vous avez très mal aux fesses ou aux chevilles ne vous inquiétez pas, ce n'est rien qu'une sensation psychogène et vous n'allez attraper rien de fâcheux. L'ego n'a pas l'habitude de rester immobile plus d'une minute, vérifiez-le autour de vous. En dehors de cela, si vous maintenez une position juste, la douleur n'est qu'un concept qui grossit avec l'inquiétude et l'aversion, qui diminue ou disparaît avec l'acceptation et l'équanimité. Il faut souvent des années d'expérience pour que le corps ne pose plus de problème et devienne, comme le dit la philosophie bouddhique, *une armoire en bois sculpté dans laquelle reposent les Ecritures*.

Si une douleur survient, réagissez comme suit :

1 – En prévention, à distance de la méditation, **pour apprendre à franchir les caps difficiles** comme un pic de douleur, **effectuez cet**

exercice que l'on pratique en méditation active : tâchez de danser cinq minutes avec les bras en l'air. Vous allez en ressortir éreintés. Après une pause, recommencez maintenant en vous fixant le cap de vingt minutes. Vous pouvez y arriver ! Encore une fois, au bout de quatre à cinq minutes cela va devenir très dur mais rassurez-vous, vous n'allez pas vous claquer aucun muscle ni rien vous léser. Tenez bon et mettez en œuvre toutes les idées qui vous passent par la tête : chantez, criez, sautillez comme une gazelle, prenez vous pour un bison et vous constaterez que vous passez un cap, que la douleur diminue progressivement et que vous pouvez désormais encore tenir très longtemps. Ce qui arrive avec la douleur survient également avec la fatigue, et beaucoup de marcheurs ou de sportifs d'endurance ont connu ce phénomène.

2 – En prévention et juste avant la méditation, prenez **contrat avec vous-même** de ne bouger sous aucun prétexte. Maître Deshimaru, importateur du Zazen* en France, disait « *méditation = cercueil* ». S'engager à ne pas bouger va jusqu'à être *prêt à mourir sur zafu* s'il le faut, pourvu que vous demeuriez maître de votre véhicule, Vous. Mais étant donné que vous avez pris une bonne position de départ, que voulez-vous qui vous arrive ? Vous allez ainsi franchir des pics et découvrir de nouvelles potentialités de votre esprit.

☞ En réponse, demeurez paradoxalement **calme et patient**. Relâchez les épaules et la mâchoire, laissez libre votre respiration. Sans nier cette sensation douloureuse, ne lui donnez pas d'importance excessive car ***plus on lutte contre un phénomène et plus on le renforce***. Prohibez de la chasser de façon brutale, ce qui serait une attitude avide. Ne cherchez pas à la faire disparaître absolument, ce qui serait une conduite répulsive, meilleur moyen de la consolider en vous entraînant à l'avidité et à l'aversion.

☞ Pratiquez la **méditation comptée ou cadencée** (1094). Cela revient à occuper l'attention sur autre chose. Le risque est le déni et le renforcement de la douleur.

☞ **Respirez dans la zone douloureuse** sans réagir mentalement. Si c'est la jambe, imaginez qu'à chaque inspiration votre jambe gonfle et qu'elle dégonfle à chaque expiration. La douleur ou sensation dé-

sagréable devrait s'évanouir. Je l'ai souvent expérimenté, mes stagiaires également.
Ou imaginez qu'un liquide mielleux agréable et antalgique envahisse peu à peu votre jambe en lui apportant l'antidote à la douleur. Cette autosuggestion est souvent efficace et votre membre redevient léger, votre psychisme s'apaise et la douleur disparaît progressivement.

☞ Si le remède précédent est insuffisant, **ne réagissez pas.** La douleur est une sensation grossière qui ne nous intéresse pas car on sait l'identifier depuis la petite enfance. Nous ne développerons nos connections cérébrales et nos capacités qu'en développant notre perception fine et de plus en plus subtile. Ainsi lorsqu'une douleur apparaît, reconnaissons-la et revenons à percevoir ce que nous étions auparavant en train de percevoir.
L'intolérance à la douleur est mentale. C'est l'ego douillet qui hurle et brandit sa terreur mais on peut supporter bien plus qu'on ne le pense. Il suffit de demeurer calme et patient, alors **on franchit un cap** et la perception de la douleur, la sensation elle-même se fait évanescente. Il suffit d'en faire l'expérience pour s'en convaincre. C'est ce que font tous les débutants en méditation.
Si la douleur monte, comme une crampe au mollet par exemple, laissez-la croître tant que vous pouvez car c'est le meilleur moyen de la voir ensuite se dissoudre prestement. Il est inutile de gesticuler les orteils ou de pratiquer des étirements pendant dix minutes s'ils ne sont pas efficaces immédiatement. Lorsqu'on ne peut pas l'interrompre, on peut laisser librement agir la crampe au mollet en respirant amplement : elle atteint une culminance assez supportable et décroit très vite. La crampe à la cuisse est bien plus difficilement supportable, mais je n'ai jamais entendu parler de sa survenue en méditation.

☞ **Distinguez-vous** de votre douleur, vous n'êtes pas elle ! Appréhendez-la sans résister, sans l'interpréter et **sans vous identifier** à elle. Vous n'êtes pas votre jambe, elle ne suffit pas à vous caractériser, elle est donc comparable à un élément extérieur. Et nous savons que la plupart des sensations désagréables ou douloureuses sont, en méditation, comme des douleurs fantômes, psychogènes. Dans ce cas elles cessent immédiatement lorsque retentit le gong de fin de séance. Ne vous enfermez-pas vous-mêmes avec cette douleur, faites

comme si vous en étiez distinct et laissez-là vivre sa vie. Ne pensez pas *« J'ai une douleur »*, car qui est ce *je* ? Où est-il ? A cette heure, ni les approches spirituelles ni la science n'ont pu répondre à cette question. A fortiori, l'emploi de tout possessif (mon, ma, à moi...) revient à renforcer la teneur ou l'intensité de l'objet. Evitez donc de vous identifier à cette douleur et de vous l'approprier en pensant : ***j'ai*** mal à ***mon*** genou. Préférez conscientiser des mots tels que : *Sensation au genou.* Il ne s'agit pas de jouer avec les mots. Plus vous considérez cette douleur comme un élément extérieur ou étranger qui apparaît et disparaît de façon tout à fait transitoire, plus elle perd de son caractère grossier et envahissant.
Après la conscientisation, focalisez à nouveau l'attention sur la respiration.

☞ **Acceptez**. Si cette douleur persiste comme un enfant qui appelle au point de vous déconcentrer, penchez-vous simplement sur elle en ne lui donnant aucune importance supérieure et, avec calme et patience, entrez en contact intime avec elle tout en augmentant votre relaxation. Acceptez votre douleur sans lutter. Au contraire, soyez accompagnant, permettez-lui de s'exprimer comme elle veut. En ouvrant votre cœur sans hypocrisie, dites-lui : « *Vas-y ma douleur, écrase-moi, déchire moi la jambe à fond, il n'y a pas de problème, vas-y.* » Il ne s'agit pas du tout de masochisme ni d'autosuggestion, mais de permission qui va potentialiser l'acceptation et donc la détente. Il n'est pas question de vouloir, mais de permettre ou d'accompagner. Et paradoxalement, la douleur disparaît alors souvent rapidement.
Je me souviens d'un jour où je fus pris d'une grande et durable douleur aux muscles adducteurs des cuisses. Comme une envie urgente d'élimination, la douleur finit par accaparer totalement mon esprit malgré tous mes essais pour la chasser ou ne plus y penser. Désespéré, en sueur et à court d'idée, il me restait une alternative : changer de position ou ne rien faire, accepter, m'en remettre au Grand Esprit... J'ai pris le risque d'Accepter et j'ai dit à mon corps : « *Ok, je ne peux rien faire, tu as gagné ! Si tu veux démembrer ma cuisse, alors vas-y, je suis prêt !* ». Mes mains étaient dans la position de la méditation *(dhyâna mudra)*, je les ai mises sur mes genoux *(posture de l'esprit à l'aise)*, ce qui a occasionné un poids supplémentaire sur mes cuisses. Mon acceptation n'était pas une formule rhétorique mais

une réelle et pleine acceptation, même si je savais bien que mes genoux n'allaient pas tomber par terre. Dès que j'ai eu prononcé cette phrase, il ne s'est pas passé dix secondes avant que la douleur n'ait complétement disparu !

☞ **Inventez l'histoire de cette douleur** et vous pourrez vous la raconter ! Cette technique m'est venue de la pratique chamanique. Lorsqu'une douleur apparait, nous tentons de rester calmes et trouvons des techniques et stratégies pour l'amoindrir ou ne plus en souffrir. Ici la douleur va servir de support de lecture de votre inconscient. Vous pouvez donc par exemple la considérer comme une petite fille qui crie ou fait des bêtises pour attirer l'attention. Entamez donc mentalement un récit en commençant par : « *C'est l'histoire d'une petite fille qui voulait attirer l'attention car elle se sentait bien seule, mais personne ne s'occupait d'elle. Alors elle se mit à crier, à faire du bruit et à envoyer des objets en l'air. Et progressivement, un oiseau (vous) arriva et lui dit : "Bonjour petite fille, tu as l'air bien fâchée, que t'arrive-tu donc ?" » Etc.* Vous utilisez ici le **langage de l'imaginaire**, peu usité mais combien plus riche et fertile que le langage réel ! Si vous ne vous prenez pas la tête mais restez simple et spontané, vous aurez la surprise d'entendre la petite fille vous répondre ainsi qu'un dialogue s'entamer. Lorsque j'ai fait cela, à peine ai-je entendu deux réponses de la fillette que ma douleur a totalement disparu, comme par miracle, peut-être parce que ces réponses m'ont donné le sens de celle-ci.

Vous pouvez aussi vous adresser à une partie de votre corps, par exemple vos fesses qui souffrent d'écrasement sur le coussin. Dites-leur bonjour et posez-leur des questions : *« Bonjour les fesses, vous n'avez pas l'air contentes, que vous arrive-t-il ? » « Y'en a marre,* répondent-t-elles, *on ne va pas rester ici huit jours ! » « Ah pourquoi, vous n'êtes pas bien ici, on se détend pourtant. » « On perd du temps oui, ça va vingt minutes mais maintenant on a assez joué ! »* Vous voyez que la discussion révèle que le coussin n'a rien à voir avec la douleur et le fait de s'occuper ainsi d'elle, de l'écouter parler, va la faire disparaître complètement au profit du dialogue. C'est également une technique utilisée en gestalt-thérapie pour découvrir le sens de l'expression des symptômes, des dysfonctionnements ou des maladies.

Si vous ne parvenez pas à établir un dialogue ou à obtenir des réponses, alors inventez une histoire où vous faites les questions et les réponses comme expliqué plus haut avec la petite fille.
Je place cette technique à la porte de la vision pénétrante parce qu'elle participe tant à rétablir le calme mental qu'à découvrir la signification de la douleur et le décryptage de ce qui se passe dans l'instant.

☞ Dans la vision pénétrante, **relativisez**. Réalisez que votre douleur est le plus souvent accentuée par votre identification égotique et vos pensées, et que ce n'en est pas une par rapport aux douleurs des blessures de guerre ou celles des mourants en soins palliatifs. Remplacez donc l'égocentrisme par l'altruisme envers ces victimes et, comme dit Matthieu Ricard, « *la résignation fait place au courage, la dépression à l'amour, la petitesse d'esprit à une ouverture à tous ceux qui nous entourent.* » (1)

Observez maintenant la **souffrance de la souffrance**, celle qui est occasionnée par votre résistance ou vos pensées : êtes-vous calme, tendu, stressé, inquiet ou irrité ? Cet état diminue-t-il la sensation, est-il neutre ou l'augmente-t-il ?

☞ Dans la vision pénétrante, **Investiguez**. **C'est la véritable attitude juste**, consistant à contempler la douleur et à la pénétrer pour en distinguer la réalité. C'est le moment de développer votre capacité de perception sensorielle sans identification, sans rejet et sans concept (douleur). Observez cette sensation pour en percevoir la réalité, le contour et le sens, et appréhendez-la seulement comme une énergie. Ne pensez pas « *Ma douleur* », ou « *J'ai mal* », mais « *Il y a une énergie* ». Et ne conscientisez pas *énergie désagréable*, car c'est un jugement non équanime. Désagréable pour qui ? En fonction de quelle attente ?

Percevez-en les contours. Est-elle devant ou derrière, locale ou régionale, pouvez-vous dans votre corps en cerner les limites ? Est-elle fine ou épaisse ? Ressentez-vous de la chaleur ou y voyez-vous de la couleur ? Quelles sensations l'accompagnent : fourmillements, cha-

(1) : Matthieu Ricard (2008). La force de la compassion in Apaiser la douleur physique, L 'art de la méditation, Pocket, page 100, Nil Editions, Paris.

leur, pulsation, froideur, constriction, lourdeur, électrisation, écrasement, pesanteur, tiraillement ? Au mieux la douleur devrait disparaître, au pire elle perd son caractère répulsif et, par conséquent, de sa force.

☞ **Bougez**. La méditation n'est pas un exercice de torture, de résistance ou de stoïcisme. Conservez le bon sens et le juste milieu. Au cas où la douleur durerait encore, changez de position, bougez très lentement de manière inaudible, en pleine conscience du mouvement et des sensations occasionnées. S'il s'agit du membre inférieur, passez de la position birmane à la posture confort (page 60).
Enfin, si la douleur se maintient malgré tout dans le corps et l'esprit, intercalez quelques minutes de méditation en marchant.

106 – Doute (vicikiccha)

« Le doute agit sur l'esprit comme la paralysie sur le corps. »
Émile de Girardin (1867). Pensées et maximes

Classé jadis en Inde comme cinquième empêchement, le doute est un véritable mouvement émotionnel provenant de l'agitation, de l'inquiétude et de la confusion. Il crée de l'anxiété (peur diffuse), de la tension et de l'agitation. Il s'agit du ***doute sceptique,*** (*morbide* ou *névrotique*) car il concerne davantage l'individu que la réalité de l'objet étudié. Il n'est pas constructif mais constitue un leurre de l'ego.
Il ne doit pas être confondu avec le ***doute méthodique*** (ou *scientifique*) qui est fertile parce qu'il provient de la raison du chercheur, évite la foi aveugle, protège de la certitude, permet la vérification expérimentale et nous empêche de tomber dans la psychorigidité, l'illusion ou la méconnaissance.

Le doute sceptique est totalement stérile, sauf dans le sens de l'invalidation et de l'incapacité. Castrateur, il consiste à remettre tout en question et à perdre l'individu. On y évite l'assertivité (affirmation de soi), la prise de décisions et la résolution de problèmes. On s'y pose toujours des questions qui bloquent finalement la progression et qui révèlent une conduite d'échec.

Le bénéfice négatif, ou but caché de l'ego, est ici de consolider le manque de confiance généralisé, une large mésestime de soi, une position existentielle souvent défavorable ainsi qu'un scénario* de vie perdant. « *N'ai-je finalement pas autre chose à faire de ma vie que de rester ainsi immobile ? Il faut des années pour maîtriser la méditation et je ne suis pas prêt d'y parvenir... Est-ce la bonne méthode, j'ai lu différemment sur internet... Ma prof de yoga me fait faire autrement... Pourvu que ma méditation soit bonne...* »

Dès que le doute sur un objet est levé, il s'active sur un autre parce qu'il ne relève pas d'un sujet environnemental mais de la structure de la personnalité. C'est pourquoi **le doute affecte tour à tour** l'intérêt de la méditation, les indications de l'instructeur (incompétent), la méthode (fallacieuse, inutile ou inefficace), le fait que cette bonne méthode me soit adaptée (elle ne s'applique pas à mon cas) et les capacités du méditant (je ne suis pas capable).

Remèdes au doute sceptique.

☞ En prévention, Considérez que le doute sceptique revêt souvent une signification bien autre que le message manifeste qu'il présente. Il est inadmissible durant samatha car totalement hors sujet, et seuls les pratiquants chevronnés pourront l'étudier en pratiquant la vision pénétrante.

☞ L'éradication du doute sceptique peut se tourner vers l'extérieur et consiste à renforcer l'examen de l'objet étudié. Le doute provient de la compréhension des choses dans leur superficialité. Vérifiez ce qui porte à douter, la façon de pratiquer, les méthodes, etc. Cela peut vous rassurer mais demander des heures d'étude et de vérification. Pour éviter cela, cette étude se fait avec le cœur plus qu'avec la mentalisation car celle-ci demeure stérile dans les trois quarts de son exercice. Vérifier la fiabilité des éléments extérieurs peut s'avérer totalement stérile si le doute provient de votre personnalité.

☞ Pendant samatha, le doute et les pensées sont hors sujet. Prenez acte et revenez vous centrer sur votre respiration. Si vous êtes perdu(e), revenez ici et maintenant dans votre environnement. Pratiquez trois ou quatre respirations amples tout en écoutant brièvement les bruits environnementaux.

☞ Durant la vision pénétrante, ou à distance de la méditation, le travail du doute est tourné vers l'intérieur et appréhende les fonc-

tionnements tendanciels et préjudiciables de l'individu. Au lieu de chercher à l'extérieur, préférez voir en vous l'origine du doute, la dynamique et la causalité de la manifestation émotive sans les juger. C'est vraiment la démarche qui va permettre de déraciner son existence. Qu'en est-il de votre confiance en vous comme en les autres ? Eprouvez-vous des résistances à méditer ?
Cette démarche est très ancienne et porte le nom pali de *Yoniso Manasikàra* (compréhension de l'origine). Elle étudie aussi les phénomènes complexes comme naissance et croissance d'une émotion, identification à un moi comme à une émotion, insatisfaction, frustration et souffrance, interdépendance de tout cela. On ne peut faire disparaitre les phénomènes qu'après en avoir assimilé le sens ; a contrario, vouloir les rejeter d'emblée ne fait que renforcer leur existence.

☞ Contre le doute, les bouddhistes pratiquent la médiation de *buddhanussati*. Elle repose sur une visualisation de bouddha ainsi que sur la dévotion et la gratitude. Vous la trouvez facilement sur Internet.

☞ Si cela s'avère insuffisant et que le doute persiste, allez en psychothérapie portant sur l'estime de soi et sur la confiance en général, en soi/en autrui.

107 – Non application des antidotes

Le relâchement et la distraction ou l'agitation sont bien identifiés mais l'utilisation des antidotes n'est pas faite. Ce phénomène de passivité est lié à la paresse, à la soumission ou à la mollesse.

☞ Le remède bouddhiste contre la non-application des antidotes est le renforcement de l'attention.

108 – Tension trop forte

La tension trop forte correspond à l'emploi excessif de concentration, de vigilance ou à une application trop forte des antidotes lorsqu'il n'y a ni agitation ni relâchement. Cela crée deux obstacles :

1) la déflexion, car le fait de régler notre attention ou vigilance nous écarte de la méditation sur l'objet ;

2) la distraction ou l'agitation parce que lorsqu'il y a trop de tension ou quand la concentration est trop forte, l'esprit se fatigue, se dissipe et s'évade. La distraction apparait donc aussi bien quand la tension est trop importante que lorsque la détente est trop forte.

Cette hypertension peut provenir d'un pratiquant dont l'une des difficultés se trouve dans la propension à **l'excès**. C'est une personne jusqu'au-boutiste qui en fait trop dans tout ce qu'elle entame. Cette tendance est gouvernée soit par la gourmandise, soit par le perfectionnisme.

Le **perfectionnisme** est observé dans le fait de désirer trop bien faire, de vouloir être trop exigeant, de placer la barre trop haut ou d'attendre des résultats escomptés dès le début. Le méditant débutant est soucieux et, dans la tension, fait des efforts pour ne rien faire. C'est ignorer totalement la démarche pédagogique et la compassion pour soi-même, c'est pourquoi cela mène directement à l'échec. Quoique vous en pensiez, le perfectionnisme est uniquement destiné à multiplier les échecs de façon à confirmer vos incapacités et votre personnalité. Son but caché est toujours de justifier votre tension permanente ou le manque de confiance en soi.

Il y a deux types de perfectionnisme. Le premier consiste à faire toujours mieux car ce n'est jamais assez. On peut prendre l'exemple du gamin qui empile des cubes jusqu'au dernier, lequel fera basculer la pile entière. Le second type de perfectionnisme mène à la réussite, mais cette fois c'est la vie du sujet qui demeure en échec total. Prenons en exemple certains commerciaux, hommes d'affaires ou politiciens qui passent le temps à vouloir atteindre leurs objectifs en croissance permanente. Leur vie est une pression constante entretenue par le gout de la pugnacité, ils sont sans cesse en représentation, sortent le dimanche pour paraître et accroître leur réseau de connaissances et de prospects, ne voient plus leurs enfants et n'ont plus de vie de famille. Lorsque la victoire survient enfin après des semaines ou des mois de stress et de combat, ils fêtent cela au Champagne pendant deux heures, à la fin desquelles ils discutent déjà des nouveaux objectifs. Et le lendemain c'est reparti pour des semaines de stress et de pugnacité, comme s'ils n'arrêtaient jamais de courir ou de fuir. Bien que le mental et l'orgueil affirment toujours le contraire et le strict opposé, tels sont les deux seuls bénéfices cachés du perfectionnisme : rater ou souffrir de stress permanent.

Un dicton proclame que pour les méditants véritables, les obstacles proviennent tant par les bonnes conditions que par les mauvaises. Ces dernières sont très riches d'enseignements si on sait les observer objectivement. Bonnes ou mauvaises, n'oublions pas que c'est seulement l'esprit qui étiquette les conditions et phénomènes. Il n'y a pas de mauvaises méditations. Il n'y a ni bien ni mal, les choses ne sont ni bonnes ni mauvaises, elles sont. Et il ne s'agit pas de juger, seulement de *faire ce qu'il y a à faire* pour atteindre les résultats escomptés. Le piège serait de tomber dans l'attachement à ne faire que de « bonnes méditations », tel que c'est expliqué fin de page 119 (Attachement avide).

« Vouloir parvenir à la perfection, c'est vouloir nettoyer un morceau de charbon ». Matthieu Ricard.

Remèdes à la tension trop forte

☞ Détendez-vous, relativisez et faites cinq grandes expirations.

☞ Lâchez les objectifs et les enjeux. Vous n'êtes plus à l'école alors arrêtez de vouloir faire le bon élève ou de prouver quelque chose à qui que ce soit. Soyez simplement vous-même. Cessez de placer la barre trop haute pour vous mettre la pression et passer en dessous, c'est le meilleur moyen que l'ego a trouvé pour vous mettre des épines sur le coussin la prochaine fois.

☞ En méditation, on ne recherche pas la pression par l'ego mais la détente et l'observation passive. Cessez vos illusions : si vous êtes d'un naturel anxieux, tendu, perfectionniste ou agité, ce n'est pas en dix séances que vous obtiendrez la méditation dont vous rêvez. Encore une fois, il n'y a pas à viser une méditation spéciale. Il ne n'agit pas non plus de rêver d'une méditation mais *d'**accepter la réalité telle qu'elle est et non telle qu'on voudrait qu'elle soit***. C'est très bien ainsi car cela va d'emblée vous faire travailler l'acceptation, la tolérance, la flexibilité, la relaxation, la compassion et l'équanimité, valeurs qui contribueront très rapidement à améliorer votre vie.

☞ Contre le perfectionnisme et les attentes inaccessibles, pratiquez la joie sans attente, la neutralité sans indifférence et l'impartialité. Mettez-vous à regarder le film de ce qui se présente, et non le film que votre ego attend. Assouplissez votre pratique, cessez vos exigences car sinon vous irez à l'échec, à la paresse et au renoncement pendant des mois ou des années.

☞ Le remède bouddhiste contre la tension trop forte est la pratique de l'équanimité.

☞ Lorsque les distractions ou le relâchement ont cessé d'apparaître, il n'est pas nécessaire de conserver un grand degré de vigilance puisqu'il n'y a plus d'obstacle. Conserver la vigilance telle qu'elle était auparavant devient alors une distraction supplémentaire.

109 – Remèdes généraux aux empêchements et distractions.

« *Le mental vit dans un cercle vicieux : il crée lui-même les problèmes et essaie ensuite de les résoudre* ».

Swami Prajnanpad.

L'objectif ultime est la conscience, simplement la conscience. Les obstacles décrits dans les pages précédentes sont la plupart du temps issus des pensées ou des émotions, qu'elles soient manifestes ou latentes. Et même si les obstacles proviennent du corps, l'impasse est atteinte par la pensée qui les saisit.

1091 - En réponse, durant la méditation :

☞ Conscientisez le caractère souvent vulgaire des obstacles, or vous travaillez à affiner notre esprit.

☞ Voyez l'entrave qu'ils procurent à la méditation comme à la conduite spirituelle, de surcroit à la vie quotidienne d'autant plus qu'ils y passent souvent inaperçus.

☞ Laissez-les passer comme des nuages impermanents et maintenez votre attention sur l'objet de méditation. Dans la vie quotidienne, renforcez l'attention à ce que vous faites.

☞ Pour plus de facilité, l'objet de méditation est vu comme petit (quelle que soit sa taille), lumineux et lourd.
Petit, parce qu'il est plus facile de se concentrer sur une petite zone que sur une grande ; la luminosité permet de contrecarrer la torpeur ou la mollesse tandis que la lourdeur va s'opposer à la légèreté, autrement dit à la distraction ou dispersion, comme si l'esprit était plombé ou ancré sur l'objet.

☞ Soyez positif et déterminé. Arriver prêt à en démordre avec les obstacles ne fait souvent que les convoquer. Avec cet état d'esprit auto-suggestif, rassurez-vous, ils seront tous présents !

☞ En cas d'échec des remèdes et antidotes, **il faut tenir !** Forcez le mental par le mental, cela fait travailler la force mentale. Raidissez ou ramollissez la posture selon les obstacles, toujours sans rentrer dans la lutte ou le combat. Cela parait tout à fait paradoxal, mais il s'agit en fait d'une question de mesure et de juste milieu.

☞ On pourrait dire aussi il faut **lâcher-prise** et ce n'est pas paradoxal avec tenir. Tenir signifie rester là sans abandonner, pour observer sans désespérer et sans se laisser emporter ; lâcher signifie accepter, relâcher, permettre et cesser la lutte. Lors de vipassana dans sa version indienne, on ne réagit même pas aux obstacles et on ne déploie pas d'antidote. Comprenant que ce qu'on appelle obstacle ou empêchement n'est qu'une vision personnelle subjective, on se contente de les observer pour en découvrir la vraie nature et voir leurs effets sur le corps et l'esprit.

☞ Si les empêchements durent encore, ce qui est rare, levez-vous et poursuivez par une méditation debout, en marchant ou allez faire un tour. Les obstacles nous font travailler mais doivent être contournés, et le sens qu'ils revêtent devra être étudié à distance de la méditation.

☞ Si possible, arrangez-vous pour terminer la session de méditation dans de bonnes conditions, quitte à la raccourcir ou la prolonger un peu. Si vous la terminez dans de mauvaises conditions, en pleine torpeur, en état de lassitude, de dispersion ou d'agacement, cela renforcera le premier obstacle qu'est la paresse et vous aurez du mal à vous installer pour la méditation suivante.

1092 - A distance de la méditation :

☞ Etudiez le sens que revêtent les obstacles les plus fréquents. Que veulent-ils dire ? Pourquoi sont-ils là ?
Ils codent souvent la persistance de contenus inconscients qui cherchent à s'évacuer. Comment surviennent-ils ?

☞ Réfléchissez à votre vécu émotionnel juste en amont de votre réaction à l'obstacle considéré durant la dernière séance. Que se passait-il ? Avec quoi étiez-vous ?

☞ Avec le cœur plutôt qu'avec le raisonnement, identifiez vos tendances émotives ou réactionnelles. Vos réactions face aux obstacles sont-elles juxtaposables avec vos réactions dans la vie quotidienne, lors de survenue de frustrations ou de problèmes ? Êtes-vous prêt à corriger ces réactions tendancielles et automatiques en force, en déployant la vigilance dans votre vie quotidienne ?

☞ Les obstacles camouflent des situations inachevées ou des besoins fondamentaux (BF) inassouvis et viennent perturber le libre arbitre, la claire conscience ou le Soi. Cela confirme que les BF sont les besoins fondamentaux de l'égo et de lui seul, pas de la libération. Réglez les problèmes et BF inassouvis en amont ou en aval de la méditation, ou renoncez à la satisfaction des dits BF de l'ego dont certains ne sont plus utiles à votre survie d'adulte aujourd'hui.

La survivance des obstacles empêche l'accès au calme mental et aux jhânas, l'entrée dans la véritable méditation selon les moines et puristes. Leur extinction demande un long travail de patience, de compréhension et d'érosion. Ce travail commence et se poursuit paradoxalement par la pleine acceptation de leur survivance et l'ajustement (adaptation sans résignation) continuel à leur présence.

« *Quand il considère ces cinq empêchements dont il s'est libéré en lui-même, la joie nait en lui, de la joie nait le transport joyeux, par ce transport joyeux le corps se calme ; le corps calmé, il expérimente le bonheur ; par ce bonheur l'esprit se concentre. Alors se dissociant des désirs sensuels et des choses mauvaises, il entre et demeure dans le premier jhâna qui comporte l'application initiale et soutenue de la pensée, le transport joyeux et le bonheur nés du détachement. Et ce corps il l'imbibe, sature, emplit et pénètre de transport joyeux et de bonheur nés du détachement.* Bouddha, Digh Nik. 2 .»

Jean-Pierre Schnetzler, La méditation bouddhique.

1093 – Développer L'équanimité.

Un remède efficace aux obstacles est la pratique de l'équanimité, bonne manière d'accroître notre acceptation et de relâcher la tension. Si votre méditation devient désagréable, c'est que vous ne vous ne faites plus ce qu'il faut, comme décrit dans Pratique de samatha (Chap7). L'équanimité est l'inverse de l'attachement. Regardez votre méditation comme un spectacle, sans prendre parti. Quittez donc vos attentes, vos envies avides ou vos aversions agressives, lâchez cette tension qui les accompagne et qui emballe vos pensées. Soyez ataraxique et pratiquez mushotoku*.

« Il est utile de comprendre que la méditation n'est pas simplement un outil pour se sentir bien ; croire qu'on médite pour cette raison, c'est se vouer à l'échec, avoir l'impression de passer à côté presque chaque fois : même le méditant le plus chevronné fait l'expérience de la douleur psychologique et physique. La méditation prend le pratiquant là où il est, avec sa confusion et sa santé. Cette acceptation complète de soi-même tel qu'on est s'appelle maitri, c'est une relation simple et directe avec son être ».

Pema Chödrön

1094 - Les mantras.

Le terme de **mantra** vient du sanskrit *man* : origine de l'esprit, et de *tra* : transmutation magique. Outre le fait d'accroître notre vigilance, les mantras ont des effets apaisants ou curatifs sur le corps et l'esprit. Toutes les pratiques ancestrales utilisent les sons ou la musique pour guérir des maux et maladies car ils interviennent entre autre sur les centres énergétiques (chakras) et sur le souffle ou l'énergie qui circule dans nos méridiens.

☞ Récitez mentalement la syllabe **OM,** puis laissez-la s'intérioriser, elle va finir par sortir d'elle-même.
Vous pouvez ensuite chanter cette syllabe au gré de votre respiration que vous laissez calme et ample.

☞ Avec **OM**, visualisez une fumée noire (énergie de l'Univers) durant l'inspiration, **HA** (transformation de l'énergie par le bouddha ou une divinité qui siège dans le centre de mon cœur) pendant la pause inspiratoire, et **HUM** (l'énergie illuminée s'écoule et se répartit dans l'Univers) au cours de l'expiration en visualisant une lumière blanche se répandant sur les êtres. Il y a plein de mantras à utiliser ou à inventer pour renforcer la vigilance.

☞ Si les mantras courts ne suffisent pas, choisir un mantra plus long et réciter sans cesse à voix basse durant l'expiration : *TEYATA OM BEKADZE BEKADZE MAHA BEKADZE RADZA SAMOUD GATE SOHA*. Cet antidote à la confusion et à la frustration est le mantra du bouddha de la médecine.

Dans le registre de l'humour et si vous êtes hermétique à la spiritualité, vous pourrez tout aussi bien réciter « *Les chaussettes de l'archiduchesse sont-elles sèches et archi sèches* », mais il n'est pas dit que ses effets soient aussi puissants que les précédents.

L'utilisation des mantras longs ne laissent plus de place pour les productions mentales. On occupe et entraîne l'esprit à faire ce qu'on a décidé de faire, sans demeurer victime de ce qui advient.

Pour résumer, il s'agit de passer dans la quotidienneté de la position de victime à celle d'acteur de sa vie et, à la façon d'un chasse-goupille, de remplacer les productions mentales involontaires ou automatiques par des pensées volontaires. Ceci a pour effet de récupérer le contrôle de soi au lieu de se laisser aller à l'immature folie de l'ego.

Evitons néanmoins la confusion : Ces outils permettant de renforcer l'attention mènent à travailler la concentration en produisant, comme vous l'avez vu, un effort mental. Ceci est contradictoire avec toute méditation, laquelle vise à débrayer du mental et des pensées automatiques. Donc lorsqu'on procède ainsi pour canaliser le mental, on ne pratique plus la méditation mais la concentration. C'est autre chose qui ne mène à aucun des résultats bénéfiques de la méditation. Mais comme nous l'avons vu, il ne peut y avoir vigilance sans capacité préalable de concentration, et aucune méditation n'est possible sans vigilance ni contrôle de l'esprit. Il faut donc bien pouvoir commencer par quelque chose.

1095 - Développer l'obsessionnalité ?

En observant l'équanimité, on ne peut pas dire qu'il existe quoi que ce soit de mauvais sur cette terre, seulement des éléments ou comportements mal orientés ou mal dirigés. Un excrément qui retourne à la terre se verra bien dirigé puisqu'il fertilisera celle-ci. Même la guerre n'est pas forcément mauvaise. Elle l'est lorsqu'elle utilise la violence et conduit au préjudice. Au contraire, la guerre pacifique est recommandée pour lutter contre toutes les injustices du Monde.
Je me félicite des crises de violence que j'ai eues, et sans lesquelles… je n'aurais jamais pu soulever les lourdes charges que j'ai dû emmener seul dans ma vie.

C'est ainsi que **je recommande l'obsessionnalité**. Celle-ci est préjudiciable quand elle est mal orientée. Elle fait alors de nous d'impuissantes victimes de pensées, de rigidifications et conduit au doute morbide, à la souffrance et l'incapacité. Orientons maintenant ce comportement à notre profit, devenons obsessionnel de l'attention et de l'état de présence, nous constaterons alors le changement radical de notre vie dans les deux heures, dans le sens du bien-être et de la productivité.

L'obsessionnalité est connotée négativement, mais **son caractère positif porte le nom d'attention ou d'attitude méditative.** Multiplier les périodes d'attention est ce que préconisait Gurdjieff avec l'utilisation des « stops » à réitérer tout au long de la journée. Le stop consiste à brutalement tout arrêter, le moindre mouvement et la plus petite pensée, comme dans un arrêt sur image. Durant cet arrêt, on pratique l'observation musculaire et posturale, laquelle posture est toujours interdépendante de la posture émotionnelle et mentale. Cet exercice nous conduit à l'awareness* : « *Que suis-je en train de ressentir dans mon corps ? Est-ce que je le ressens seulement ? Qu'étais-je en train de faire ? Dans quel état me mets-je depuis cinq minutes ou depuis le début de la matinée ? Que suis-je en train de fuir ?* » etc.

C'est un exercice très efficace au cours duquel nous nous voyons en transparence, un peu comme si nous nous observions du dessus, avec recul. Non seulement nous pouvons nous voir, mais nous pouvons aussi voir une relation et ses intérêts cachés (Au-delà des mots, qu'est-ce qui se passe entre nous ?), une situation groupale ou environnementale.

1096 - Accroître la vigilance

Je propose un moyen mnémotechnique : **PARS Après.** Parce qu'avec mon esprit je *pars*, ma vigilance porte sur quatre soutiens : **P**résence, **A**ccoutumance, **R**appels, **S**upports.

Présence *(vigilance)* :

☞ Portez attention à la pratique du comment être, à la position adoptée (asana) et à l'état d'esprit de la pratique (CAJE). C'est le *deuxième œil* de la vigilance.

Accoutumance *(attention)* :

☞ Expérimentez les enseignements de façon précise et pratiquez le maintien, c'est-à-dire l'ancrage* et la solide fixation de l'esprit sur le support de méditation.

C'est le *premier œil* de la vigilance, il assure l'absence de dispersion de l'esprit.

Rappels *(vigilance)* : *Cela fait ¼ d'heure que je compte 5 cycles…*

☞ Contre l'oubli et la dispersion, ramenez constamment l'attention sur le support (respiration) chaque fois que vous prenez conscience qu'elle s'en va. C'est le *premier œil* de la vigilance.

☞ Pratiquez avec inlassable patience comme le pêcheur au vif qui passe le temps à ramener sa ligne avec son moulinet, et considérez cet exercice comme étant l'essence même de la méditation.

4 Supports. *Attention/vigilance sur Satipatthana*,* c'est le *troisième œil* de la vigilance **:**

☞ Gardez conscience de l'unité du **corps**, sa pesanteur, ses positions, postures (assis ou debout) ou mouvements internes. Mais aussi de la respiration : profonde ou superficielle, nasale, costale ou ventrale, libre ou contrôlée.

☞ Voyez la durée, l'étendue et les qualités (agréables, neutres, inhabituelles) des **perceptions sensorielles**.

☞ Acceptez les sensations désagréables ou douloureuses, traversez-les, découvrez leur sens et leur évolution au lieu de les fuir ou de les rejeter.

☞ Percevez **l'état d'esprit** de votre pratique afin d'ultérieurement l'analyser : désir, aversion, émotions, confusion, dispersion, agitation ou joie et concentration.

Identifiez **les objets de l'esprit** (vision pénétrante ou méditation analytique) : Nature et contenu des pensées, ainsi que phénomènes et réalités du monde comme impermanence, interdépendance, non contrôle, souffrance, conscience, attachements et obstacles ou empêchements, facteurs obstruant ou éclaircissant la conscience, facteurs menant à l'épanouissement ou à la souffrance ...

Après : Ma vigilance s'exerce aussi (et surtout) sur l'après méditation, dans la vie quotidienne. Elle veille à ce que les enseignements tirés de la méditation soient conscientisés tout au long de la journée pour l'amélioration observable de ma vie relationnelle et globale. A contrario, si ma vie quotidienne ressemble à celle d'une guêpe anxieuse, les méditations qui suivront en seront douloureusement colorées.

« En réalité, les difficultés rencontrées signifient presque à coup sûr que la méditation porte ses fruits.
Ayez donc à cœur de suivre les conseils de Dipa Ma. Tenez-vous en à la pratique que vous avez choisie et traversez avec elle doutes et difficultés, moments d'inspiration et de découragement, tous les hauts et les bas inévitables que l'on rencontre sur la voie. Si vous vous engagez ainsi et que vous parvenez à passer au travers des périodes les plus sombres, la sagesse finira par poindre. »

Amy Schmidt,

Dipa Ma, présence et rayonnement d'une femme bouddhiste.

Exercice 12 – Méditer en marchant (Vision pénétrante) – Attention fine à ce qu'on fait

Med-itare = marcher en tournant. C'est ce qu'on faisait dans le temps, dans les cloîtres du moyen âge. Ici, l'objet de méditation devient la marche qu'on décortique dans ses moindres détails. Cet exercice exercice est pratiqué entre les activités quotidiennes. Ou alors il est réalisé entre deux sessions de méditation assise pour dégourdir le corps.

On commence par se centrer, se poser et donner un sens à la pratique : celui de reconquérir sa vie naguère abandonnée à l'ego. On prend **refuge** en les maîtres et enseignements qui nous inspirent, qu'on honore par la foi et l'exercice de pratiques vertueuses qu'elles soient éthiques, psychologiques, affectives et corporelles.

Méditation. Pendant que j'observe la marche, mon regard est posé sur le sol à un mètre devant moi, pour éviter les dispersions visuelles, tandis que la main droite recouvre le poing gauche posé sur l'estomac. Les mains peuvent aussi être croisées devant soi, devant le ventre ou le hara. Je commence par prendre conscience de ma façon de marcher : est-ce lourd, léger, raide ? La marche ne doit pas être raide mais agréable, je déverrouille donc légèrement les genoux comme si je marchais sur des amortisseurs.

J'avance la jambe gauche sur l'inspiration, je pose le talon puis la plante sur l'expiration en même temps que mon bassin avance sur un rail. Puis mon talon se lève toujours sur l'expiration, l'appui s'effectue sur les orteils, ceux-ci décollent du sol à l'inspiration. Mon pied gauche avance sur l'inspiration, mon talon se pose au sol à l'expiration, etc. Mon attention se pose sur les sensations de l'enroulé de ce mouvement. Sensations musculaires, tendineuses, ligamentaires et cutanées qui se situent en dessous de la ceinture, lesquelles sensations, adjointes aux mouvements de ma respiration, deviennent le support de méditation. [Méditation].

Je peux ensuite procéder en fixant mon attention simultanément sur les deux jambes. Tandis que je passe de la pose du talon à la plante du pied gauche sur l'expiration, mon talon droit décolle. Quand un talon se pose, l'autre décolle. Et tandis que mon bassin avance en appui sur la plante gauche, mon talon droit décolle, toujours à l'expiration. Puis les orteils droits vont se lever à l'inspiration et la jambe droite va avancer. Le talon droit se pose au sol à l'expiration. Etc. [Méditation].

Je peux rajouter des données, de l'attention sur la souplesse ou la lourdeur de l'ensemble, la synchronisation avec la respiration, le centre de gravité, etc. Je tourne dans le sens des aiguilles d'une montre en négociant les angles à 90 degrés. Si je veux m'entrainer à la vision pénétrante selon le nouveau véhicule bouddhique appelé Mahayana, il n'est pas nécessaire de conscientiser toutes les sensations dans les moindres détails. C'est à faire seulement si je veux m'entrainer à vipassana selon le Theravada (ancien véhicule bouddhique), à savoir un entrainement au balayage des sensations corporelles (bodyscan). Dans le mahayana, je garde une attention douce sur les sensations de la marche/respiration. [Méditation].

Dans un second temps appartenant à la vision pénétrante, après des mois de **cet exercice** d'observation de la marche, il sera important de voir aussi ce que fait l'esprit, son attention ou ses dispersions. Voir les désirs, pensées, attachements, répulsions, manichéismes, devoirs et visions erronées dont nous sommes les jouets, ainsi que leur impermanence et leur interdépendance avec la marche et la respiration. Ici, l'attention fine de ce que je fais convoque également l'attention fine de ce que je vis. [Méditation].

A l'issue de cette séquence, j'ancre mes acquis dans la **dédicace** destinée à les reproduire dans la quotidienneté pour le bien de tous. Par cette pratique bénéfique, puissé-je croître encore et encore, me distinguer des ennemis funestes et libérer les êtres ballotés par les frustrations et souffrances ordinaires.

La Gestalt-Thérapie a repris cet exercice à sa manière sous différents noms, notamment de ***Marche consciente,*** ou ***marche sensible***, en y adjoignant l'attention sur les autres sens : position du dos, tension musculaire générale, caresse du vent sur la peau, température de l'air, situation émotionnelle, bruit des oiseaux, odeurs, couleurs du paysage, etc. Il s'agit d'***être là***, et l'exercice se rapproche alors des *Marches en Pleine Conscience* préconisées par le moine vietnamien Thich Nath Hanh*.

11 – Les 9 étapes du calme mental

L'obtention du calme mental durable passe par neuf étapes successives et incontournables au cours de laquelle s'exerce une attention spéciale ainsi qu'une force spécifique :

1) Le placement de l'esprit

Au début de la pratique, vous allez vous apercevoir que votre esprit ressemble à une bande de singes dans les arbres : l'esprit vagabonde tantôt dans la distraction, la dispersion ou le bavardage mental automatique. Vous ne pouvez pas rester calme, ou pas longtemps, et vous devez répéter sans cesse le rappel de l'attention, vous exercez donc la première des quatre activités mentales qui est *l'attention avec effort,* et cela vous fatigue nerveusement. Comme vous passez plus de temps à vous disperser qu'à focaliser sur le support de méditation, cette attention est d'abord plutôt absente, puis fluctuante.

Cet état constitue la première phase de travail et doit être accepté. Peut-être vous affolez-vous en voyant comme une soudaine tempête à bord, sans savoir que ce phénomène est tout à fait normal et que vous le vivez toute la journée sans vous en rendre compte.
Pour traverser cette étape, vous devez déployer la première des six forces nécessaires à l'obtention du calme mental, à savoir la *force de l'écoute*. Cette dernière utilise les instructions orales ou écrites que vous avez reçues car elles vous rassurent et vous guident. Le placement de l'esprit est acquis lorsque vous pouvez rester concentré cinq minutes ou que vous pouvez atteindre 21 cycles lors de la méditation comptée.

2) Le placement continu

Durant ce deuxième stade, l'esprit s'apaise et reste momentanément sur le support de méditation mais les nécessités de rappel de soi vont se succéder, autant de fois qu'on ramène sa ligne lors de la pêche au lancer. Vous aurez l'impression de ne faire que cela, bien qu'observant des pauses dans l'agitation mentale. La fixation sur le support de méditation s'avérant courte et difficile, vous aurez encore besoin de déployer *l'attention avec efforts*. Ne vous en souciez sur-

tout pas et considérez ceci comme un grand jeu, puisque c'est l'exercice même de la méditation pour les débutants.
Pour traverser cette étape, vous aurez besoin d'utiliser la *force de réflexion* qui permet au méditant de se souvenir, d'assimiler, de s'approprier et d'appliquer les instructions.

3) Le placement répété, ou réajustement

Le calme mental augmente mais l'esprit s'échappe itérativement et la pêche au lancer continue. Il s'agit de ramener son esprit sur le support, de pratiquer le rappel de l'attention, et de ramener encore et encore l'esprit sur le support de méditation. C'est pourquoi jusqu'au septième stade on parle *d'attention intermittente*. L'esprit reste plus souvent posé sur l'objet de méditation qu'il ne vagabonde, il voit les dispersions beaucoup plus vite et parvient à ramener l'attention rapidement. Les pensées se raréfient car elles ne sont plus alimentées.
La *force de la mémoire ou de rappel* va vous aider à traverser cette étape. Elle active le rappel, réajuste l'attention sur le support ou l'objet de méditation et permet la poursuite de la méditation.

4) Le placement rapproché

L'esprit et l'objet de méditation deviennent proches et reliés à tel point que, dans ce quatrième stade, vous êtes protégés de la mollesse ou de la torpeur et vous ne pouvez plus perdre l'objet de méditation. La stabilité de l'esprit est obtenue. La *force de rappel* et de l'attention ont atteint leur culminance et vous permettent de progresser dans cette étape, jusqu'au moment où l'excès de concentration provoque des effets secondaires de relâchement ou d'agitation mentale. Depuis le troisième stade jusqu'au huitième, les obstacles peuvent surgir à tout moment.

5) La soumission, ou la maîtrise

La soumission de l'esprit aux consignes caractérise cette étape où les pensées patentées ont disparu comme l'agitation et les obstacles grossiers. Mais la mollesse subtile peut s'installer, consécutive à la fatigue de l'esprit qui a usé de rappels de l'attention ou de concentration abusive. Les antidotes à cette mollesse constituent des distractions de l'objet de méditation et, comme la mémoire est devenue excellente, c'est la *force de vigilance* qui doit être renforcée pour vous permettre de dépasser ces écueils. Induite par la force de la mémoire, la force de vigilance s'améliore encore et pacifie le mental. L'esprit est plus clair, comprend mieux les avantages de l'attention en un point et va les convoiter. Le méditant maîtrise le placement de l'attention.

6) La pacification (Premier jhâna).

L'esprit convaincu de l'intérêt de la concentration redouble d'efforts et d'attention, au point de les reporter dans la quotidienneté. L'esprit comprend les préjudices de la distraction subtile qui surgit parfois encore. Le relâchement subtil a disparu puisque l'antidote consiste à raviver l'esprit, mais ce réveil peur conduire à l'agitation subtile, ce qui nécessite encore la *force accrue de vigilance* qui est ici à son apogée. En cas d'agitation subtile ou de bavardage mental feutré, pratiquez les remèdes à l'agitation (page 139).

7) La pacification totale

L'esprit combat la distraction grâce à la *force de l'énergie ou de l'enthousiasme*, par l'intermédiaire de laquelle cela devient facile et joyeux et facile. Ce qui fait que le calme mental devient stable et durable, même si des pertes fugaces, des trous d'attention apparaissent encore. L'esprit est presque totalement pacifié et les obstacles manifestes ou subtils n'apparaissent plus ou pratiquement.

8) La focalisation, l'unification ou la concentration en un point

Les efforts restent utiles au début pour initier la séance mais ne sont plus nécessaires dès que le plein contact avec celle-ci est entamé. La *force de l'enthousiasme* entraine énergie et persévérance. Elle reste indispensable, bien que *l'attention ininterrompue* et le calme mental persistent sans nécessité d'emploi de la vigilance. Il n'y a plus de risque d'apparition des obstacles. L'esprit est focalisé sur son objet, très durablement et sans effort.

9) La fixation spontanée, ou placement équilibré (Deuxième jhâna).

Tout effort est devenu inutile et l'enthousiasme n'est plus indispensable. On parle donc du maintien de la *force d'accoutumance, ou de familiarisation,* qui permet de faire les choses de façon toujours plus facile, habituelle ou automatique parce que le méditant et accoutumé et rompu à la pratique. C'est pourquoi vous utilisez *l'attention sans effort ou spontanée.*

Le calme mental s'obtient sans effort dès le début de la séance et peut durer indéfiniment selon la volonté du méditant. Il n'y a plus de pensée ni d'évaluation. Il s'agit d'une ébauche de calme mental, car le calme mental ultime s'obtient par l'accoutumance à la fixation spontanée. Cette dernière conduit à la souplesse ou maniabilité mentale, caractérisée par la puissance et l'extrême clarté de l'esprit. Cette souplesse mentale mène à la souplesse physique, au cours de laquelle le corps semble s'alléger tandis que tout désagrément somatique disparait. Une sensation très agréable apparait à l'esprit et engendre une grande joie, la félicité de l'esprit. Une fois cette grande félicité passée, le grand calme mental apparaît avec la grande équanimité (troisième jhâna). La fixation spontanée s'atteint avec la *force d'accoutumance*

12 – La Vision pénétrante (VP)

Voir dans 1 – Méditer, page 9

Dans la littérature bouddhique Vision pénétrante et méditation analytique sont la plupart du temps regroupées sous le même nom. Personnellement je les distingue pour des raisons pédagogiques. Elles se pratiquent toutes deux les yeux ouverts ou mi-clos, c'est-à-dire non coupé du Monde mais intégrant celui-ci au sein de notre réalité.

La **vision pénétrante** est un exercice d'attention et d'observation de soi-même comme si nous étions au cinéma. ***La méditation est un tableau vivant que l'on contemple sans entrer dedans.***

On se pose devant l'écran, on ne regarde pas ailleurs, on ne juge pas et on se laisse guider par le film. Pensez que c'est avant tout une méthode de relâchement et dites-vous que comme tout est impermanent, qu'il n'y a pas deux méditations qui se ressemblent. Puis pensez que ce n'est qu'un exercice finalement, **c'est un grand jeu** ; dédramatisez !

Je distingue deux Visions pénétrantes : la VP1 centrée sur ce que je fais (marche méditative, méditation dans les activités quotidiennes...) et la VP centrée sur ce que je vis. Cette VP2 se rajoute à la VP1 et observe également les mouvements de l'esprit que sont les pensées, émotions, attachements, aversions, volitions, réactions, manichéismes, devoirs et visions erronées dont nous sommes les pantins, ainsi que leur impermanence et leur interdépendance avec les sensations corporelles.

La Vision Pénétrante (VP) mène au cœur de la méditation et la maitrise du premier jhâna (page 213) en est l'incontournable prérequis. Dès que nous nous penchons sur les dispersions, qu'il y a le trépied *Observateur/façon d'observer/objet observé*, nous sommes dans la VP, cette fois dépourvue de support singulier et précis de méditation.

Elle consiste toujours à se désidentifier de l'automatisme mental, mais cette fois en étant ouverte à tout ce qui survient sans discrimination. Dépourvue de but et de support de méditation, elle ne fait pas l'effort d'observer mais celui d'être réceptif, de *Voir*. Elle voit tout ce qui parvient à nos six sens, dont le sens mental, c'est-à-dire la réalité des phénomènes tels qu'émergences et perceptions, empêchements ou obstacles, réactions et tendances, volitions et pulsions, non maîtrise et impuissance ainsi que l'impermanence et l'interdépendance de tout cela. Elle accueille toutes ces distractions dont elle découvre les associations, et c'est ainsi qu'elle étudie la nature et le fonctionnement de l'esprit.

S'y conduire comme un spectateur face à un film incohérent va permettre de voir les images sans les saisir et de considérer tout cela comme un rêve éveillé. Observer ainsi les pensées décousues va rendre possible une remontée à la source comme on fait en psychanalyse par l'intermédiaire des « **associations libres** ». Dans cette technique spontanée sans réflexion, un mot en appelle un autre jusqu'à ce que l'ensemble prenne sens. Le fait d'accepter tout ce qui arrive avec équanimité, de brancher l'Observateur impartial et de rester l'esprit calme et clair malgré les tensions va conduire à l'éviction progressive des distractions.

Voyant les conditionnements du mental qui nous conduisent au pilote automatique, autrement dit l'automatisme mental, nous pouvons nous en distinguer et nous libérer de ces attachements en nous ajustant autrement qu'en utilisant le réactionnel. Nous cessons ainsi de nous identifier à tout ce qui surgit dans notre vie, d'être ballotés par les pensées, tiraillés par les émotions, agrafés aux attachements, révoltés par les frustrations, aveuglés par les idées fausses, embarqués dans les doutes et les contradictions. Quoiqu'il arrive et puisse masquer le ciel bleu, celui-ci n'en demeure pas moins bleu immaculé. Cet entrainement cérébral produit de nouvelles connexions neuronales provoquant des facultés inédites qu'on utilise dans la quotidienneté, notre vie change.

Progressivement, La vision pénétrante nous permet de nous **identifier à la qualité spacieuse de l'esprit** pour en discerner sa vraie nature. Les hindous parlent du Soi et les bouddhistes évoquent la nature de Bouddha ou les qualités éveillées qui demeurent au fond de nous. L'esprit est vu comme un vaste ciel bleu, sans forme, infini, toujours propre et immaculé, même s'il est occasionnellement traversé de nuages blancs, de nuages noirs, d'éclairs, d'avions, d'oiseaux et masqué par toute sorte de phénomènes comme la nuit, le brouillard, etc. Ne confondons plus le fond et les formes. Il n'y a pas de dualité entre la mer et les vagues, ce sont les apparences distinctes d'une même forme. Par contre, les nuages ne sont pas la même chose que ciel bleu, ils s'y ajoutent et le traversent comme font les distractions ou empêchement qui se superposent et parasitent la vraie nature de l'esprit pur.

La vigilance de l'Observateur est capitale dans cette approche, même s'il finit par disparaître avec l'habitude. A contrario, quand l'esprit se tend ou s'égare au cours de la vision pénétrante, le pratiquant revient momentanément à samatha.

On sait aujourd'hui que **toute pratique effectuée sans feedback et verbalisation ne peut être assimilée et intégrée** en profondeur. Toute pratique de vision pénétrante sans méditation de placement sur la conclusion obtenue ne peut être incarnée dans le futur.

« Il faut arrêter de penser la pensée ou de ressentir l'émotion afin de les voir comme un objet à inspecter. Ce processus est en lui-même un exercice de l'Attention, conscience détachée, non impliquée. »

Vénérable Hénépola Gunaratana.

Catégoriser et classer les pensées ou les obstacles relève de la vision pénétrante qui suppose le prérequis du calme mental. Lors de la vision pénétrante, si votre esprit est attiré par une pensée, prenez-en acte : identifiez ce que vous pensez, voyez que cette pensée manifeste est sous-tendue par une émotion ou un besoin psychologique latent, une inquiétude, une peur, une envie, qu'elle provient du passé ou se projette sur le futur, voyez ce qu'elle devient puis revenez à vos sensations respiratoires. Au bout d'une très bonne pratique de la vision pénétrante, les pensées elles-mêmes peuvent être utilisées comme support de méditation, sans vous identifier, comme si vous regardiez un film.

Exercice 13 –Vision pénétrante. (Attention fine à ce qu'on vit)

Des mouvances latentes demeurent à l'intérieur de nous, comme des pulsions, des situations inachevées, des tendances et des émotions refoulées. Elles ne cessent de vouloir monter à la surface de la conscience mais nous les refoulons inconsciemment par des résistances qui nous font fuir le silence, et l'inactivité. Pour éviter qu'elles émergent, nous comblons le vide par de la dispersion acharnée et de l'agitation permanente, des rencontres, des jeux psychologiques* ou ludiques, des déplacements, des discussions ou du bruit par le biais de la radio, de la télévision, du casque stéréo, d'Internet ou de nos téléphones mobiles. Regardez ce qui se passe dans une salle d'attente. Apparait comme un besoin vital d'occuper le temps, que ce soit pour lire ou pianoter sur le portable.

« Tout le malheur des hommes vient d'une seule chose, qui est de ne savoir pas demeurer en repos, dans une chambre. »

Blaise PASCAL

La résistance, la lutte ou le rejet ne font que donner importance ou puissance à un phénomène, lequel deviendrait comme des bulles qui grossissent parce qu'elles sont maintenues sous la surface. A contrario, la reconnaissance, l'acceptation et la permission ne font que l'amoindrir, comme une bulle qui éclaterait à la surface. Le maintien de la pleine conscience permet le maintien de l'attention et de la vision pénétrante, laquelle entraine la compréhension, la détente et la transformation.

Méditation. Reprenons exactement l'exercice du calme mental, peaufinons notre position corporelle ainsi que notre position psychologique, et centrons-nous sur les sensations de la respiration. [Méditation].

Lorsque l'esprit est calme, je rajoute quelques données. Grace à la stabilité mentale (calme mental), l'esprit va pouvoir étudier l'esprit. Sans cette stabilité, l'esprit ne verrait rien d'autre que cogitation ou dispersion et l'exercice demeurerait stérile. Je réalise qu'ordinairement **chaque obstacle inattendu attire d'abord mon attention**. Je note mentalement ses caractéristiques, mais de façon très rapide et très simple, sans cogitation ni sémantique qui constitueraient elles-mêmes de nouveaux parasitages. [Méditation 10 secondes].

Chaque obstacle provoque ensuite des réactions, je les étudie sans jugement ni prise de parti : pensées, respiration, émotions, auto-jugement, agitation, douleur ou sensation inhabituelle, etc. [Méditation].

Puis-je voir que nous sommes deux ? Puis-je voir l'ego qui ressent, pense et réagit, s'agace et se disperse, et **l'Observateur*** qui voit, toujours constant et serein ? L'Observateur souffre-t-il parfois ? [Méditation].

Avec recul, l'Observateur étudie le fonctionnement de l'esprit et sa façon de construire son monde. Avec lui, je tente de discerner le démarrage et la source des obstacles ; et ce qui précède les pensées. Les pensées génèrent des émotions qui, à leur tour, sont sources de pensées. Ainsi naissent les tensions. Nous lâchons donc ces pensées mais l'émotion les réactive un peu plus tard. De quelle émotion s'agit-il ? De quel besoin fondamental satisfait ou insatisfait parle-t-elle ? [Méditation].

En me souvenant de mon passé proche ou en me centrant sur l'instant présent, **j'observe par exemple une de mes peurs** – mais je peux faire cela avec toute autre émotion ou tendance désagréable : culpabilité, colère, anxiété, jugement, orgueil, séduction, jalousie, soumission, perfectionnisme, dépendance, pessimisme, procrastination, etc.

Je commence accueillir cette émotion : « *Bonjour ma peur* ». Je pratique ainsi la reconnaissance, l'acceptation, la prise de recul et, au lieu de m'identifier, je branche l'Observateur. Cela fait que la peur n'est plus seule à bord. Son caractère dominant s'étiole immédiatement. Puis je la transforme par la connaissance. Ceci réalise une sorte d'éveil, ou de sainteté comme on dirait en christianisme. « *Bonjour ma peur* ». [Méditation].

Les émotions difficiles ou douloureuses génèrent une respiration courte et de la tension. En respirant amplement et calmement par l'abdomen, je calme ma peur aveuglante sans l'entretenir. *En inspirant, je reconnais et accepte la peur en moi ; en expirant, j'en prends bien soin par empathie, compassion et amour.* [Méditation].

La plupart du temps, l'émotion est consécutive à l'ignorance. Je déplie successivement et **visualise le raisonnement qui l'entretient**. Ainsi la peur ne va plus forcer son expression pour s'opposer à la forte résistance, elle va perdre son caractère inquiétant ou disparaître, d'autant plus que je comprends qu'elle se nourrit principalement de rêve, d'imaginaire et d'autosuggestion négative. [Méditation].

Souvent aussi, je peux **voir la résonance** qui conserve ma peur dans le contenu de mes tendances. Avec elle je suis, par exemple, *comme mon père* ou ma mère. Cela fait que je conserve ainsi une certaine fidélité à eux ou une appartenance familiale, et cet attachement exclut tout argument rationnel. C'est comme si ma peur était attachée à un poteau par un élastique jamais tendu de la même manière. Le poteau c'est mon père ou ma mère, et l'élastique c'est ma tendance à la peur en regard des événements de ma vie quotidienne. En coupant l'élastique, je coupe les racines de ma peur qui s'évapore ainsi. [Méditation].

Je note **l'impermanence** des obstacles, et je remarque **l'interdépendance** générale : la corrélation entre les pensées, la douleur, les émotions, les sensations et la respiration. J'identifie mon impuissance à les maîtriser ou les faire disparaître. Qu'est-ce qu'une sensation, sinon le produit de l'esprit ? Je vois la nature des idées fausses, des attachements et des conditionnements avec équanimité, sans prendre parti. [Méditation].

Je dédicace la pratique et tâche de l'ancrer dans tous les instants de ma vie quotidienne.

Lama Jigmé Rinpoché nous confie : « *Méditer, c'est avant tout voir les choses avec une infinie précision, comprendre comment fonctionne chaque détail.* ».

Exercice 14 – Tour d'Horizon (Overview – vision pénétrante durant ½ heure)

Cet exercice est un prérequis au balayage corporel qui étudie les sensations avec précision. Le Tour d'Horizon observe les sensations rudimentaires et va vous servir très rapidement dans vos activités et relations quotidiennes, d'ici trois jours si vous y portez suffisamment de vigilance. Evidemment, si vous n'y pensez jamais, il ne sera jamais opérationnel.

Les sensations constituent le socle des émotions. Et contrairement aux sentiments, les émotions ne sont que sensations corporelles. **Si nous ne pouvons reconnaître nos sensations, nous ne pouvons identifier nos émotions ni notre vécu.** Ils sont alors mentalisés, intellectualisés mais décrochés de notre expérience, notre ego nous manipule. La plupart des gens, comme des méditants, ne savent pas comme ils respirent ni la tête qu'ils font, à moins d'y être convoqués et de consacrer du temps pour le savoir. Cela explique que certaines personnes se sentent rejetés avant d'avoir prononcé le moindre mot, que tant de gens évoquent leur tristesse en souriant, que tant d'autres parlent de leur colère en geignant. C'est une très bonne façon d'entretenir un conflit en soi, ainsi qu'une névrose, une pathologie relationnelle ou autre manifestation morbide. Afin de redevenir cohérents et authentiques, il convient de retrouver nos facultés de ressentir au lieu de laisser la pleine interprétation de notre vécu à l'ego.

C'est pourquoi nous invitons tout le monde à se familiariser avec cet exercice peu communément présenté. De surcroit, les acquis que vous y ferez vous aideront considérablement lors de la pratique du balayage corporel.

Méditation. Prenez le temps de vous installer. Pratiquez la prise de refuge pour donner toujours du sens à ce que vous faites. Quand cela n'a pas de sens, cela ne donne aucun résultat, sinon du trouble et du doute. Corrigez la position physique et adoptez la posture psychologique (Etat d'esprit).

Puis regardez simplement **votre respiration**. Portez-y une attention calme et douce. Rappelez-vous que si elle est courte, minimale ou rapide, c'est que quelque chose ne va pas, que vous êtes tendu et tourmenté. Si vous ne savez pas pourquoi, ne cherchez surtout pas à savoir ici. Votre respiration est-elle thoracique ou abdominale, calme, ample ou profonde, courte, minimale, rapide, saccadée, irrégulière, changeante ? Si elle change c'est en fonction de quoi, votre tension, votre détente, votre visage ? [Méditation].

A propos de visage, prenez conscience de **la tête que vous faites**, devrais-je dire que vous vous faites ! Etudiez-vous régulièrement votre visage, que ce soit en méditation ou en réunion ? Cela va considérablement vous aider dans votre relationnel, qu'il concerne votre relation à vous-même ou aux autres. Votre visage, votre front, vos sourcils sont-ils tendus ? Souriez-vous ou faites-vous la moue ? Si vous n'esquissez pas l'ébauche d'un sourire, c'est que vous n'êtes ni dans l'équanimité ni dans la joie ; vous serez alors dans le mental et dans le combat. Il en va de même au sujet d'un sourire forcé qui ne fait que générer de la contraction. [Méditation].

Êtes-vous détendus ou non ? Si non, prenez le temps de détendre ce que vous pouvez, relâchez les épaules, les bras, la mâchoire, les muscles du visage et laissez aller complètement votre respiration. Puis voyez les **zones de tension** qui demeurent plus subtiles, tension dans le dos, dans les mains qui ont envie de bouger, douleur ici, lourdeur là. [Méditation].

Que faites-vous alors en cas de tension ou d'agitation ? Vous restez observateur passif, vous acceptez ou **vous réagissez ?** Votre esprit est-il calme, serein, reconnaissant, agité, inquiet, dispersé, confiant, empathique, agacé, tolérant, équanime, jugeant, gratifiant, malveillant, altruiste ou magnanime ?

Voyez l'interaction permanente entre votre respiration, vos tensions, vos mentalisations et vos **réactions**. Puis reprenez votre tour d'horizon en voyant si c'est vous (le capitaine de bord ou l'Observateur) ou le mental qui mène l'exercice avec le souci de bien faire tout en faisant des commentaires. [Méditation].

Continuez votre tour d'horizon en passant en revue votre respiration (système nerveux), vos tensions corporelles et la tête que vous vous faites (système musculaire) ainsi que vos mentalisations/réactions (système mental).

Puis consacrez une minute d'assimilation en procédant à un feedback expérientiel. Il a pour but d'ancrer vos découvertes et votre expérience dans la matière, dans le vécu de votre corps. Cela vous permettra de les mémoriser et de les utiliser bien plus longtemps que si elles partent fugacement à l'état gazeux dans votre mémoire cérébrale.

Enfin, félicitez-vous de vos progrès et remerciez-vous de cet instant passé pour vous. Récitez la dédicace qui vous protègera de l'agitation, de la dispersion et des ennemis funestes* tout en prolongeant votre attention et votre supraconscience dans les activités quotidiennes.

Exercice 15 : Pleine conscience dans les activités quotidiennes. (Méditation de placement)

Commencez par choisir une activité quotidienne banale, au cours de laquelle vous placerez votre conscience d'instant en instant sans penser. Il n'est pas nécessaire de penser pour manger, se brosser les dents, se doucher, s'habiller, conduire, classer des dossiers, etc. Cet exercice se fait dans le silence, sans radio ni télévision. Portez votre attention sur la décomposition et la précision du geste d'instant en instant, et votre vigilance sur votre détente et votre insouciance. **Avancez de geste en geste** en prenant soin de laisser ample votre respiration, sans agir sur elle. Si des pensées vous traversent, dites-vous que ce n'est pas vous, c'est la radio, ne vous dispersez pas et ne vous inquiétez pas. Cet exercice n'est pas un challenge, nous le pratiquons pour aller à l'encontre de très fortes tendances qui nous mènent depuis la petite enfance. Donc si cela rate, cela rate, dites-vous que l'esprit ordinaire fonctionne ainsi et que vous êtes en processus d'apprentissage. N'ayez pas d'objectif, procédez pour faire. Ne mettez pas d'enjeu, il n'y a ni échec ni réussite en méditation. Renoncez au perfectionnisme et ne cherchez pas à trop bien faire. Lorsqu'on apprend le tennis, il est tout à fait normal que, pendant des années, on rate des balles et on perd des matches. Ce n'est pas pour autant qu'on a raté le match. Faites donc l'inverse de ce que vous avez l'habitude de faire : félicitez-vous au lieu de vous juger ou réprimander.

L'obstacle majeur pouvant se présenter (comme dans toute méditation) est le silence et ce que vous pourriez appeler *le vide* : il n'y a plus de bruit. Le silence est chose qu'on ne maitrise pas ; on peut simplement le rompre en reproduisant du bruit. Ce vide peut apparaître sous forme d'inquiétude croissante, mais surtout de sensation corporelle, plutôt dans votre tronc. Si vous ignorez ou niez ce vide, il y a grande chance que vous rompiez le Noble Silence ainsi que votre attention et votre exercice. Donc déplacez votre attention sur ce vide, détendez-vous en urgence et partez explorer ce vide, comme si vous accompagniez doucement un petit enfant apeuré en le tenant par la main dans un paysage nocturne. Il est à parier que vous allez faire des découvertes extraordinaires.

Au début, en pratiquant ce type de méditation dans mes activités quotidiennes et professionnelles, j'avais l'impression de passer à côté de plein de choses et de rater mes journées. L'inquiétude subtile m'envahissait et j'avais peur de pratiquer ainsi le nombrilisme toute la journée. Il m'a fallu un sacré temps pour m'apercevoir brutalement que ce vide était en fait un plein véritable. Un vrai plein, un plein de vie, vide de toute sorte de préoccupations, de mentalisations et de dispersions complètement disparates qui me donnaient l'impression d'être actif et de faire plein de choses ; de remplir mes journées, voire de les rentabiliser. Comment peut-on vouloir rentabiliser une journée sans passer à côté de sa vie dans la totale illusion ? Avant, ma vie était pleine de vides. Après, en retirant seulement une lettre, elle est devenue pleine de Vie.

Plus tard, vous pourrez porter votre attention sur des tâches plus dispersives, comme effectuer une recherche sur internet ou dialoguer avec quelqu'un par exemple. Si vous allez sur internet, tenez-vous à faire ce pourquoi vous êtes venu sans vous disperser à aller voir vos courriels ou passer sur des réseaux sociaux. Si vous discutez avec quelqu'un, ne perdez jamais de vue la raison de votre entrevue et le sujet abordé, ce qui vous évitera de suivre les déflexions et changements de propos de votre interlocuteur.

Indépendamment de cet exercice, effectuez des **stops réguliers** dans votre journée. Cela consiste à interrompre immédiatement ce que vous êtes en train de faire, comme un arrêt sur image, et à pratiquer deux minutes de respiration calme. Puis observez vos états émotionnel et physique : Preniez-vous soin de vous ou étiez-vous en train de courir et de stresser ? Placiez-vous encore la barre trop haut pour souffrir ou tout rater ? Ruminiez-vous depuis un bon moment ? Etiez-vous ici et maintenant ? Confondiez-vous vos pensées avec la réalité ? Etiez-vous en projection ? Posiez-vous des conclusions hâtives ? Fonctionnez-vous encore en manichéiste ? Etiez-vous calme et attentif ou en train de répéter encore une de vos difficultés ? Puis voyez si L'attitude que vous aviez, tant physique que mentale, était juste et appropriée.

Vous pouvez programmer ces stops à l'avance, et surtout les pratiquer lors de chaque montée de tension, de stress, d'agacement ou de colère.

Exercice 16 : Méditation sans objet, samatha sans support (Vision pénétrante).

« La méditation sans objet est l'expression la plus parfaite de votre vraie nature. Il s'agit d'être soi-même dans l'instant présent. »

Shunryu SUZUKI

La méditation sans objet ou sans support est l'aboutissement naturel de la méditation. Il y en a deux types, comme pour l'exercice du Phare ou de la Pleine conscience. Prenons l'exemple de la consommation d'un verre de vin. On peut rapidement le boire comme au bistrot ou le boire en dégustation et décryptage comme le ferait un œnologue, ce qui est notablement différent et révèle également deux façons de faire sur un même sujet.

On peut donc distinguer *La méditation de placement sans support,* au cours de laquelle le support de méditation est le rien, le silence total ou le vide. A la survenue de chaque pensée ou obstacle, on revient au silence ou au rien. En somme, le support de méditation y est le non support. Puis *La méditation de vision pénétrante sans support* dont cet exercice fait l'objet.

Paradoxalement, elle est **bien plus facile** que samatha puisqu'il n'y a même plus de support de méditation. Mais nos conditionnements rendent cette **simplicité** difficile à incarner. A contrario, comme nous nous sommes longuement entrainés avec samatha et nous sommes parvenus à l'état de non distraction, les obstacles ont largement diminué ou disparu. Ne subsistent souvent que les pensées, elles nous laissent neutres et ne nous affectent pas.

Méditation. Au cours de la méditation sans objet, nous laissons l'esprit reposer dans son état naturel, bien avant qu'il ne soit affecté par la distraction, le vagabondage, la dispersion ou l'agitation.

Il s'agit **simplement d'être-là** : présents à ce qui se passe autant à l'extérieur qu'à l'intérieur de nous-mêmes, sans rien attendre, sans rien juger ou rejeter. Il s'agit de **ne rien faire et d'être conscient de tout**. Il n'y a même pas à rechercher un état de conscience spécial ou supérieur, ou une clarté, tout cela est encore trop compliqué. Nous n'avons rien à faire de spécial, sinon de rester immobiles et attentifs, sans attente. Restons seulement détendus, réceptifs, contents et conscients. Une conscience dégagée du parasitage des émotions et des pensées.

« Voir comment nous fuyons continuellement le moment présent, comment nous évitons d'être simplement tel que nous sommes est la principale découverte que permet la méditation. » Pema Chödron. [Méditation].

Lâchons tous les dogmes, toutes les envies et acceptons tout. A l'instant si nous ne sommes pas prêts à mourir sur place, c'est que nous ne sommes pas dans la méditation sans support. Ne nous posons plus la question de savoir si notre méditation est bonne, mauvaise, chaotique ou autre. Soyons là, présents **comme au cinéma**. Car tout ce qui apparait dans le champ de notre conscience est comme un film dans lequel nous ne nous identifions pas. Même pas au moi/je. Nous prenons simplement connaissance, et nous voyons les images et les pensées défiler et se succéder, sans focaliser sur aucune. Et parfois ça passe du coq à l'âne comme lorsque le film change de scène. Le film, c'est la nature et le fonctionnement de l'esprit, de l'ego et du mental. Nous prenons simplement conscience de tout ce qui traverse l'esprit, sans l'identifier à l'esprit. Alors, détachés, nous voyons comment le mental et l'ego fonctionnent et nous gouvernent habituellement. [Méditation].

Voir en Observateur qui ne s'identifie pas et qui ne prend pas parti nous permet de dissoudre des tendances et attachements qui nous ont emprisonnés et qui ont conditionné nos façons de comprendre, de réagir et de fonctionner. Puisque nous le regardons bien en face, le fonctionnement de notre esprit est dévoilé : **nous nous libérons de limitations, de difficultés, d'idées fausses et de grandes souffrances** mentales. Et comme après avoir traversé des couches de nuages, de turbulences et d'opacités, notre esprit semble vaste comme un ciel immaculé. L'esprit regarde l'esprit. Un grand sentiment de puissance, de plaisir et de stabilité nous envahit. Il ne faut pas s'y attacher. Rester à ne rien faire, en toute conscience, être-là. [Méditation].

Chaque fois qu'une prise de conscience apparait, stabilisons-là dans notre esprit en restant quelques temps à la com-prendre et à l'assimiler. Puis nous la noterons sur notre cahier de méditations et tâcherons de la mettre rapidement en actes dans la vie quotidienne afin de l'intégrer en profondeur.

Et si des émotions ou pensées nous ramènent occasionnellement dans la distraction ou l'agitation, félicitons nous de le voir, et revenons nous centrer quelques minutes sur notre état de présence : être là ici et maintenant, détendus, sans attente, réceptifs, contents et conscients. Si cela n'apaise pas suffisamment, centrons-nous quelques instants sur notre respiration (samatha avec support). [Méditation].

La méditation sans support consiste à voir tout ce qui se présente à la conscience, sans s'identifier ni rejeter quoi que ce soit. C'est ainsi que, méditant à l'extérieur, nous pouvons suivre la succession des images, des pensées ou des perceptions sensorielles si elles envahissent le champ de conscience. Naguère sources de parasitage, elles deviennent cette fois le centre de l'attention et de la méditation. De cette manière nous pouvons les voir naître, s'élever puis disparaitre, se transformer, se succéder. C'est indispensable pour voir et comprendre le fonctionnement de l'esprit ordinaire et l'incohérence de l'histoire du « film ». [Méditation].

Lorsque nous débutons dans cet exercice, nous conservons l'immobilité et la stabilité, nous sommes posés et ancrés* comme un verre d'eau sur une table. Avec l'habitude, il n'est plus nécessaire de demeurer immobiles et assis le dos droit, et nous pouvons méditer en marchant, en mangeant et dans toutes les activités quotidiennes réalisées en conscience. L'exercice consistant toujours à rester conscient et dégagé des émotions et des pensées. C'est l'attitude méditative. Nous pouvons penser ou parler en demeurant en pleine conscience de ce que nous faisons, et ces pensées ne sont ni vagabondes ni discursives et ne proviennent pas d'un automatisme mental quel qu'il soit. [Méditation].

Ainsi, lorsque je suis en entretien avec une personne, que ce soit en psychothérapie ou en entreprise, je suis pleinement présent et conscient de ce que je fais, de ce que je vis et de ce qui se passe. Je suis attentif à ma voix, mon ton, mes gestes, mes actes, mes perceptions sensorielles, mes pensées, mes évitements, mes émotions et mimiques. Je suis également attentif à tout ce que je reçois de mon interlocuteur, à ce que cela me fait vivre, ressentir et parfois réagir, que ce soit par du témoignage, de l'interprétation ou du questionnement. Ma vigilance demeure attentive à ma position physique, à ma posture psychologique, relationnelle et à ce qui se passe entre nous. De quelle nature est notre relation ? Quelles sont nos similitudes, dissonances et complémentarités ? Quelle pièce jouons-nous et quelle forme ça prend ? Y-en-a-t-il un qui veut subrepticement emmener l'autre quelque part ? Y-a-t-il des rapports de force, un dominé et un dominant, un expert et un soumis, une victime et un sauveur, ou notre relation est-elle égalitaire et partenariale ? Lorsque je suis attentif et vigilant à tout cela, je suis dans une sorte de méditation sans support ou attitude méditative. [Méditation]

« Dans notre monde perturbé, pratiquer la méditation sans objet signifie revenir à la véritable dimension de l'être humain et retrouver l'équilibre fondamental de son existence. » Taisen Deshimaru

Exercice 17 : Méditation de pleine conscience au plein air (Vision pénétrante)

« Portez votre regard très loin, mais sur aucun objet en particulier. Entendez naturellement, mais n'écoutez rien en particulier. Acceptez tout ce que vous sentez, mais ne prêtez attention à aucune sensation. Laissez votre conscience s'absorber complètement dans l'océan illimité de la tranquillité ». Michio Kushi

Cet exercice ne se pratique qu'après quelques années d'entraînement au calme mental pour éviter que votre état de présence ou méditation ne se transforme subrepticement en simple moment de détente. Il est infaisable au début, parce que la moindre vue se convertit immédiatement en représentation mentale (nous donnons nom et sens aux choses) qui engendre des émotions et des pensées plus ou moins subtiles, le moindre bruit attire notre attention et que le moindre souffle sur notre peau altère notre perception fine des sensations à cet endroit.

Pour éviter la tension ou la lutte, toute méditation commence de la même manière : s'installer confortablement, relâcher les tensions et se détendre selon nos possibilités, puis se mettre dans des dispositions de compassion, d'amour, de joie et d'équanimité. Cessons donc les nominations, les catégorisations, les discriminations et les jugements auxquels se livre habituellement notre esprit. Avec la plus grande rigueur *voyons sans regarder, entendons sans écouter, ressentons sans rechercher.*

Mettons-nous en état de perception passive, et non dans une recherche active. Il ne s'agit pas de faire mais de recevoir. Et si nous marchons, ne limitons pas l'exercice à une méditation marchée. Soyons attentifs à notre marche et à notre respiration mais ouvrons la conscience à tous les autres sens.

Voyons les détails en élargissant au maximum notre champ de vision. Repérons les couleurs, les formes, les animaux, le mouvement des véhicules ou des branches dans les arbres, les perspectives, les premiers plans, les arrière-plans, et voyons ce qui émerge soudain au premier plan de notre conscience.

Ressentons-nous notre respiration, notre corps, nos tensions, notre marche, nos pieds sur le sol ou dans nos chaussures, nos membres, nos ligaments et nos perceptions kinesthésiques cutanées ou internes ? Percevons-nous le froid, la chaleur, le vent ou l'air sur nos joues, la légèreté ou la lourdeur ? Sentons-nous ce que nous avons dans nos poches ?

Identifions-nous des **odeurs ?** Des **saveurs** dans notre bouche ?

Entendons tout ce nous pouvons, des sons les plus fins aux bruits les plus évidents. Tentons de percevoir aussi bien les bruits à dix centimètres de nous que ceux qui se distinguent au fond de la vallée. Entendons-nous des voix distantes ? Entendons-nous notre corps ? Notre respiration ? Le bruit de nos pensées ou de nos pas sur le sol ? Entendons-nous des voitures, la mouche qui passe, le vent ou des chiens qui aboient au loin ?

Reconnaissons-nous des pensées, un état d'esprit, des émotions, des réactions habituelles ou des frustrations ?
Identifions l'impermanence et le caractère transitoire des apparitions, des perceptions et distinguons l'interdépendance de toute chose.

Plus intéressant que de savoir ce qu'on ressent à l'intérieur de son mollet, cet exercice nous permet de débrayer des pensées, de nous détendre, de nous connecter avec la terre et la nature, c'est à dire de retrouver la simplicité du bon sens, et de reprendre contact avec notre environnement dont nous ne pouvons jamais être distincts.

A l'issue de cet exercice, nous pouvons dédicacer : « *Par cette pratique bénéfique, puissé-je acquérir connaissance en toute chose, croître sur le Chemin, vaincre les ennemis funestes et libérer les êtres ballotés par les tourments de la naissance, de la maladie, de la relation, de la vieillesse et de la mort dans l'océan du bien-être et de l'ataraxie* ».

Cet entrainement peut s'effectuer à l'intérieur et dans toute activité de la vie quotidienne : se doucher, manger, faire la vaisselle, travailler sur des dossiers, etc. Cela se fait sans discrimination, sans interpréter et sans suralimenter quoi que ce soit. (Cf. Soyez une vache, p52).

13 - L'occultisme

Avec la pratique régulière et ancienne des assidus, on observe la production d'émergences particulières souvent insoupçonnables. Elles confèrent à la pratique un caractère occulte en ce sens que des phénomènes surnaturels non reconnus par la science peuvent toucher la conscience comme les catharsis et prises de conscience diverses et subites. Peuvent survenir aussi des intuitions précises, des prémonitions, des éléments de vies passées ou souvenirs de vies antérieures. Et tant mentaux qu'émotionnels, les souvenirs émergeants ainsi que les visions de mandalas ou de paysages capiteux sont des idées qu'il convient de laisser passer comme les pensées. Ces phénomènes sont fiables ou non, et le risque de se fourvoyer est de s'y attacher en enrichissant l'ego. Ne pas les entretenir ou s'y accrocher.

Contrairement aux objets de l'imagination, On observe des perceptions ***(nimitta)*** physiques, proprioceptives* ou sensorielles variées selon les méditants, de formes très simples, étranges et capiteuses, curieusement transitoires ou plus stables. Le danger réside dans l'excitation et l'attachement à ces formations mentales, ainsi que dans la volonté de les modifier, rapprocher ou conserver, ce qui a pour effet de les faire disparaître. Il n'y a rien à vouloir, rien à forcer.

Le ***son cosmique (Nada)*** apparaît souvent le premier avec l'observance du silence. Ce n'est pas le sifflement qu'on entend derrière nos oreilles et qui provient de la circulation sanguine et céphalo-rachidienne intra crânienne, un peu comme ce qu'on entend lorsqu'on se place sous une ligne électrique à très haute tension. On ne peut pas l'entendre avec nos simples oreilles, il provient de l'intérieur et semble venir de très loin et il ne faut pas le confondre avec un bourdonnement d'oreille. D'autres sons peuvent être perçus, comme le vent ou des tintements de clochettes.

Si on est attentif aux perceptions, une légère ***Vibration (Spanda)*** apparaissant comme une **électrisation** sur certaines zones corporelles peut apparaître. Peuvent survenir également des frissons, des sensations de souffle ou d'air sur la peau ou au niveau des deux derniers chakras (front et sommet du crâne), des sensations de corps qui bascule ou qui tombe à la renverse, des piqûres d'aiguilles, des ondes ou des vagues. Cela peut aller jusqu'à des sensations de **lévitation** comme cela m'est arrivé plusieurs fois.

Parfois, lorsqu'on médite les yeux ouverts, **la vue se brouille** et il faut la laisser faire. Cela signifie que l'esprit (le cerveau) se libère de l'attachement à l'objet sur lequel la vision se pose. Dans ces cas-là soit l'objet devient trouble, soit on ne le reconnaît plus et il devient une espèce de truc non identifié. Cela signe un relâchement supplémentaire bénéfique de l'ego. Il faut toutefois veiller dans cet état à ne pas tomber dans la torpeur ou la somnolence qui se situent juste derrière. Il peut arriver que des apparitions de ***lumière intérieure*** surviennent (Nimitta). Ces apparitions lumineuses se forment peu à peu, indépendamment de la volonté. Elles sont souvent petites, blanches, claires ou brillantes et se fixent classiquement dans le champ visuel. Elles apparaissent sous forme de lumière, de soleil, de lune ou d'étoile, de perle ou de guirlande entre les yeux ou plus haut.

En 2008, j'étais dans la joie et le contentement au cours d'une méditation active. A suivi une méditation assise où j'ai vécu une expérience extrasensorielle : de mon nombril à mes clavicules s'est formé une sorte d'entonnoir rond surplombant une espèce de tube reliant mon périnée. Comme une grosse bulle, cet entonnoir était plein d'air et de légèreté. Je sentais mon thorax s'ouvrir en deux à partir de mon sternum et toute l'énergie qui se trouvait à l'intérieur semblait rayonner à l'extérieur... C'était fantastique et totalement prodigieux, je ne comprenais rien. Je me suis dit que si j'inspirais encore j'allais décoller et entrer en ***lévitation*** ! J'ai ressenti vraiment les sensations corporelles du décollage ! En même temps, une barre de lumière faible s'est formée verticalement au-dessus de mon nez (guirlande entre les yeux) tandis que des apparitions de lumière se succédaient derrière mon œil gauche. La lumière tendait à briller à l'inspiration et durant la longue phase d'apnée qui la suivait. Ma tête se levait durant cette phase et j'aurais voulu rester là, en apnée, en extase, suspendu en l'air avec le sourire aux lèvres.

Il m'est arrivé de me retrouver comme avec un état second de plénitude et de légèreté, mais en pleine conscience élargie. Un état de vide non lié à une torpeur mais à un silence global inscrit dans une vastitude sans limite : aucune pensée ni dispersion, léger sourire, respiration infime, bonheur ineffable. Le troisième jhâna dans la félicité, avec impression d'être immortel et d'appartenir au grand tout.

Les visualisations mentales de type nimitta apparaissent après l'établissement du calme mental, au cours duquel le rythme et l'amplitude de la respiration a considérablement diminué. Les perceptions de celle-ci tendent à disparaître comme l'ont déjà fait les perceptions ainsi que l'existence de tout discours intérieur. Lorsque le nimitta apparait, toujours incontrôlable, on le prend comme **support de méditation**, sans aucunement vouloir le caractériser ni même le conscientiser. Entrer en son cœur tout simplement et se laisser guider en pleine confiance. Tenter de conserver l'attention au nimitta pendant une à trois heures. Le nimitta change alors d'apparence et devient plus clair et brillant. On approfondit ainsi le lâcher-prise, le travail de l'attention et de la vigilance. On peut alors demeurer dans une stabilité durable qu'on appelle la **concentration d'absorption** et qui correspond au premier **jhâna**.

Les jhânas, ou la vraie méditation

Terme Pali, jhâna pourrait être traduit par état d'absorption (dans la méditation), ou extase. Pour les puristes, c'est à partir de l'atteinte du stade des jhânas que commence la véritable méditation, dégagée des entrainements à la concentration. En langue pali, le mot jhâna est d'ailleurs la véritable étymologie de méditation. Les jhânas relèvent de la méditation profonde et témoignent d'états de conscience élargie. Ils associent lâcher-prise, béatitude et immobilité de l'esprit et préparent à la vision pénétrante. Ce sont des états d'intériorisation et de d'unification en un point, d'attention centripète a contrario de la dispersion centrifuge ordinairement dirigée vers l'extérieur.

Au nombre de huit, ils apparaissent lorsque l'attention peut aisément se fixer pendant plusieurs heures sur le nimitta. Les cinq premiers (les deux premiers sont souvent condensés) réalisent la *concentration juste* et appartiennent au monde de la forme. Les quatre derniers, pour lesquels nous ne nous attarderons pas, se rapportent au monde immatériel et concernent l'éveil.

Premier jhâna. Le méditant s'est débarrassé des cinq obstructions qui voilent le discernement de l'esprit, des plaisirs sensuels, des états mentaux préjudiciables. Il entre ainsi dans le premier jhâna, né du retrait, de la dissociation et caractérisé par la concentration précise en un point, la joie, le bien-être, et l'unification mentale. C'est ainsi que l'allégresse naît en lui, entrainant le calme du corps et l'arrivée du bonheur. Sa pensée s'absorbe et tous les points de son corps sont touchés par le bonheur et l'allégresse. (1). La maitrise du premier jhâna est un prérequis à la vision pénétrante.

Deuxième jhâna. Le méditant s'est débarrassé des pensées, réflexions et de tout mouvement mental.
Il entre ainsi dans le deuxième jhâna, dans l'intense concentration dépourvue d'application soutenue. C'est l'unification de l'esprit, la confiance intérieure, le bien-être plus paisible, la joie et le bonheur. C'est au cours de ce jhâna que peuvent survenir des impressions d'enfoncement dans le sol ou de lévitation. (1).

Troisième jhâna. Le méditant s'est débarrassé de la joie et de l'allégresse.
Restent le bien-être et le bonheur dans une conscience vigilante et une concentration parfaite sans allégresse mais baignée d'une équanimité sans faille. Tous les points de son corps sont touchés par le ravissement et le bonheur équanime sans allégresse. (1). La respiration est réduite a environ trois cycles (inspiration/expiration) par minute. Ici la concentration est telle que peu parviennent à ce stade.

Quatrième jhâna. Le méditant s'est débarrassé du bonheur, bien-être, du plaisir et de la souffrance. Ne reste que la grande équanimité . Tous les points de son corps sont imprégnés d'une sérénité neutre et baignée dans la pure et claire conscience. (1). Le mouvement cardiorespiratoire est devenu imperceptible.

(1) : Inspiré du *Sutta Piṭaka* et du *Samannaphala Sutta*.

Danger des jhânas.

Attention, pour le bouddha qui les a conceptualisés, la pratique des jhânas peut s'avérer néanmoins trompeuse en la mesure car elle correspond à une sorte de déni de la souffrance sans en voir l'étiologie. Puis elle cantonne le méditant dans des états de paix, de joie et de bonheur auxquels il peut se complaire, s'attacher et s'aveugler. Cette pratique doit finalement être abandonnée au profit de la vision pénétrante.

Exercice 18 – L'ancrage. (Méditation énergétique)

Cet exercice est inspiré des traditions ancestrales perpétuées sur tous les continents depuis plus de six mille ans. Il permet de quitter l'agitation, installe l'état de présence, développe la force au niveau du hara et ouvre la conscience. A exécuter immobile à l'extérieur, dans le métro ou en salle d'attente. Détendez-vous et relâchez les tensions sur lesquelles vous pouvez intervenir. Laissez aller votre respiration comme elle vient, laissez retomber vos épaules et votre mâchoire tout en conservant la bouche fermée ou légèrement entrouverte. Si vous êtes debout, posez votre sacoche, laissez pendre vos bras et déverrouillez légèrement les genoux.

Si vous êtes assis, posez vos mains sur vos cuisses ou croisez-les de façon anodine dans le giron, puis centrez-vous également sur la pesanteur de votre bassin sur le siège ; à chaque expiration imaginez qu'il s'enfonce dans le siège et se rapproche du sol.

Dans les deux cas, en pleine conscience, ressentez un courant **d'énergie vous traverser de la fontanelle jusqu'aux pieds** à chaque expiration. Si vous êtes assis, ce courant d'énergie se sépare en deux au niveau de votre ceinture : d'une part il traverse votre bassin et s'oriente directement vers le sol, d'autre part il circule dans vos cuisses puis dans vos jambes et vos pieds avant de s'enfoncer dans le sol.

Que vous soyez debout ou assis, à l'expiration vous pouvez distinctement ressentir votre pesanteur, et imaginer que ce courant d'énergie poursuit sa course verticale jusqu'à vous ancrer dans la terre où il se divise comme font les racines d'un arbre.

Que vous soyez sur l'herbe, sur le trottoir ou au dix-huitième étage n'a aucune importance. Vous pouvez percevoir cette énergie vous traverser et les racines de l'arbre que vous êtes s'enfoncer de plus en plus profondément dans la terre. Que ressentez-vous ?

En fin d'exercice, dédicacez : « *Je me remercie pour cet instant de présence, d'apaisement et de détente offert à moi-même, puissé-je le conserver le plus longtemps possible pour mon bien et celui des autres* ».

Exercice 19 - Respiration des neuf souffles (Méditation énergétique)

Méditation tantrique provenant du **Bön** (culture chamanique précédant le bouddhisme) et appartenant au **vajrâyâna**, troisième tour d'enseignements du bouddha après l'hinayana (theravada) et le mahayana.

Cette **méditation énergétique** est un **pranayama**, mot sanskrit fait de deux syllabes signifiant respectivement « énergie » et « contrôle ». L'ego fournit les trois principaux obstacles (poisons) à la bonne circulation de l'énergie et au calme mental, à savoir **l'attachement, l'aversion et l'ignorance**. Lorsqu'on ne maitrise plus son énergie vitale ou subtile (ki), des ralentissements ou blocages de celle-ci surviennent dans les canaux ou méridiens d'énergie (nadis) et peuvent entraîner des tensions, maux et maladies du corps ou de l'esprit. Par conséquent, les pranayamas sont des techniques respiratoires du yoga permettant de rétablir et de rééquilibrer l'énergie vitale afin de faciliter l'accès au calme mental et la distinction de l'ego.

J'ai appris la technique en centre bouddhiste. Elle est à pratiquer de préférence un quart d'heure tous les matins ou en début de méditation samatha. Fermer les yeux permet ici de mieux ressentir et visualiser, comme pour toute méditation focalisée sur la visualisation ou le ressenti sensoriel.

Imaginons que notre tronc est vide, seulement occupé par trois canaux verticaux dont le central passe devant la colonne vertébrale et relie le sommet du crâne (7eme chakra) au hara (2eme chakra) situé quatre doigts sous l'ombilic.

Les canaux latéraux, distants de 7 à 8 centimètres selon les gabarits, relient les narines au hara. Nous les visualiserons rouge pour le canal gauche et blanc pour le canal droit.

Respiration/visualisation alternée dite des neuf souffles

Démarrons par le rappel de l'état d'esprit et de la procédure de toute méditation. Notre **motivation** ou préoccupation doit être d'améliorer non pas seulement notre santé mais principalement notre être, notre état d'esprit et notre intégrité qui évoluent dans un environnement. C'est pourquoi nous ne pouvons ignorer les autres, et pratiquer cet exercice à des fins égocentriques s'avérerait inopérant. Au contraire il doit opérer un changement intérieur pour nous permettre de vivre mieux avec les autres.

Commençons par **purifier le canal droit**. Pour simplifier, avec le pouce droit bouchons-nous la narine droite et par la narine gauche inspirons de la **lumière verte** que l'on visualise descendre dans ce canal gauche (rouge) jusqu'à hauteur du hara. A cet endroit, la lumière suit un trajet horizontal sur une longueur d'environ deux doigts, puis atteint le hara. Avec l'index droit bouchons-nous maintenant la narine gauche. Avec l'expiration la lumière devient bleue, parcourt un trajet horizontal long d'environ deux doigts puis remonte verticalement dans le canal droit (blanc) jusqu'à la narine droite d'où elle s'échappe. Visualisons que nous expirons une **lumière bleue**, chargée de nos **problèmes liés à l'énergie masculine :** haine aversion, colère, rejet, surplus d'action, de dispersion et de mentalisation. Ceux qui n'y parviennent pas sont dans le déni de la colère et c'est un obstacle majeur à l'évacuation de celle-ci.

Puis recommençons deux fois.

Continuons en **purifiant le canal gauche** avec la main gauche. Bouchons-nous la narine gauche à l'aide du pouce, et par la narine droite inspirons de la lumière verte que l'on visualise descendre dans ce canal droit (blanc) jusqu'à hauteur du hara. Avec l'index droit bouchons-nous maintenant la narine droite. Avec l'expiration la lumière devient rose puis remonte verticalement dans le canal gauche (rouge) jusqu'à la narine gauche d'où elle s'échappe. Visualisons que nous expirons une **lumière rose violacée**, chargée de nos attachements, dépendances, ego, vanité, orgueil **et tous problèmes provenant de l'énergie féminine :** saisie de l'ego et orgueil, l'attachement au désir, excès de passivité, de dispersion, d'émotion, de sauvetage et de fausse humilité. Recommençons deux fois.

Finissons par **purifier le canal central**. Avec les deux narines, inspirons une lumière verte qui descend au hara par chacun des canaux latéraux. Puis nous expirons une **lumière gris sombre** qui remonte dans le canal central (bleu) jusqu'au sommet du crâne avant d'être expirée par les deux narines, au sommet du crâne selon la tradition Bön ou au niveau de la racine du nez (6eme chakra) selon la tradition bouddhique vajrâyâna. Cette lumière grise entraine avec elle notre **ignorance, insécurité, nos doutes, manques de confiance, craintes, empreintes du passé, réactivités et tous les problèmes provenant de nos tendances et du présent**, provenant du karma passé qui va se reproduire dans le futur par voie de conséquence.

Recommençons deux fois, à l'issue desquelles la respiration des neuf souffles sera complète. Nous pouvons alors la reprendre deux fois, ce qui totalisera 27cycles, ou passer à un autre type de méditation.

Canal	**Ida**	**Sushumma**	**Pingala**
Situation	Gauche	Centre	Droite
Couleur	Rouge	Bleu	Blanc
Lié au	Passé	Présent	Futur
Energie	Lunaire, féminin	Neutre	Solaire, masculin
Syst ner-veux	Parasympa-thique : accélération, constriction, chaleur.	-	Sympathique : ralentissement, dilatation, froid.
Expulsion de	Attachements Dépendances Orgueil, ego.	Ignorance, craintes, doutes, Insécurité.	Aversion, rejet, haine, colère, amertume.

Pour les femmes le processus est inversé, sauf à l'endroit du canal central où la procédure est la même pour les deux sexes.

En bouchant la narine gauche, je commencer par **purifier le canal gauche**. J'inspire l'air vert par narine droite, il descend par le canal rouge et quand j'expire par narine gauche c'est une lumière bleue qui sort et qui emmène avec elle la purification du principe masculin. Je pratique ainsi trois fois.

De l'autre côté, je purifie trois fois le **canal droit** en inspirant une énergie verte par la narine gauche, puis en rejetant par la narine droite une énergie rose qui entraîne avec elle les problèmes liés au principe féminin.

13 – La méditation analytique

La **méditation analytique** emprunte une autre voie en posant des questions d'ordre personnel, sociétal ou philosophique. C'est ce que certains auteurs nomment la *contemplation*. On tente d'y répondre non par la cogitation des pensées disparates et automatiques de l'ego, mais plutôt de questionner l'expérience vécue, de se référer aux textes et enseignements, d'utiliser la pensée universitaire sans dévier du sujet et de se servir du bon sens qui est loin d'être simple parce que, dès la maternelle, notre éducation a consisté à tout compliquer. La méditation analytique consiste à contempler mentalement un sujet, quel qu'il soit, qu'il provienne d'un enseignement ou d'une expérience.

La méditation analytique peut concerner n'importe quel sujet. Avant de nous interroger sur le Monde, nous devrions nous interroger **au niveau personnel** sur des émotions préjudiciables telles qu'attachement/dépendance, peurs, gourmandise, jalousie, aversion ou colère, rancune ou ressentiment, orgueil... Nous pouvons questionner nos tendances : valeurs et crédos, perfectionnisme ou passivité, émotionnel ou mental, jugement, romantisme ou agressivité, procrastination, égoïsme ou sauvetage, authenticité*, course et suradaptation, dispersion, reconnaissance et envie d'être un(e) bon(ne) élève, etc.
Nous pouvons aussi nous interroger sur nos blessures, d'enfance ou de la semaine dernière en nous demandant : « *Mais que se passe-t-il pour que je me mette dans un état pareil ?* ». L'ai-je déjà vécu antérieurement ? Et bien avant ? A quelle époque prend-il sa source en moi ? Cet état douloureux ou préjudiciable fait-il résonance avec un élément de mon passé ? Lequel ? Nous pouvons identifier ainsi une situation inachevée* du passé qui tente de s'achever en permanence dans le présent.

Nous pouvons nous interroger sur le soin que nous prenons de nous, des autres, sur la relation à notre corps, à nos occupations, questionner notre situation conjugale, parentale, professionnelle ou familiale.

Nous pouvons questionner aussi l'aspect existentiel de notre vie et les vocations que nous portons en nous, que nous honorons ou pas. Prenons également conscience de la préciosité du corps humain et de la difficulté à l'obtenir et à le conserver en santé. Il est intéressant de questionner notre identité profonde et commune : *Qui est ce Je ou ce Moi dont je parle souvent ? Est-ce ma tête ou mon cerveau ? Est-ce mon corps ? Est-ce que mon intuition suffit à le définir ?* L'expérience de maîtres spirituels comme celle des chercheurs actuels de toutes obédiences montre qu'on n'arrive pas à répondre à la question posée au sujet du Moi/Je/Mon.

Au niveau environnemental, nous pouvons questionner nos relations : *Comment se passent-elles ? Où je me situe, où je situe l'autre, qu'attends-je de l'autre ? Mon rapport aux autres est-il juste ? Mon désir d'être constamment aimé ou assouvi me conduit-il a toujours plus de sécurité ou plus de souffrance ? Pourquoi ai-je besoin de Sauver tout le monde ?* (=> pour être gentil, pour être aimé ou valorisé.)

Nous pouvons aussi méditer sur le sens de la vie, sur l'Amour, sur la mort, sur la spiritualité, sur le développement de l'esprit d'Eveil, sur l'entreprise, sur la société, sur le caractère transitoire de chaque chose, sur la vacuité ou l'interdépendance, sur le moi ou l'ego, sur l'équanimité, sur la maîtrise et le contrôle, sur l'insatisfaction et la souffrance, sur les dix vertus (paramis*), sur l'esprit. Est-il juste d'attribuer la responsabilité de nos vécus aux autres ou à des causes extérieures ?

Lorsque la réponse est claire, on cesse l'analyse et on prend cette réponse comme support de méditation sur lequel on se concentre en un seul point. Cela nous permet de nous familiariser avec cette nouvelle façon de voir, de l'assimiler et de l'incarner. Il est évident que si nous ne sommes pas clairement établis dans le calme mental, l'exercice de la méditation analytique est voué à l'échec. C'est pourquoi on le pratique souvent avec samatha, en plaçant alternativement l'attention sur l'un et l'autre.

Autre exemple est donné par l'utilisation des koan. La branche japonaise du bouddhisme, le zen, donne des affirmations (koan) mystérieuses, absurdes ou paradoxales qu'il est impossible de comprendre par la réflexion. « *La haine seule fait des choix.*» « *Un de gagné, un de perdu.* » « *J'éteins la lumière, où va-t-elle ?* »

Voir la nature des conditionnements, des tendances et de l'enfermement nous libère peu à peu des façons préjudiciables de fonctionner. Dès qu'une compréhension soudaine et intuitive ressentie et intériorisée nous apparait, il est nécessaire de l'ancrer en soi afin de l'assimiler, la com-prendre puis la mettre en actes dans la vie quotidienne. Pour cela on cesse d'analyser et on tâche de rester avec l'intuition le plus longtemps possible qui devient support de méditation dans le calme mental. Après la méditation, il sera très riche d'écrire cette compréhension intuitive dans le bilan de méditation ou sur un cahier réservé à votre développement personnel.

La méditation analytique, vipassana, repose toujours et constamment sur l'observance des mêmes principes : fonctionnement de l'esprit, attachement/acceptation, désir/rejet, jugement/équanimité, plaisir/douleur, moi/pas moi, vacuité, samskaras. Attention, si dans le bouddhisme Hinayana (voir Véhicule*) elle consiste uniquement à observer de façon de plus en plus fine les sensations corporelles tant superficielles que profondes et organiques, dans le bouddhisme mahayana elle consiste à observer un problème ou un phénomène systémique sous toutes ses facettes et dans les moindres détails. Les deux approches ne se ressemblent donc pas.

Exercice 20 : Méditation analytique sur « moi ».

Le prérequis à la méditation analytique est l'état de calme mental durable, faute de quoi nous pourrons nous perdre et nous leurrer dans la logorrhée intellectuelle, la mentalisation d'idées fausses et nous pourrons nous complaire à « *nous écouter penser...* » Tentons donc de répondre à ces questions par l'expérience directe, le bon sens et non par la cogitation. Cet exercice est donc à pratiquer par ceux qui ont une expérience durable du calme mental.

Méditation. Prenons refuge comme décrit à l'exercice 5 : méditation du calme mental.

Puis interrogeons-nous. **Qui est ce *moi*** ou ce *Je* dont nous parlons tant ? Est-il dans la tête et les pensées vagabondes ? Mon cerveau suffit-il à me définir ? Ou se trouve-t-il dans le corps ou dans le cœur ? Cherchons ce moi. Le moi est-il dans l'ensemble, c'est-à-dire une suite de viscères, d'os, d'organes et de systèmes baignant dans l'eau et reliés entre eux ? Est-t-il dans la tête, dans le corps, dans le cœur ou dans l'ensemble ? [Méditation].

Qui peut mourir, le moi ou l'Observateur ? La manifestation matérielle a-t-elle une réalité vu qu'aucune particule n'a d'existence indépendante ou de réalité substantielle ? Le corps et le cerveau dépendent de l'oxygène et de l'alimentation ; ont-ils donc une existence propre en tant que tels ? [Méditation].

Nous réalisons ainsi une partie de la *vacuité** : le corps humain, les sensations, les phénomènes extérieurs et le psychisme sont *vides* des réalités qu'on leur attribue habituellement. Ils ne sont qu'une suite d'*interdépendances*. Nous ne pouvons trouver d'ego ou de moi véritables en nous. Nous réalisons par conséquent que ce sont de véritables illusions. [Méditation].

A la fin de la l'analyse, nous effectuons une **méditation de placement** sur le bilan de la séance, nous nous concentrons notamment sur les réponses ou les prises de conscience obtenues, de façon à les assimiler pour les incarner ultérieurement dans la quotidienneté. Puis nous dédicaçons la pratique aux êtres en prolongeant cet état d'esprit dans tous les moments de la vie quotidienne à venir.

Exercice 21 : Méditation analytique sur mes tendances.

Avant d'ouvrir son être aux autres, il est incontournable de commencer par soi-même. Croire que l'on aime les autres et qu'on leur apporte compassion, aide et soutien lorsqu'on ne s'aime pas soi-même est une pure illusion pernicieuse. Commençons donc par nous occuper de nous avant de prendre en charge les autres.

Commençons donc par étudier les Quatre Cœurs.

Me situe-je principalement dans **l'amour et la bienveillance** ou dans la léthargie, la déprime, la neutralité, le jugement, la rancune, l'aversion, la colère, la revendication, la rébellion ou la victimisation ? Me vois-je quotidiennement être attentif à moi et prendre soin de moi ?

Puis-je choisir de passer des moments seuls avec moi-même ?
Ai-je estime et confiance en moi ? Suis-je réservé ou timide ?
Suis-je fier de mes qualités, potentiels et réussites ?
Puis-je prendre librement la parole en public ?
Est-ce que j'accepte volontiers les compliments et félicitations ou est-ce que je leur rétorque une minimisation ou une justification immédiate ?
Suis-je à l'écoute de mes sensations corporelles, de mon vécu et de mes sentiments ?
Suis-je soucieux de satisfaire mes besoins fondamentaux ?
Est-ce que je respecte mon hygiène de vie et mon rythme sans accuser l'environnement ou la conjoncture de m'en empêcher ?
Dans ma vie personnelle, est-ce que je m'entoure de personnes positives et respectueuses, tendres et gentilles, calmes et posées qui prennent soin de moi ? Est-ce c'est ce que je propose à mon entourage quel qu'il soit ?
Ai-je des conduites nocives ou ingestions toxiques (tabac, alcool, nourriture, cannabis) ?

Compassion.
Fais-je preuve de compassion pour moi ?
Puis-je accepter mes sensibilités, faiblesses et difficultés ?
Fais-je preuve d'empathie et de tolérance envers mes erreurs ou échecs ?
Suis-je trop dur, trop mou, paresseux ou perfectionniste, trop rigide ou excessif avec moi-même ?
Suis-je soucieux de réduire mes tensions ?
Est-ce que je pratique les « stops » ? (pages 186 ; 204)
Puis-je déléguer ou est-ce moi qui fais et supporte toute la charge de travail ?
Confie-je les moments où je suis blessé ou frustré ou est-ce que je les garde à l'intérieur ?
En cas de difficulté est-ce que J'ose me confier, demander de l'aide à autrui ?
Est-ce que je prends des rendez-vous avec moi-même pour pallier des difficultés ou est-ce que je laisse librement mon cerveau cogiter et se disperser ?
Vais-je soigner mon stress ou mon mal-être ou suis-je plutôt résigné à leurs présences en pensant que c'est la vie ?

Ai-je l'habitude de me remettre en question, de corriger mes certitudes, de faire un travail sur moi ?

Joie
Suis-je souvent dans la joie ?
Tout en poursuivant ma croissance, est-ce que je me contente de ce que j'ai ?
Ai-je l'habitude de voir la bouteille à moitié pleine ou plutôt à moitié vide ?
Suis-je une personne positive ou optimiste et dynamique ?
Si je ne suis pas ordinairement dans la joie ou le contentement c'est que je suis tourmenté ou absent, et j'ai besoin de l'équanimité ou de renforcer la compassion pour moi-même.

Equanimité.
Suis-je habitué à la non-discrimination ou ai-je l'habitude de juger, d'étiqueter, de classifier ou de noter mes expériences ? C'est bien, ce n'est pas assez, c'est formidable, j'aime, je n'aime pas ?
Suis-je attaché au plaisant et au plaisir ou prompt au rejet des situations déplaisantes ?
Suis-je manichéen, dans tout l'un, tout l'autre ou les extrêmes ?
Me vois-je moi tout seul ou indissocié d'un environnement (humain ou non) ?
Me vois-je isolément faire partie d'un tout ou constituer moi-même un fragment du tout ? (je suis le tout, mais je ne suis pas l'ensemble du tout).

Si je dispose de temps, ou si je le prends, je peux continuer ainsi avec chacun des préceptes (paramis).

A la fin de la l'analyse, nous effectuons une **méditation de placement** sur le bilan de la séance, nous nous concentrons notamment sur les réponses ou les prises de conscience obtenues, de façon à les assimiler pour les incarner ultérieurement dans la quotidienneté. Puis nous dédicaçons la pratique aux êtres en prolongeant cet état d'esprit dans tous les moments de la vie quotidienne à venir.

15 – En résumé

Méditer consiste seulement à se centrer sur le ressenti ou le vécu de l'ici et maintenant, à prendre conscience que l'esprit a été distrait et à revenir encore et toujours à l'observation du souffle, à *faire ce qu'on a à faire* en toute quiétude. Les pensées, les sensations et les émotions sont la nature même de l'esprit. Il n'y a que l'ego qui étiquette et qui décide si c'est bien ou mal, grave ou pas, inquiétant ou non, agaçant ou douloureux. Rien n'est grave et nous n'avons aucun but, sinon celui de rester totalement détendus.
Ce qui se passe en nous est semblable à la **surface de l'océan**. Le calme intérieur est l'action du capitaine d'un bateau quelle que soit la météo. Qu'on soit débutant de première heure ou marin accompli, la mer n'est pas toujours d'huile et la surface de l'océan peut être très agitée. Ce qui importe est notre réaction : nous pouvons soit nous agiter avec l'océan, soit rester maîtres de notre esprit et conserver le calme d'un capitaine expérimenté et confiant. N'oublions pas qu'au-delà du visible ou de la surface, le grand calme demeure toujours, que ce soit au fond de l'océan ou au-dessus de la dernière couche de nuages.

Lorsque la méditation devient frustrante, agaçante, épuisante ou désespérante, c'est que vous ne vous ne faites plus ce que vous avez à faire, vous n'êtes plus maîtres de votre esprit qui s'échappe, vous attendez quelque chose et vous ne vous comportez pas en simple observateur des phénomènes. Vous prenez parti, vous rejetez ou tentez d'échapper à ce qu'il conviendrait justement d'observer avec calme, détachement et curiosité dans vipassana. Si la méditation devient vraiment harassante alors cessez immédiatement. Allez donc vous détendre, relisez la méthode et méditez à nouveau ce soir ou demain.

Il n'y a rien à attendre de la méditation **samatha**, seulement faire ce qu'on a à faire, centrer l'attention sur la respiration. **Il ne s'agit pas de faire bien, ni de chercher à « réussir », ni de se s'agacer ou de se condamner, de n'avoir pas de pensées, de convoiter, de mémoriser, d'avoir un objectif ou quoique ce soit d'autre. Il ne s'agit ni de tuer**

l'ego ni d'avoir l'esprit vide, mais simplement de ne pas se confondre avec les pensées digressives. Aucune rigidité où que ce soit.
La méditation n'a pas à être agréable ou désagréable car ce sont des colorations mentales. Il s'agit juste d'être là, sur l'instant présent, essentiellement dans la Grande Equanimité telle qu'elle est définie. Maudire les obstacles ou rechercher la « concentration » parfaite sans pensée consiste répéter les comportements névrotiques habituels et à rechercher l'inverse de ce qu'on vise, le calme mental. Si en méditant vous vous retrouvez au supermarché en train d'acheter des poireaux, notez-le mentalement, souriez-en et revenez vous fixer sur votre respiration. Si vous vous surprenez à vous juger et à vous condamner parce qu'il y a des déflexions ou de la torpeur, cessez immédiatement l'autopunition*, souriez-en car c'est ce que l'esprit fait ordinairement. Dans la détente sans attente, soyez simple spectateur passif de vous-même et revenez porter votre attention sur votre respiration.

« *Se réjouir d'une bonne méditation et s'attacher à des expériences agréables, tout autant que s'attrister d'une mauvaise méditation sont deux attitudes fausses.*» Bokar Rimpoché.

Canaliser le mental ou l'ego (*Mara*) n'est pas chose aisée au départ, et une pratique courte mais régulière s'avère indispensable. Acquérir l'entraînement. La méditation n'est pas une relaxation et, au début, l'exercice n'est pas souvent de tout repos. C'est pour cela qu'il faut absolument veiller à être tout à fait détendu, de corps et d'esprit. Il est sage de persévérer avec effort et détermination, mais surtout sans aucune tension ! A vous de trouver votre point de bon équilibre.

N'oubliez pas que dans la méditation, vous devez toujours être calme et détendu, HEUREUX ! N'oubliez jamais cela, vous devez méditer content et heureux. **Be happy !**

Concernant la méditation assise en général :

« Le méditant se voit ainsi invité à s'asseoir avec énergie pour ne rien faire, à entreprendre sans rien espérer, à attendre sans se réjouir des succès ni sans rien espérer, à distribuer à la fin de chaque méditation ses résultats bénéfiques inexistants au profit d'êtres illusoires. »

Jean-Pierre Schnetzler (1979). La méditation bouddhique, p109

Concernant la vision pénétrante, ou supérieure :

« L'observation, détachée mais intense, des sensations corporelles et respiratoires, constitue la toile de fond sur laquelle se dessinent les perturbations transitoires des stimulations sensorielles et des activités mentales. Celles-ci sont enregistrées par une conscience équanime, ouverte à tout ce qui apparait, puis jaugées et abandonnées, l'esprit revenant à chaque fois à la posture. »

Jean-Pierre Schnetzler (1979). La méditation bouddhique, p110

SCIENCE DE L'ATTITUDE

En Orient, on appelle cela Sati : *l'Attention*.
En occident, cela ressemble fort à la méthodologie scientifique.

Soyez une vache !
Observez d'abord...
Ressentez ensuite...
Expérimentez alors...
C'est seulement ensuite
que vous pourrez réfléchir.
Eric Brabant

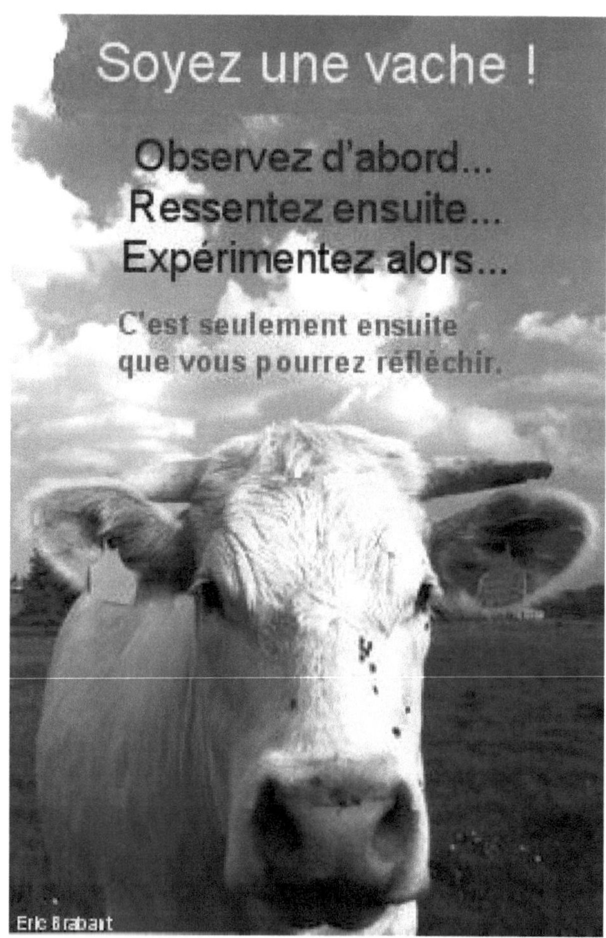

Mais parfois, si l'on est dans l'attente ou si l'on pense trop, cela ne fonctionne pas !

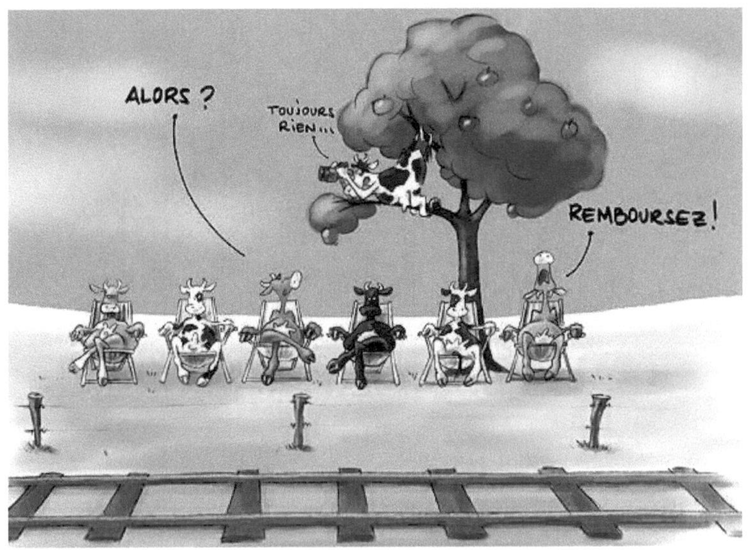

Un obstacle, un attachement ou une situation inachevée* entravent le processus.
Le recours à la Gestalt-Thérapie est alors incontournable !

Gestalt-Thérapie et spiritualité sont indissociables, Interdépendantes comme le champ soi/environnement.

16 – Questions

Certaines questions sont posées plusieurs fois. J'y ai répondu différemment selon les moments. Au risque de me répéter, ce qui fait partie de la pédagogie, je fais le choix de conserver ces réponses données sous des angles différents dans le but d'enrichir la clarification pour une compréhension optimale.

(L.H) **Utilité. A quoi sert la méditation? Que va-t-elle m'apporter de concret dans mon quotidien?**

Cette question est longuement abordée dans la partie *Bénéfices* de cet ouvrage. La méditation va vous soigner en vous permettant de corriger votre esprit égaré, chaotique et dispersé, de moins souffrir et de parvenir à faire enfin ce que vous voulez faire sans vous perdre en route. Il y a des gens qui se promettent d'arrêter de fumer depuis des années, d'autres qui se laissent régulièrement emporter par la colère tout en connaissant depuis très longtemps ses conséquences désastreuses. On se promet depuis des mois ou années de changer de travail ou d'entamer une psychothérapie, et tout le monde sait ce que sont « *les bonnes résolutions* ». Pourtant, rien ne change et l'ego se plait à nous rappeler son dicton populaire : « *On ne se refait pas !* ».

Voulez-vous un jour faire ce que vous avez projeté de faire ou devenir la personne dont vous rêvez ? Vous allez acquérir des qualités bénéfiques et remplacer des habitudes réactionnelles préjudiciables par d'autres nettement plus bénéfiques. Vous allez commencer par cesser de « rêver » à des situations utopiques ou inaccessibles. Les ajustements aux expériences vécues dans la méditation vont se superposer positivement aux situations de votre vie quotidienne. Peu à peu, vous évoluerez dans la joie, la compassion, l'amour et l'équanimité, l'égalité d'humeur. Puis vous méditerez finalement dans la vie quotidienne en y entretenant ces qualités. Avec l'expérience, vous pourrez de surcroît « méditer dans les circonstances difficiles » de la vie quotidienne. C'est très enrichissant car cela engendre une nouvelle connaissance du fonctionnement et de la nature de l'esprit. Vous cesserez de penser (cela se fera tout seul) et regarderez simplement ce qui se passe. Vous irez au contact des voisins hostiles, cesserez d'éviter les conditions difficiles, vous vous regarderez au bureau lorsqu'ordinairement vous tempêtez, etc.

Vous allez commencer à être bien dans les embrouilles car vous allez assimiler que le mal-être ne vient que de votre esprit et que la vie se vit à chaque instant : inutile d'attendre de traverser la tempête pour espérer aller mieux, vous pouvez aller mieux ici et maintenant ! Tout est une question de *traitement de l'information.* La vie n'est qu'une bouteille à moitié vide ou à moitié pleine selon l'orientation de notre regard. Elle comprend des moments difficiles, des moments heureux qui ne durent pas et des moments neutres qui nous indiffèrent. Restent les moments difficiles. Si vous attendez qu'ils soient passés pour aller mieux, vous allez attendre longtemps. Peu à peu, avec la méditation, votre perception des conditions difficiles de la vie va se transformer, vous allez apaiser votre esprit, aller à l'essentiel et apaiser votre cœur.

(V.V) **Autres supports. J'ai perçu que méditer en pleine nature m'apportait énormément ? Est-ce mon ego ?**
(N.R) **Les bruits de la nature sont-ils des guides vers une méditation plus intense ou est-ce encore l'ego qui nous les mets en valeur ?**

Tout dépend de ce que vous faites en pleine nature et sur quoi vous méditez. Si vous bayez aux corneilles avec des perceptions sensorielles vagues, cette séance peut être très apaisante, mener à une détente, pas à une relaxation, ni à une méditation ni à une pleine conscience. Si votre attention se porte précisément sur le vent, les senteurs, les objets visuels ou le chant des oiseaux, ces objets vont devenir supports de méditation et cela va développer votre concentration. Mais c'est une merveilleuse façon de ne plus sentir en soi. Or pour modifier le fonctionnement de son esprit ou la méconnaissance qu'on en a, il est indispensable de regarder à l'intérieur de soi lorsqu'on débute, pas à l'extérieur, et le meilleur moyen de percevoir ses sensations internes est de les observer, pas d'écouter les oiseaux. Dans ce cas-là et même si elles entraînent des émotions, les stimulations émanant de la nature sont perturbatrices pour une perception fine de ce qui se passe en soi. Ne demeure alors que l'esprit rudimentaire, c'est celui que nous utilisons journalièrement et pour celui-là il n'est nul besoin de méditer.

Lors de ses marches méditatives, **Thich Nath Hanh*** nous apprend à fermer le robinet de nos pensées et à ouvrir notre esprit à tout ce qui nous arrive : air, vent, température, pression des pas, cadence, oiseaux, bruits, paysage et environnement. Le support de méditation est sensoriel. En Orient, il y a **sept sens :** Vue, odorat, goût, ouïe, contact/sensations, intuition, mental (ego – pensées).

Cela développe la vigilance et l'attention (sati). Ne pas penser, prendre acte et ressentir. C'est la marche en ***pleine conscience***. Mais ce n'est pas une méditation assise et on ne fait cela que lorsqu'on marche. Quand on est à l'extérieur on se met en contact avec l'extérieur, quand on est à l'intérieur on se met en contact avec l'intérieur. Lorsqu'on mange ou qu'on se brosse les dents, on est en pleine conscience de ce qu'on fait, de ce qu'on ressent et de ce qui se passe ici et maintenant, pas ailleurs et plus tard.

Dans samatha, les bruits de la nature sont donc des parasitages pour l'attention à soi. Je n'ai entendu personne les prendre comme support de méditation dans samatha/vipassana, aussi bien dans l'approche Theravada que dans la voie Mahayana. La pleine conscience est une autre méthode. Le yoga une autre. La méditation en chantant, en dansant ou en récitant des Aom encore une autre. En toute méthode, il faut choisir et ensuite rester à faire ce qu'on fait sans se disperser partout. Certain(e)s butinent toutes les méthodes de façon superficielle et enrichissent ainsi leur culture générale, leurs concepts et leurs ego spirituel, « *ils se la jouent* » mais n'approfondissent rien en profondeur, c'est de l'escroquerie spirituelle. A contrario, comme le but ultime de la méditation est d'exercer une pleine conscience dans la vie quotidienne, je présente les différentes techniques dans une progression pédagogique logique tenant compte des entrainements successifs de l'esprit. Mais il ne saurait être question de pratiquer ici la pleine conscience avant d'être familiarisé avec le calme mental, ce qui reviendrait à faire passer la charrue avant les bœufs.

(V.V) **Autres supports. Est-il opportun de méditer régulièrement dans une pièce avec de la musique douce ?**

Non, je n'ai jamais entendu cela nulle part. A la rigueur, c'est un moyen de concentration de l'esprit mais les notes musicales sont tellement variées que l'esprit peut s'y perdre comme avec des paroles. C'est donc un bon moyen d'extinction (p106, 124) et de détente. Si méditer a pour but d'aller mieux et de se libérer des souillures de l'esprit, on ne médite pas en musique. Cela brouille la perception du corps et de l'esprit et constitue une déflexion par l'ego. La musique étant un élément extérieur, votre vie ne changera pas. Votre esprit va se détendre (= se changer les idées) mais le travail ne sera pas assez profond pour libérer l'ego de ses souillures et méconnaissances. Parce que la musique porte l'esprit sur l'extérieur et non pas sur l'intérieur, sur Soi.

Depuis la naissance, nous déployons une énergie centrifuge en cherchant à trouver à l'extérieur ce que nous ignorons à l'intérieur de nous-mêmes. On cherche à rencontrer des gens au lieu de se rencontrer soi-même, à acquérir des biens, à obtenir de la reconnaissance des autres avant de la trouver en soi, de la sécurité dans des conditions extérieures, de l'amour d'autrui au détriment de l'estime de soi, etc. Dans ces conditions, jamais nous ne pourrons voir, corriger et renforcer notre esprit ni être heureux. C'est pour cela que la méditation doit porter sur le corps ou l'esprit lui-même.

Ce que vous dites est très bien pour la détente mais cela ne vous permettra même pas d'atteindre la vraie relaxation (Lire Jacobson). De la même façon on peut se détendre assis en tailleur dans une légère brise et sous le chant des oiseaux mais ce n'est plus de la méditation. Et pour la relaxation il ne faut surtout pas de musique et on n'a pas besoin des oiseaux. La relaxation est dérivée de la méditation samatha.

(A.B) **Pour nous aider à chasser les pensées, peut-on se concentrer sur une image type "coucher de soleil" ou "cheval au galop"? Est-ce mieux de fermer les yeux ou de fixer un objet (bougie, statue, etc..).**

Vous pouvez développer la concentration sur n'importe quoi d'extérieur : un objet, une lumière, un mantra, le bruit du vent dans les feuilles d'un bois ou la porte de votre frigo. Ce sera très utile pour la vigilance en soi. Malheureusement, nous ne vivons pas quotidiennement avec des mantras, des bougies, des mandalas et nous passons rarement des heures dans un bois. Notre vie est parsemée de préoccupations, de pensées, de relations, d'activités, d'embûches et de frustrations, d'émotions et de difficultés. Dès que vous aurez quitté votre méditation, l'agitation reprendra.

Face au spectacle de la bougie ou du cheval au galop, face au mandala ou à la plage tahitienne, votre esprit va se pacifier jusqu'au moment où vous en aurez assez, à moins que vous n'éprouviez une douleur dans la fesse. Si vous méditez sur l'extérieur de vous-même, cela vous amènera sûrement au bien-être et à la détente en laissant retomber la mayonnaise de vos idées permanentes et pensées discursives. Mais ce bien-être ne servira à rien pour votre vie quotidienne parce que dès la méditation terminée votre ego lénifié va se réveiller. Vous aurez progressé en travaillant la concentration, mais dès le retour à la quotidienneté, l'ego réagira selon ses habitudes parce que le contact avec l'environnement – dont nous sommes toujours indissociables – nous met irrémédiablement en relation avec la conception la plus intime et profonde que nous avons de nous-mêmes.

C'est pourquoi il est plus intéressant de méditer sur soi que sur un objet ou une représentation extérieure. Si vous ne focalisez pas sur vous-même, sur votre respiration, sur vos sensations et votre ressenti, sur le fonctionnement de votre esprit, votre vie et votre esprit ne changeront pas même après trente ans de méditation. Méditez d'abord en fermant les yeux pour limiter les stimulations perturbatrices et accroître l'intériorité. Ensuite, vous augmenterez la difficulté en les conservant mi-clos afin de vous entraîner au maintien d'une attitude méditative partout dans la quotidienneté, tant en activité qu'en relation avec quiconque. Prenez comme support de méditation l'objet universel qu'est votre respiration, vous l'avez partout. Avec elle vous pouvez méditer dans une salle d'attente ou dans le métro.

Comme support de méditation, certaines méthodes préconisent la visualisation d'images pieuses destinées à provoquer en nous une résonance, une paix. Ce n'est pas la méthode présentée ici.

(J.A) **Autres supports. Personnellement, je ne médite pas comme vous décrivez. J'ai appris à me poser et à réciter mentalement des mantras. Cela m'apaise souvent, mais on ne peut pas dire que cela modifie ma vie ou m'apprenne quoi que ce soit sur moi-même. C'est davantage une relaxation ou une méditation transcendantale.**

Très alléchante, simpliste et coûteuse, la méditation transcendantale, créée en 1955, est inspirée des méditations classiques dont elle a enlevé toutes les contraintes : plus la moindre concentration, contemplation ou effort, au profit unique du chant d'un mantra. Bien qu'elle ait certains effets bénéfiques, elle ne semble pas changer la façon dont on utilise son esprit. Les études faites sur cette discipline l'ont été en interne et n'ont pas été validées par des pairs.

Vous vous détendez car la concentration sur des mantras fait cesser vos pensées. La méditation n'est absolument pas une relaxation, même si on peut éprouver une relaxation (relâchement) durant celle-ci. La relaxation cherche à supprimer les symptômes tandis que la méditation veut en découvrir le sens. La relaxation consiste à faire disparaître la tension, tandis que la méditation vise à la connaissance du fonctionnement de l'esprit puis à son contrôle. Ni la méditation ni la relaxation ne sont des méthodes de détente ou d'apaisement (Jardiner ou aller au cinéma pour se détendre).

Il existe pléthore de méthodes méditatives, dont celles enseignées par le bouddha Gautama. Ces dernières visent la connaissance de soi, le lâcher prise et la cessation de la souffrance. Si vous ne voyez pas d'information sur la façon dont vous utilisez votre tête ou si cela ne modifie pas votre vie, c'est que vous ne procédez pas correctement. D'une manière générale il est toujours bon de donner un sens à ce que l'on fait, à la règle et à la pratique envisagée. Pourquoi donc méditez-vous ? A quoi cela rime-t-il ? Quelle méthode utilisez-vous ? Quel est son but, d'où provient-elle et par qui vous a-t-elle été enseignée?

Attention, beaucoup de charlatans et d'*éveillés* auto-proclamés ont mis au point des méthodes soit disant révolutionnaires et souvent inspirées de tout un tas de choses parfois incompatibles. Ces *egos spirituels* n'ont pas travaillé sur eux, se trompent aveuglément et projettent leurs problématiques ou leurs délires sur le public ou dans leurs méthodes. A des fins narcissiques, ils emmènent ainsi leur public dans la méconnaissance, l'illusion et la perte de temps.

Il ne suffit pas de suivre une méthode, il est bon de comprendre à quoi elle se rattache, tant au plan anthropologique qu'au niveau de la conception de la santé, de la maladie ou du travail thérapeutique. Est-elle heuristique ou didactique ? Maïeutique ou herméneutique ? Individualiste ou phénoménologique ? Autant de questions à se poser pour donner un sens à ce que l'on fait et une efficience à sa pratique. Et si ces questions vous échappent, posez-les à votre accompagnant.

(F.T) **Autres supports. J'ai lu autre chose que ce que vous enseignez au sujet d'anapana, respirer d'abord d'une narine, puis de l'autre et alterner. D'une façon générale il me semble qu'il y a d'autres façons de faire.**

Cette méditation est appelée méditation des neuf souffles et vous semblez en oublier un constituant. Elle fait travailler la visualisation et les énergies subtiles. Bien sûr qu'il y a d'autres façons de faire, puisqu'il y aurait 84 000 types de méditations enseignées par le bouddha. Toutes ne font pas travailler la même chose et n'ont pas le même objectif. Le plus important se trouve dans l'esprit de la pratique et la bonne compréhension de son intérêt. De plus, chaque école et chaque courant est susceptible de donner une orientation différente, en fonction de son positionnement philosophique ou thérapeutique. On ne médite pas de la même façon en ashram indien qu'en monastère bouddhiste ou en yoga, et certaines écoles ont adapté la méditation à la population occidentale, ce qui donne encore d'autres façons de faire, même si elles proviennent des originales.

Dans les groupes de méditation que j'anime, je conserve toujours le même cap : travail du calme mental afin de parvenir à la vision pénétrante et à la pleine conscience. Pour ne pas se disperser dans les techniques, il est bon de choisir un courant, un maître ou une école et de s'y tenir. Faire confiance à l'enseignement et questionner l'enseignant est très riche. A l'opposé, multiplier les techniques peut conduire à se perdre immanquablement, d'autant qu'elles ne sont pas toutes compatibles. Maintenant avec Internet, il y a tant de lecture ! Sans parler des effets de mode et des pratiques déviantes qui instrumentent la méditation, parfois en l'emmenant à l'opposé de son but original. Elles sont souvent adoptées par des consommateurs ou des entrepreneurs qui veulent aller vite à moindre frais et qui cherchent une technique efficace tout de suite sans l'intégrer dans la philosophie de vie qui l'accompagne.

Choisissez un enseignant, faites-lui confiance et interrogez-le souvent. Si vous n'avez pas confiance, parlez-en à l'enseignant, il s'agit peut-être d'une incompréhension. Mais si vous connaissez bien ce problème de confiance et qu'il se répète avec différentes personnes dans votre vie, alors un travail psychologique avenant s'avérera indispensable et très bénéfique. Sinon votre pratique sera plus souvent inconsciemment voilée du début à la fin par ce problème non résolu de confiance en vous et en les autres.

« Les gens ont beaucoup de concepts sur la méditation. La méditation c'est parfois comme s'asseoir là, dire OM, allumer de l'encens, dire des mantras... Bien sûr cela est une forme de méditation, mais la méditation c'est beaucoup plus que cela... Beaucoup plus que cela... « La méditation consiste à demeurer dans la reconnaissance de notre nature véritable ». [...] Le point le plus important pour nous tous est de devenir réels, de devenir authentiques, sincères. Donc la chose principale c'est de se dépouiller de tout ce qui est artificiel. J'appelle cela le strip-tease naturel, donc se libérer, se dépouiller afin que nous devenions libres de nous-mêmes ; car il y a tellement d'histoires, de cinéma (l'ego), tellement de pression et de rapidité. Il faut ralentir. S'arrêter. Faire une pause. Tranquillement. Simplement tranquillement ; très simplement. C'est prodigieux, il y a quelque chose qui se dépose, qui se purifie, qui se libère. Parfois c'est aussi simple que cela. Nous asseoir, être. Être avec nous-mêmes, simplement être... simplement être.» Sogyal Rinpoché.

(L.H) **Bénéfices. Je ne vois pas de bénéfices pour l'instant dans ma vie !**

Si les bénéfices ne s'entament pas rapidement dans votre vie, c'est que vous ne méditez pas correctement. Voyez les pages 77 (Pratique), 112 (Erreur du débutant) et 153 (Remèdes aux pensées). Le découragement peut provenir de trois raisons possibles : les pensées ; la vitesse et le sens. Rassurez-vous, il suffit d'identifier ces ambages, et le découragement disparaîtra.

Les pensées. Vous avez encore des attentes et objectifs durant votre méditation, encore des saisies, vous voulez « *méditer parfaitement* » ou bien vous vous fourvoyez dans les empêchements.

En méditation, ***il se passe toujours quelque chose* dès les premières minutes** et il vous appartient d'apprendre à voir. C'est pour vous y aider que j'écris cet ouvrage. Je suis convaincu qu'on peut voir des bénéfices dès la première séance, à condition de n'être pas exclusivement focalisé sur ce qu'on attend – ce qui empêche de voir tout ce qui survient d'autre. Cessez donc d'attendre, arrêtez vos saisies, vos exigences, lâchez-prise et observez calmement. Si vous voyez poindre d'emblée tous les obstacles sans embrayer les pensées, les notations, les jugements et sans vous formaliser, vous allez apprendre beaucoup sur votre esprit dès la première séance. Si celle-ci vous mène à une véritable relaxation, apprenez à en *ressentir* les effets, goûtez-les au lieu de *penser* en vous demandant à quoi cela va vous servir. Soyez comme une enfant curieuse prête à tout accueillir et vous serez ravie.

« Aveuglée par ce que j'attends, je ne vois plus rien de ce qui m'arrive. »

La vitesse. Une autre raison majeure souvent présente est que nous voulons aller trop vite, placer la charrue avant les bœufs comme expliqué page 257 (Durée de samatha). N'oublions pas que le travail se fait à la vitesse des aiguilles d'une horloge : en les regardant nous ne les voyons pas avancer. L'impermanence n'est pas toujours visible : j'ai largement changé depuis cinq ans comme depuis sept jours, mais il est plus facile de constater les changements survenus depuis cinq ans que le changement effectué depuis la semaine dernière.

Nous sommes souvent trop impatients : les bénéfices observables ne surviennent pas en quinze jours. La méditation est comme un grand jardinage. On ne récolte pas les haricots quinze jours après le semis. Il faut laisser du temps au temps et ce n'est pas parce qu'on ne voit rien qu'il ne se passe rien. Comme pour toute discipline, il faut patienter et travailler. On n'obtient rien sans travail et patience quel que soit la discipline envisagée, qu'elle soit professionnelle, sportive ou artistique et vous le savez bien.

☞ Ne vous occupez jamais de ce que va vous apporter la méditation. Regardez plutôt comme vous fonctionnez maintenant durant celle-ci, comme vous résistez, ce que vous y découvrez, ce qui s'y passe, comme vous réagissez. Vous paraissez impatiente. Prenez-en conscience. La méditation va vous faire travailler cet aspect et bien d'autres. La méditation est un véritable film, un grand spectacle fidèle à la façon dont nous fonctionnons dans la vie, et on peut le voir assez rapidement au début à condition de n'avoir pas les yeux tournés vers ailleurs, vers le « *pas ici - pas maintenant* ». Lisez la citation d'Omraam Mikhaël Aïvanhov, page 305.

Un apaisement nerveux et une certaine relaxation durable après la séance peuvent survenir soit immédiatement soit au bout de quelques séances si vous procédez correctement. Mais surtout, soyez indulgente avec nous-mêmes et traitez-vous avec compassion et générosité. Cela fait partie des prérequis et de l'état d'esprit nécessaires à toute pratique. La seule chose que vous ayez à faire est de rester calme et contente, quoi qu'il arrive. Voilà le véritable challenge ! Le piège est ici de s'inquiéter ce qui surviendra dans le futur (Projections). La méditation va vous apprendre qu'il est bien plus fructueux de s'occuper et de s'intéresser à l'instant présent de la vie.

Le sens. Si votre vie ne change pas, c'est peut-être que vous ne reliez pas votre méditation à la connaissance de vous. Vous ne tirez aucun enseignement concernant votre personnalité car vous ne prenez pas conscience de ce qui se passe. Ou bien c'est que vous ne superposez pas votre méditation à votre vie quotidienne. Après la méditation, il se peut que vous vous leviez d'un bond, repartiez à toute vitesse dans vos activités habituelles, futiles ou illusoires comme si de rien n'était. Or la méditation est comme un envol : après la séance nous devrions, du mieux que nous le pouvons, reprendre notre vie quotidienne doucement, en conscience, dans le prolongement de cette méditation au lieu de repartir comme des fous. Voilà où se trouve le véritable entraînement. Si vous ne reliez pas la méditation et votre vie, il y a peu de chances que les choses changent. Et méditer pour méditer n'a aucun sens.

Bien sûr, même si vous pratiquez correctement vous n'obtiendrez pas en quinze jours tous les bénéfices présentés page

21. Mais au bout de quinze jours, avec une pratique régulière, convenable et paisible, vous devriez voir vos capacités s'accroître et votre état de santé commencer à s'améliorer.

(C.T). **Calme mental inutile. Je n'ai parfois plus de problème en méditation, il n'y a plus de pensées, je suis parfaitement calme, donc j'ai l'impression d'attendre pour rien. Je pratique depuis huit mois.**
1) Peut-être que vous ne voyez plus vos pensées car vous entrez en confluence* (mélangisme) avec, vous ne voyez plus vos attentes ni vos réactions et vous partez avec l'eau du bain.
2) Si vous avez atteint le calme mental et que vous avez l'impression d'attendre pour rien, c'est que d'une certaine manière vous vous êtes éteint et cela correspond à une forme de torpeur.
Au lieu de cela, je vous invite à vous tonifier puis à passer à la vision pénétrante – dont l'atteinte du premier jhâna est un prérequis –, c'est-à-dire l'étude des perceptions sensorielles, des empêchements et des réactions mentales pour parvenir à la pleine conscience.
3) Revoyez les finalités de la méditation. On ne médite pas pour être bien ou pour ne rien faire, mais pour étudier la phénoménologie du *« Grand tout dont je fais partie »,* comme disent les Indiens d'Amériques, ou l'interdépendance et la vacuité*, comme disent les asiatiques.
Voyez la question de (C.T) Pensées, page 281, et relisez l'ennui page 162.
4) Si votre esprit et votre environnement interne demeurent parfaitement et durablement calmes, c'est que vous avez atteint le stade du calme mental, lequel ne survient pas avant deux à cinq ans d'après mon expérience et selon les pratiquants. Passez alors au stade de la Vision pénétrante.

(S.A) Culpabilité. J'ai du mal à arrêter de me juger, même quand je médite : j'ai souvent l'impression de mal faire parce que j'ai du mal à m'arrêter de penser dans tous les sens.

Vous semblez être sous l'emprise d'un ego fort, dissimulé sous l'aspect d'un juge intérieur assez rigide. Encore une fois la méditation va vous aider à cesser justement cela, durant le premier temps en vous apaisant et durant le second (vipassana) en vous délivrant le sens de cette tendance.

Dans le premier temps, vous pouvez pallier cet écueil en observant votre respiration, en travaillant ***l'équanimité*** et en lisant les remèdes aux remords, page 156.

En fait, votre ego fait tout pour invalider la méditation puisque c'est justement elle qui pourrait supprimer tous ces problèmes de jugement que vous rencontrez dans votre vie quotidienne. Prenez conscience de votre juge intérieur, de son taux d'exigences trop élevé et de sa façon insidieuse de placer la barre trop haut afin de vous conduire à l'échec. Placer la barre trop haut, ou trop bas pour se prendre les tibias dedans, est une démarche d'autopunition souvent inconsciente destinée à confirmer ce que nous pensons intimement de nous. Une fois que vous avez pris conscience de cela, cessez de mouliner et faites ce que vous avez à faire dans samatha : respirez avec l'esprit vidé – et non avide !

(S.A) **Culpabilité. Comment changer mon regard sur la méditation sachant que pour le moment, j'ai plutôt un rapport de culpabilité parce que je ne le fais « pas assez souvent » ?**

Vous semblez être partagée entre la paresse et le jugement. Pour éviter de multiplier les culpabilités ou de subrepticement les entretenir, le mieux est de pratiquer plus souvent ! Méditez tous les jours ! La première chose à faire dans la vie est de supprimer les causes de culpabilité, puis de réparer les situations passées qui l'entretiennent. Les remèdes à la **culpabilité** sont écrits page 156. Si votre problème réside dans la **motivation**, lisez les pages 14 (Pourquoi méditer), 37 (But) et 21 (Bénéfices). Si le souci vient du laxisme ou de **la paresse**, lisez la page 126 de cet ouvrage et renforcez les aspects de discipline et de détermination en vous demandant pourquoi ils vous font défaut.

La culpabilité récurrente confirme l'existence d'un (ego) juge intérieur rigide et totalitaire qui vous gouverne qui ne vous permet la méditation que dans des conditions débiles (malingres) ou inaccessibles : placer la barre trop haut ou trop bas a pour but de vous mettre à nouveau dans l'échec, les doutes et la culpabilité afin de confirmer vos failles et pouvoir vous juger à nouveau et toujours. Cette prise de conscience devrait vous aider à vous distinguer de ce juge intérieur, à assouplir notablement vos idées et comportements, à supprimer nombre de tensions psychocorporelles dans votre vie et à méditer plus souvent sans connotations mentales préalables ou consécutives à la séance.

Cette façon inconsciente de confirmer des failles d'une identité masquée nous paraît un peu folle. Pourtant elle revêt un sens caché très cohérent. **Mais qu'est-ce qui est fou ?** Notre façon de faire parfois incompréhensible pour notre tête ou notre rationalité justificative permanente menant très souvent aux répétitions et somatisations ? Les concepts d'idée manifeste et de comportement latent, page 149, pourront vous aider. Le psychisme ne fonctionne pas comme nous réfléchissons, nous sommes mus non pas par nos idées ou concepts mais par quelque chose de bien plus profond et sensé qui échappe souvent à notre rationalisation intellectualisée. Loin de se définir comme le fait la psychiatrie occidentale à travers la psychopathologie toujours changeante, voilà ce qu'est la folie pour nous. Elle demeure seulement par le fait que nous répétons toujours ce qui est stérile ou préjudiciable, que nous écoutons les messages explicites au lieu d'entendre les messages latents alors que nous fuyons nos vécus et ressentis profonds.

« L'insensé reconnaissant sa folie est, en vérité, sage. Mais l'insensé qui se croit sage est vraiment fou ». Bouddha.

« Les hommes sont si nécessairement fous que ce serait être fou par un autre tour de folie de n'être pas fou ». Pascal.

« On construit des maisons de fous pour faire croire à ceux qui n'y sont pas enfermés qu'ils ont encore la raison ». Montaigne.

(M. G) **Désir. Parfois je n'ose pas méditer car mon esprit se transporte vers le désir, je ne me sens pas "bonne élève" sur ce coup et cela m'empêche de continuer la méditation. J'ai entendu que ce n'était pas bien et je ne sais plus comment faire ?**
Il s'agit sans nul doute de l'intervention de l'ego qui vous distrait, qui vous remet dans la culpabilité et qui, de surcroît, tente de vous confirmer ce que vous pensez de vous : vous êtes une mauvaise élève et qui n'arrive à rien. Il paraît déplacé de dire si c'est bien ou pas bien, ce qui constitue encore une fois l'intervention stérile du juge inté-

rieur. Les choses sont, et il nous appartient d'en trouver signification, pas de se flageller comme on nous a appris à faire depuis des siècles.

Des désirs sous forme d'idées ou de sensations fortes peuvent s'imposer à nous durant la méditation. Ces désirs témoignent d'un manque, d'une dépendance ou d'une blessure. Ils doivent être considérées et traités dans samatha comme des émergences liées à la distraction et à l'attachement. Les antidotes à l'attachement sont l'acceptation, l'équanimité et la générosité. Les désirs peuvent concerner la convoitise, l'exigence ou l'insatiabilité. Dans ces cas ils proviennent du mental et succombent aux remèdes contre les pensées. Mais ils peuvent survenir du corps, comme les envies de contacts ou désirs sexuels, et bien qu'ils soient capiteux, ils sont à traiter comme de la même manière que l'apparition des symptômes ou des douleurs.

Si ces idées ne vous quittent pas, tentez de les remplacer par leur contraire, ce qui a pour effet d'annuler la plupart du temps la représentation gênante. Pendant la méditation, si vous êtes amoureuse de Jean, pensez à son haleine fétide au réveil ou au fond de sa culotte. Amoureuse de son corps, mettez-vous à voir enfin vraiment celui-ci avec les humeurs et la graisse, comme on l'observerait durant une autopsie. Parce que cette attirance d'ailleurs n'a rien à faire en méditation. Ou alors considérez tous les désavantages dans lesquels ces idées vont vous mener. Examinez l'effet qu'elles ont sur vous, sur votre rentabilité et imaginez le regard d'autrui s'il vous voyait avec ces pensées en ce moment. Observez leur aspect déviant : elles vous empêchent de faire ce que vous avez décidé, méditer, et entretiennent ainsi votre impuissance et votre culpabilité. En général, il n'est pas bon de remplacer des pensées par d'autres car ce sont toujours des pensées. Mais si vos pensées sont intangibles, faites cela, tentez de les remplacer par leur contraire. Voyez la pratique bouddhiste d'**asubha**, page 122.

(F.S) **Différences. Quelle différence entre une présence vigilante tout au long de la journée et une méditation assise ?**

Si cela dure toute la journée, c'est beaucoup plus long qu'une méditation assise. Celle-ci est par ailleurs plus simple car elle ne focalise que sur un seul support de méditation dans un environnement où l'on n'est pas interrompu par un tiers. Mais on ne peut pas avoir de présence vigilante ou de consciousness *toute la journée* sans être rompu à la méditation assise. C'est impossible car les stimuli et les interactivités sont trop nombreux. Par contre, une pratique régulière de la méditation renforce la vigilance et l'attention dans la vie quotidienne où le support de méditation se déplace sur toutes les activités successives survenant au cours de la journée.

La présence vigilante tout au long de la journée est qu'on appelle ***l'attitude méditative*** ou la *méditation dans la vie quotidienne* : quand je pense je pense, je suis acteur et artisan de ma pensée, elle ne me tombe pas dessus à mon insu comme fait l'ego. Quand je me lave les dents, je me lave les dents mais je ne pense pas. Quand je scie une bûche je scie une bûche et quand je suis avec quelqu'un, je vis ici et maintenant et je ne pense pas ni à son départ ni à ce qui va survenir demain. Je suis constamment ici et maintenant à ressentir mon corps (Perceptions corporelles), à l'observer se mouvoir (Pourquoi tel geste ou telle position ?) et à observer le fonctionnement de mon esprit, tant dans le comportement manifeste que dans l'attitude latente ou psychologique. Cette posture permet de ne pas se laisser disperser par tout ce qui arrive : *j'ai quelque chose à dire à mon interlocuteur mais je ne le fais pas car je me laisse embarquer par les propos égoïques, rationnels et manifestes de celui-ci ; j'ai quelque chose à faire mais je me laisse contaminer et disperser par tous les stimuli que je perçois : le téléphone sonne et je réponds, je vois là une feuille qui traîne et me mets à la lire, je commence quelque chose mais quelqu'un entre ou m'interrompt...*

Rester centré*, attentif et non contaminé par l'ego, voilà l'attitude méditative dans la vie quotidienne, attitude « juste », longue à acquérir mais à laquelle les méditants aspirent tous.

(B.S) **Différences. En gestalt, j'ai appris à me centrer selon les quatre questions de Perls, terme qu'on retrouve également dans la littérature du développement personnel ; se centrer, s'ancrer en bases. Se centrer, être là, est-ce synonyme de ce que vous appellez l'attitude méditative ?**

(N.R) **Différences. Pouvez vous me repréciser la différence entre centration et méditation ?**

A partir du moment où on se pose sur un coussin, qu'on arrête tout, y compris de penser tout en activant la présence à soi et l'attention, c'est de la méditation. Evidemment, se centrer n'est pratiquer ni samatha ni vipassana, c'est encore moins une méditation active. Mais c'est **synonyme de méditer** étant donné que, depuis la nuit des temps, se centrer correspond à stabiliser son esprit dans un état d'attention à soi tout en le fixant sur une pensée ou un objet. N'est-ce pas également la définition de méditer ?

En gestalt-thérapie, on se centre sur l'attention à soi (vigilance) par l'intermédiaire des quatre questions de Perls : *Que fais-je ? Qu'est-ce que je ressens ? Qu'est-ce que j'évite ? Qu'est-ce que j'attends de l'autre* ? (ou *Où est-ce que je le place ?*). Elles constituent le continuum d'**awareness***, c'est-à-dire la conscience immédiate de l'individu dans son environnement.

On appelle cela **se centrer**, c'est-à-dire revenir à l'essentiel de soi en toute simplicité, en son centre : aussi bien à sa tête qu'à son corps locomoteur ou viscéral et qu'à son cœur émotionnel. Etre attentif, voir et accepter sans juger. *Simplement être là.* C'est *dasein*.

Quand je suis décentré, Je suis dispersé, instable, je flotte comme dans un rêve éveillé et je vaque de situation en situation à l'instar d'une guêpe. J'oublie des choses ou des taches, j'égare des objets ou des adresses, je suis toujours en train de courir et j'éprouve de la difficulté à bien gérer mon temps.

Si je demeure fourvoyé dans *les méandres de l'intellectualisation égotique*, je suis coupé de moi-même, seul mon ego est aux commandes. Si *je vis uniquement l'émotion*, c'est également mon ego qui est aux commandes. Si *je n'observe que mon corps*, je regarde mon petit nombril et je suis plus en relation avec qui que ce soit. Dans les trois cas, je réagis dangereusement de façon égoïste, en circuit fermé qui me ramène principalement à mon passé. Quand je suis centré, je suis vraiment là, présent, comme posé dans mon abdomen, en pleine réceptivité avec ma tête, mon corps et mon cœur. Sans filtre bloquant, je suis conscient de ce je fais, ressens tout au fond de moi, ce que j'évite, ce que mon ego manigance, ce qui m'arrive et je vois si je suis « ancré » ou non.

Etre **ancré en base** serait plus de l'ordre de l'éthique : valeurs, chemin spirituel, attitude, foi. C'est percevoir qu'on est attentif et qu'on se respecte, qu'on est dans ses pas avec la conscience tranquille, qu'on est fidèle à ce dont on croit, à certains repères solides, certaines valeurs, certaines identifications, certains chemins de vie. C'est être clair, droit(e), ressentir son authenticité* et sa congruence*.

Je sais que dans ma base je retrouve le calme, l'authenticité, le respect, la compassion, le travail sur moi, la responsabilité, le ressenti, l'écoute de mon corps, l'attention. Parfois je peux me laisser attirer et partir dans le discours, avec les mots de l'autre ou les réactions de mon ego. Je peux alors m'agacer, m'énerver ou vouloir convaincre... Dans ce cas, j'ai perdu mes bases, je me fourvoie, je ne me respecte plus et je risque de ne plus respecter l'autre. Dès que nous quittons notre base, nous nous sentons mal, notre respiration s'atténue, nous nous tendons et c'est souvent le symptôme ou le conflit qui nous avertissent en dernier lieu car nous ne sommes ni attentifs ni centrés. Nous ne sommes pas en *attitude méditative dans la vie quotidienne* ; c'est ce qui fait que la quotidienneté nous ronge et c'est ce qui explique le stress de la vie moderne. Ce dernier n'est jamais imputable aux personnes ou éléments extérieurs, mais exclusivement à notre intériorité, à notre traitement de l'information ; c'est-à-dire à notre manque de centration et d'ancrage dans nos bases.

Donc *se centrer* est synonyme *d'attitude méditative*, c'est-à-dire *être là, ancré en base et en plein contact*. « **Dasein** » est un concept développé par Martin Heidegger dans son ouvrage « Être et Temps » et signifie *être là*. C'est-à-dire que cela renvoie à la nature même l'« Être » (Sein), ancré dans sa base (page 230), dans son immédiateté et son essentiel, bien avant que tout se complique et se perde avec la pensée.

(J.D). **Différentes méditations. Vous semblez opposer méditation thérapeutique et méditation de Salon. C'est quoi la méditation de salon ?**
Je distingue quatre approches de la méditation.

a) *La méditation de salon* est la méditation pratiquée par l'ego comme une mode dans des associations, des temples ou chez des thérapeutes à des fins orgueilleuses ou vaniteuses. Niant toute l'éthique qui accompagne la méditation originelle et ayant pour seul but d'aller se vanter auprès d'autrui (comme dans les Salons du XIXeme siècle), ce n'est donc pas une méditation. Cette approche mondaine coupe la pratique de son contexte et, comme la suivante, elle est consécutive aux lectures de médias à la mode.

b) *La méditation de bien-être ou de relaxation* proposée dans nombre d'associations, pour satisfaire l'effet de mode, enrichir sa pratique ou acquérir et conserver de la clientèle. Or à ma connaissance, la méditation n'apporte ni relaxation ni bien-être avant des années, ce serait plutôt le contraire en nous plaçant face à nos dispersions, nos impuissances et nos réactions. Nous vivons dans une société hédonique et consumériste qui veut recevoir immédiatement tous les avantages d'un produit ou d'un service et se rebelle dès qu'il faut attendre ou que ses inconvénients l'accompagnent. La formation à la méditation est parfois longue et fastidieuse car comprendre seulement les consignes ne suffit pas. C'est pourquoi certains professionnels élaguent le programme afin de ne pas déplaire ou ennuyer leur clientèle. Pour éviter le labeur et l'ennui, ils proposent une méditation d'un quart d'heure ou un panachage de plusieurs approches ou méditations différentes, sans feedback indispensable pour ancrer l'apprentissage.
La méditation repose sur des préceptes ainsi que des composantes éthiques et morales bien déplaisantes en Occident, notamment en France où le dicton « *Il est interdit d'interdire* » survit au printemps 1968. La méditation demande de l'engagement et des efforts : du temps, des renoncements, de la discipline, de la patience, de la remise en cause de soi, etc., plein de choses qui ont plus tendance à nous contrarier qu'à nous porter vers le bien-être. Elle demande aussi de la régularité : il est préconisé de méditer au moins une demi-heure par jour. Si ce n'est pas possible on peut réduire à un quart d'heure mais si c'est difficile on peut limiter à cinq minutes, et vous voyez comme l'ego gagne progressivement la partie en nous éloignant des procédures initiales. Une heure de méditation hebdomadaire ne peut apporter quoi que ce soit, sinon le plaisir de la bonne conscience qui correspond à un empêchement de la médita-

tion. Certes, les pratiquants de ces thérapeutes ou associations pourront approcher certains bénéfices pendant la portion de leur pratique hebdomadaire, mais quel sens cela a-t-il s'ils oublient de méditer et repartent toute la semaine avec le stress, la peur, la dispersion ou les conflits ? Il y a même des Ecoles de méditation qui ont élagué toutes ces contraintes. Il est évident que les méditations qu'ils proposent dans ces conditions ne sont que des produits commerciaux qui s'avéreront bien incapables de conduire qui que soit vers le bien-être ou la cessation de la Souffrance.

c) *La méditation médicale* cherche à prévenir ou supprimer les symptômes. Cette approche est très intéressante pour ceux qui souffrent en refusant la moindre remise en question psychothérapique. Il est évident et prouvé scientifiquement que l'esprit mal portant conduit à deux types de symptômes, parfois conjoints, les symptômes somatiques et les symptômes psychiques ou mentaux. Ils sont classiquement soignés par la médecine, laquelle se propose ici de les repérer par la méditation avant leur installation.

La philosophie de cette méditation se situe à l'opposé de la philosophie humaniste, transpersonnelle ou spirituelle qu'on retrouve dans toutes les traditions (indouisme, taoïsme, bouddhisme, soufisme ou chamanisme). Ayant enlevé toute éthique (ou morale) qu'elle considère religieuse et hors propos, elle recherche le contrôle et l'absence de symptômes. A contrario, les approches humanistes, transpersonnelles et spirituelles préconisent l'acceptation, l'ajustement à ce qui arrive et la découverte du sens du symptôme, du Soi et de l'esprit. Début de page 239, j'ai écrit : « *Il ne suffit pas de suivre une méthode, il est bon de comprendre à quoi elle se rattache, tant au plan anthropologique qu'au niveau de la conception de la santé, de la maladie ou du travail thérapeutique.* » Pour l'enrichissement de l'approche médicale et de sa conception de la santé, cet outil est intéressant car il peut théoriquement accroitre les capacités de perception sensorielles pour la prévention des rechutes morbides ; sauf si les pratiquants se limitent à s'entraîner quelques semaines. Mais la conception spirituelle ou transpersonnelle de la santé diffère largement de la conception médicale et le travail thérapeutique que ces approches proposent semble beaucoup plus efficient à long terme pour l'objectif qu'elles proposent, à savoir la Cessation de la Souffrance.

d) *La méditation psychothérapique* est destinée à soigner notre esprit affaibli et aveuglé par le mental, le moi ou l'ego. Elle n'est pas isolée dans une pratique mais constitue une partie d'un ensemble parfaitement interdépendant et cohérent. C'est parce que c'est une méthodologie du long terme (et non pas thérapie brève) qu'elle est tout à fait capable de nous changer en profondeur, de nous permettre de transcender le Moi et de nous conduire à la Cessation de la Souffrance. A ma connaissance, on ne change pas en profondeur l'esprit d'un trentenaire ou quadragénaire en trois mois de temps. C'est pourquoi cette méditation est enseignée depuis plus de 5000 ans et, à ma connaissance, on n'attend pas de nouvelles méthodes à son endroit.

(J.D) **Différences. Quelle est la différence entre méditation et psychothérapie ?**

D'abord, précisons que la méditation est une psychothérapie. C'est la première psychothérapie existante. En effet, elle est destinée, entre autres, à soigner notre psychisme de ses états d'agitation et de dispersion, de ses intellectualisations, de son automatisme mental, de ses méconnaissances et vues erronées, de son égocentrisme et de ses souffrances qu'elles soient moyennes ou subtiles. Mais c'est une méthode spécifique que nous continuerons à appeler méditation.

La Psychothérapie comprend différentes méthodes, dont l'approche cognitive et comportementale. Cognitif concerne le mental uniquement, et les thérapies comportementales s'occupent de façonner un nouveau comportement sans s'interroger sur l'étiologie profonde des problèmes. On les présente comme une sorte de dressage. D'autres méthodes psychothérapiques nous paraissent bien plus efficaces parce qu'elles sont holistiques. Elles font travailler également la cognition (pensée), l'expression corporelle, l'affectivité (émotions et sentiments) et la conation (détermination et volonté).

La psychothérapie permet de satisfaire les *besoins Fondamentaux,* la spiritualité vise à les transcender. Si sur mon lieu de travail je suis en insécurité totale se manifestant par des troubles anxieux, la psychothérapie va se charger de supprimer l'anxiété et de restaurer mon besoin de sécurité et de stabilité. La spiritualité va, quant à elle, interroger ma notion de responsabilité, m'apprendre à vivre bien dans l'insécurité et à remercier les situations difficiles qui me font croître.

La psychothérapie permet *d'apprendre à se gérer seul* et met en présence d'un partenaire, ce qui fait travailler la Relation et le comportement social de l'individu. En méditation vous êtes seul et vous ne pouvez aborder ces sujets que par l'observation directe. Lorsqu'on a atteint le seuil d'une certaine autonomie affective et relationnelle, la méditation peut s'avérer très rapidement efficace car elle utilise nos propres capacités à *être notre propre thérapeute.* Mais cette capacité est rare à trouver chez ceux qui n'ont pas suivi de psychothérapie pendant quelques années.

La spiritualité ne s'adresse pas aux gens qui ont d'importantes souffrances, qui ont une personnalité difficile ou endurent des troubles nerveux. Elle s'adresse aux gens qui rencontrent les difficultés quotidiennes sans pour autant vivre dans la peur ou le mal-être chroniques. Mais, fidèle à son amour et sa compassion, la spiritualité ne peut pas jeter à la rue les personnes qui souffrent de ces troubles. Elle les accueille donc impuissante et en silence, ce qui, dit-on, a fait éclater Tchenrezi à mille bras. Un dilemme semble donc bien présent.

Si vous souffrez de problèmes relationnels, de santé, de troubles anxieux (anxiété, angoisse, phobies...), de problèmes affectifs (dépression, bipolarité...), de dépendance de toute sorte, de troubles obsessionnels ou traumatiques, de répétitions de situations douloureuses (conflits, divorces, échecs...) et que vous désirez vous en sortir dans cette vie et pas dans la suivante, alors je vous conseille plutôt la psychothérapie. Un psychopraticien pourra vous aider efficacement à moyen terme s'il travaille avec vous vos pensées mais aussi vos émotions, vos relations, votre corps tant dans sa gestuelle que dans ses symptômes, votre imagination et la façon dont vous vous organisez socialement. La méditation ne répond pas à l'urgence et ne pallie pas immédiatement ces questions. Elle pourra efficacement vous y aider seulement conjointe à la psychothérapie. Mais elle est bien trop souvent utilisée seulement comme échappatoire pour éviter toute forme de remise en cause de soi, a fortiori toute psychothérapie.

D'autre part, la spiritualité annonçait la possibilité d'atteindre l'Eveil dans plusieurs vies, en tenant compte de la réalité des réincarnations. A l'époque il n'y avait ni psychologie, ni psychanalyse, ni toutes ces approches thérapeutiques dont nous disposons au-

jourd'hui. Personnellement, je préfère m'éveiller dans cette vie plutôt que dans mes vies ultérieures et je suis ravi de la longue psychothérapie que j'ai suivie, qui m'a libéré de mes blessures et idées fausses. N'oublions pas que la psychothérapie nous fait passer de l'état infantile à l'état adulte consommateur de santé, tandis que la spiritualité transforme l'adulte immature et illusionné en autothérapeute plus éveillé. Idéalement, la psychothérapie devrait être le prérequis de toute entrée en spiritualité, ce que tous les grands Maîtres ont dit à mots couverts.
Je vous invité également à lire les questions *Rapidité*, de AL et de CT.

(M.P) **Dispersion. Il arrive régulièrement, lorsque je suis centré sur la respiration, qu'il y ait une phase où je la sens toujours et qu'en même temps j'écoute les sons, les pensées qui "défilent" et je sens des sensations corporelles ailleurs. Alors j'ai l'impression de m'accrocher à un poteau en pleine tempête. Suis-je toujours dans la méditation dans ces moments-là ?**

Dans ces moments je ne vous vois pas ailleurs que dans la dispersion si vous « écoutez » des sons et focalisez sur des sensations non respiratoires. Lorsque vous vous centrez sur la respiration et ses sensations vous ne devez faire que cela, et encore plus précisément, et tout ce qui est autre est de la dispersion. Je comprends en vous de la tension et de la lutte à ces moments-là. Vous n'êtes plus du tout dans la méditation mais dans la bagarre avec le mental ou l'ego. Je donne plein de conseils tout au long de ce livre. Par ailleurs, à ces moments, je vous conseille de cesser la lutte, de contacter l'humilité et le contentement : cessez momentanément la méditation, ouvrez les yeux et refaites surface, mobilisez votre corps et allez faire un tour ou boire un verre d'eau si vous pouvez. Puis reprenez l'attention et la vigilance à leur début comme si rien ne s'était passé. Vous verrez ainsi comme la vie peut changer rapidement. Paradoxalement, une trop grande concentration fait perdre la vigilance. Et après la séquence méditative, je vous invite à travailler en vous le sujet de n'être pas tout-puissant, compétent ou performant en tout. Qu'est-ce que l'impuissance vient contacter en vous, et qu'induit-elle lors de vos séances de méditation ?

Dès qu'il y a des émotions, des dispersions et des réactions, percevez que c'est l'ego qui médite, ou plus exactement qui est là, présent et agissant à votre place. ☺

(J.B) **Dispersion. Il arrive que mon esprit se perde ou rencontre des obstacles tandis que j'observe ma respiration abdominale. Je varie alors les points d'attention, j'observe l'air dans mes fosses nasales, puis mon philtrum et il m'est donc plus facile de garder l'attention.**
Ce que vous faites s'apparente à de la dispersion. On ne change pas de support de méditation à la demande, au gré de l'ego ou selon son bon plaisir. C'est comme si vous me disiez « *Lorsque cela me démange, je me gratte et c'est plus facile.* »

Vous pouvez tâtonner au début, mais ensuite vous devez vous efforcer de conserver le même support durant toute la session. Imaginez que l'exercice consiste à traverser une pièce avec dans la bouche une cuiller portant *un* œuf. Prenons une parabole : Si au cours de la traversée vous changez trois fois d'œuf ce sera plus facile, mais jamais vous n'aurez traversé la pièce avec *un* œuf.

(L.H) **Durée. Est-ce que 10 mn de méditation par jour suffisent?**
Non, un minimum de 20 mn est préférable, sachant qu'il faut environ dix à quinze minutes à l'esprit débutant pour se poser lorsqu'on s'assoit après les activités ménagères, réflexives ou professionnelles. Êtes-vous à ce point pressée d'arrêter avant d'avoir commencé ? Si c'est parce que vous trouvez des épines sur votre coussin, lisez l'obstacle occasionné par la paresse, page 126. Si c'est parce que votre méditation est difficile, c'est que vous ne la pratiquez pas correctement. Si vous êtes trop exigeante ou que vous manquez d'équanimité, lisez le Perfectionnisme, page 179. Si vous êtes trop impatiente, lisez *L'erreur du débutant*, page 112, ainsi que la réponse à la question *Durée de samatha*, page 258.

Certains maîtres spécialistes préconisent de méditer une heure le matin et une heure le soir, mais la vie laïque ne permet souvent pas de trouver tout ce temps pour le faire. D'autres disent à juste titre qu'il vaut mieux commencer par des séquences agréables de dix minutes plutôt que de se lancer dans l'agacement, l'agitation et le désespoir de méditations plus longues. On parle de *séquences*, pas de méditation et si vous en faites trois tous les matins c'est très bien.
Au début, une méditation de vingt minutes est satisfaisante car les occidentaux n'avons pas du tout l'habitude ni de la position ni de la pratique méditative. Peu à peu, cela devient plus facile. Et l'esprit se

lasse ou commence à s'agiter au bout d'un temps, ce qui indique que l'ego perd patience : le travail commence donc à devenir très enrichissant à partir de là, à condition qu'on puisse tirer bénéfice et enseignement de ce qui arrive. Dans la musculation, c'est lorsque la difficulté commence que la modification et le développement musculaire commencent. C'est ainsi qu'on rallonge peu à peu la pratique ou qu'on la complique en y ajoutant des consignes ou des sujets d'attention.

A force de réduire la durée de méditation, on parvient à des entrainements malingres. La méditation est un entraînement, et c'est à vous de savoir si vous voulez l'appréhender comme une lutte ou comme un jeu.

(A.B) **Durée. Doit-on se munir d'un minuteur (comme je l'ai lu dans certains livres) ou méditer de façon aléatoire, en fonction des jours ou de son temps disponible ?**

Méditer *de façon aléatoire*, en fonction des jours ou de son temps disponible manque de rigueur. La notion de rigueur est sous ma plume synonyme de concentration et d'attention. C'est le moindre de toute attitude méditative : ne pas partir à se disperser dans tous les sens et finir ce qu'on a entamé.

Par ailleurs, faire en fonction des jours ou de son temps disponible est un merveilleux moyen de se mettre à la disposition de l'ego : c'est lui qui va décider des moments opportuns et vous verrez qu'il n'y en aura pas beaucoup.

Pour aller mieux vous devez changer des tendances, des habitudes et des croyances. Pour changer vous devez travailler, c'est-à-dire traverser des contraintes et obstacles. Vous savez bien qu'on n'obtient rien sans effort et sans travail, si plaisant soit-il. Pour gagner votre vie, vous allez travailler tous les jours. Vous commencez tous les matins à 09h00, parfois une heure plus tôt. Vous devez réaliser des efforts tant pour présenter un beau dessin, une danse ou un rapport d'activités. Il en va de même pour la méditation. Ne croyez pas que vous allez parvenir au nirvana*, au bonheur ou à la libération dans une posture de dilettante sans effectuer d'efforts. Chaque fois qu'un voilier change de cap, ça couine et ça grince, ça tire sur les bouts (cordes), les efforts mécaniques sont parfois au maximum.

Il faut donc s'efforcer de pratiquer tous les jours, de façon régulière, comme si on pratiquait une hygiène relationnelle ou une toilette mentale, même si elle ne dure pas longtemps ou si elle est écourtée. Efforcez-vous de méditer quinze minutes par jour au moins. Focalisez sur les aspects positifs de ce moment que sont calme, découverte et relaxation plutôt que sur les pensées et difficultés. Alors vous verrez que quinze minutes sont très vite passées. Au pire, il est toujours préférable de méditer cinq minutes que de faire sauter la séance, ne serait-ce que pour ne pas céder à l'ego qui est prompt à trouver tous les jours des urgences de force majeure.

L'usage d'un minuteur n'est pas indispensable si vous avez l'habitude d'estimer les durées sans vous tromper. Par contre, il libère de la surveillance du temps, donc des pensées parasites à savoir depuis combien de temps nous méditons et combien de temps nous reste-t-il. J'utilise personnellement un *meditation timer* téléchargé gratuitement sur mon téléphone portable. Vous pouvez aussi utiliser le réveil de votre téléphone portable placé dans la pièce d'à côté ou tout autre moyen que vous préférerez. Evitez toutefois les minuteurs de cuisine qui sonnent brutalement car la sortie de votre méditation sera un choc. Il vaut mieux quitter la méditation de façon douce afin de pouvoir, c'est le but, prolonger celle-ci dans les activités qui la suivent. Elle prend alors le nom de *méditation dans les activités quotidiennes*. Et à terme, c'est uniquement à cela qu'elle sert. A l'instar d'un carburant avec lequel vous en avez pour de nombreux kilomètres lorsque vous quittez la pompe, la méditation devrait vous permettre d'en avoir pour au moins toute la journée lorsque vous quittez la séance. Cela sous-entend qui faut absolument éviter de se lever d'un bond en fin de séance pour reprendre les activités quotidiennes comme si de rien n'était. Au contraire, passer à autre chose tout *en laissant évoluer, se déplier la méditation, changer successivement de supports d'attention, calmement tout au long de la journée*. Telle est la voie de la pleine conscience.

(F.S) **Durée de samatha. J'ai l'impression à vous entendre qu'il faut passer des années avec samatha avant de passer à vipassana. Ne**

peut-on pas au bout de quelques mois passer à vipassana sans pour autant abandonner définitivement samatha ?

Je confirme qu'il est stérile et préjudiciable de mettre la charrue avant les bœufs. Nous savons que, pour l'ego, ce n'est jamais suffisant, cela ne va jamais assez vite et ce n'est jamais assez bien. Commencer à pratiquer vipassana avant d'être bien dans samatha quoi qu'il survienne serait suivre encore une de ses impatiences ou exigences et s'avérerait totalement vain. Cela mènerait à de l'introspection, et non à de la conscientisation analytique. Dans l'introspection ou le travail sur soi est mené seul, je réfléchis (pense) comme un miroir, je *raisonne* comme un tambour, avec mon psychisme névrosé et mon ego sans recul.

La méditation apprend à ne pas se confondre avec les pensées. Voyez la citation de Lacan, page 36. Donc ne pas aller trop vite, d'autant plus que rien qu'en restant dans samatha, le chemin est parsemé de Sagesse dans la mesure où les découvertes sur soi sont multiples et fertiles.

Nonobstant, lorsqu'on commence à demeurer au calme durant samatha, que l'invasion des pensées se fait plus rare et qu'on s'ennuie car l'esprit se pose à l'instar d'une mer d'huile (transitoire) car le premier jhâna est atteint, on peut se lancer dans l'apprentissage de vipassana. Je précise que des débutants trouvent le calme au bout de la première méditation et que pour eux, comme pour les pratiquants avertis, aucune méditation ne se ressemble. Elle peut être calme lundi, surprenante mardi, relaxante mercredi, épuisante jeudi, enrichissante vendredi, etc. Donc on peut effectivement entamer vipassana sans attendre des années, au bout d'un temps variable en fonction du passé et de la personnalité du pratiquant. Le tout est de bien distinguer que ce ne soit pas l'ego qui le fasse dans une orientation motivée par l'avidité.

Quant à abandonner définitivement samatha, personne ne le fait. Samatha demeure un fil conducteur, un refuge* que l'on rejoint lorsqu'on s'achoppe, lorsque la pensée ou l'analyse se perd ou que l'agitation survient. Même les vieux lamas reviennent occasionnellement à samatha en cas de difficultés, pour à nouveau poser l'esprit afin d'éviter que celui-ci se perde ou s'emballe.

(F.S) **Effets. La méditation permet-elle de ressentir ou de comprendre ?**

Durant celle-ci on ressent d'abord le tumulte des idées ou l'apaisement du souffle de la respiration, puis l'accroissement de la relaxation, c'est-à-dire de l'apparition de sensations somatiques. Au fur et à mesure que le calme s'installe, des émergences et perceptions se multiplient dans notre corps et dans notre tête comme la remontée de bulles dans un verre de Champagne. Ces émergences inhabituelles ou « considérées » désagréables nous inquiètent et nous irritent. Au lieu de nous y opposer ou de vouloir les chasser, laissons-les au contraire aboutir, éclater et ainsi rapidement s'évanouir.

La méditation nous met en contact avec notre nature profonde, nos besoins psychologiques ou souffrances présentes, avec ce qui se passe concrètement dans notre corps et avec ce que joue habituellement notre mental. Elle nous permet de comprendre vraiment, c'est-à-dire avec le corps. En occident, on comprend avec la tête. Au Japon, on comprend avec le hara.

Comprendre vient de ***com-prendere*** : *prendre avec*. Si vous prenez un objet, vous le ferez avec vos mains ou vos bras. S'il est encombrant ou lourd, vous le tiendrez contre votre thorax, vous le prendrez avec votre corps et non avec votre tête. Il en va de même d'une idée, d'un concept ou d'une information : la comprendre uniquement avec la tête ne fait que la noyer dans le mental de façon tout à fait désincarnée. Vous ne ferez pas ce que vous dites et ne vivrez pas ce que vous pensez. Com-prendre, c'est-à-dire mettre un sens et assimiler, se fait par le passage du corps, des sensations et des émotions. Et c'est en ce sens que la méditation nous aide à *comprendre* le sens de nos expériences et de notre vie. Elle le fait en nous protégeant d'une simple compréhension intellectuelle et superficielle, égoïque (de l'ego) et isolée dont le sens n'est... que rationnel et manifeste (cf. Pensée folle ou folie cohérente).

Ces remise au calme et faculté de recul produites par la méditation nous font com-prendre la qualité éveillée qui sommeille en nous tout aussi bien que les « folies » qui nous gouvernent. En ce sens, la méditation nous entraîne à la perception toujours plus fine de notre nature profonde, constamment liée au pouvoir de libre choix : continuer ou cesser des fonctionnements ou comportements qui nous nuisent et qui nuisent à autrui.

« Si vous demandez un moine Zen "d'où pensez-vous ?", il met ses mains sur son ventre. Lorsque les occidentaux sont entrés en contact avec les moines japonais pour la première fois ils ne pouvaient pas comprendre : « Quelle absurdité ! Comment pouvez-vous penser depuis votre ventre ? » Mais la réponse du Zen est significative. La conscience peut utiliser n'importe quel centre du corps et le centre qui est le plus proche de la source originelle est le nombril. Le cerveau est le plus éloigné de la source originelle. Aussi, si l'énergie de vie se déplace vers l'extérieur, le centre de la conscience deviendra le cerveau. Et si l'énergie de vie se déplace vers l'intérieur, le nombril deviendra finalement le centre. »* Osho.

W.R). **Emotions. Que doit-on faire des émotions ? Si une envie de pleurer me vient durant la méditation, dois-je la laisser passer ou suspendre ma méditation ?**

Il n'est pas recommandé de se laisser emporter par les émotions durant une méditation.
Votre question est très enrichissante car en milieu spirituel on se méprend largement sur les émotions en les qualifiant d'emblée de « *perturbatrices* » pour trois raisons : soit parce qu'on n'a pas compris les enseignements à propos ; soit parce qu'on suit à la lettre les enseignements sur la vacuité et le non-soi alors qu'on est débutant et qu'on n'a pas le niveau d'intégration pour les pratiquer ; ou alors parce qu'en les refoulant c'est un bon moyen de rester dans sa névrose au lieu de braver l'insécurité de l'inconnu. Le déni ou refoulement émotionnel, conduit subrepticement par l'ego, se convertit en « angélisme » et stérilise tout le développement personnel ou la croissance de la personne.

Sans développer sur l'émotion, il faut savoir que son expression est un besoin fondamental de l'individu. Lorsque la tension est trop forte, c'est un besoin psychique de détente et d'élimination, au même titre que le besoin d'uriner. Ces deux besoins sont identiques bien que l'un soit affectif ou émotionnel et que l'autre soit somatique. Que faites-vous en méditation lorsque vous avez besoin d'uriner et que vous ne pouvez plus tenir ? Vous vous levez et allez satisfaire votre besoin avant de revenir à ce qui vous occupait. Vous pouvez logiquement agir de la même manière s'il vous vient une envie forte de pleurer durant la méditation. A contrario, si vous pleurez en méditation, vous ne méditez plus. Si cela dure la session est stérile alors autant faire autre chose, consacrez le temps restant à pleurer sur votre lit ou allez faire un tour dans le jardin. Si la situation se reproduit, elle signe votre besoin d'être accompagnée par un psychopraticien au préalable. C'est pourquoi on préconise de ne pas partir dans les larmes – souvent consécutives à des souvenirs ou pensées – durant la méditation, sauf en cas de force majeure comme j'ai précisé ci-dessus. Dans les autres cas, cela reviendrait à une dispersion agitée stérilisant la session, de surcroît, l'ego pourra vous mettre dans la tristesse au départ de toutes les suivantes.

La logique du juste milieu s'applique encore ici. Donc si vous vient une émotion qui vous met dans la lutte ou à laquelle vous ne pouvez pas résister, levez-vous discrètement pour ne pas déranger les autres et allez satisfaire ce besoin en tentant d'en saisir le sens. Si vous pouvez rejeter momentanément l'émotion et revenir dans le contentement, la compassion et l'équanimité, faites-le en gravant brièvement dans votre mémoire la nature de l'émotion et le moment précis où elle est intervenue. Vous pourrez retrouver tout cela ultérieurement afin d'en faire l'analyse et d'en découvrir le sens.

(M.D). **Individualisme. En méditant seule ou en groupe, j'ai l'impression de me développer moi-même, comme une pratique individualiste détachée de ma vie quotidienne en collectivité.**

Ma méditation n'est pas une pratique individuelle à partir du moment où je m'interroge à savoir comment elle va changer la société. Revoir à nouveau le but fixé : s'agit-il de m'améliorer tout seul, pour mon petit nombril, dans mon monde, ou de m'améliorer pour le bien de moi-même et des autres, pour entrer en relation de façon plus cohérente et authentique, plus calme et plus saine avec moi et autrui ?

Je ne reviendrai pas sur l'intérêt de confronter mes réactions à ce qui se passe dans mes médiations et mes réactions à ce qui se passe dans ma vie quotidienne.

Ultérieurement, vous pourrez méditer sur votre dépendance aux autres, sur l'interdépendance. Je suis dépendant des autres car je vis dans un immeuble, géré par un syndic, nettoyé par une entreprise une fois par semaine et dont les poubelles sont ramassées tous les matins. Je me déplace en voiture, je suis donc dépendant de l'industrie des carburants, des métallurgies et des garagistes. Je me déplace avec des vêtements et je vais acheter à manger, je suis donc dépendant de tout un tas de monde, de créateurs, de vendeurs, d'éleveurs, d'agriculteurs, de maraîchers… Pour acheter à manger il me faut de l'argent, il me faut un travail, c'est-à-dire une entreprise, donc un patron qui l'a créée et tout un tas de monde qui la font tourner… Et lorsque cela ne va plus du tout, que j'ai une rage de dents, des douleurs ou une diarrhée qui dure, je suis totalement dépendant du médecin comme un tout petit l'est à sa maman.

Le meilleur moyen d'aller mieux est de travailler sur soi, car on vit d'abord avec soi-même et c'est cette relation à soi, heureuse ou malheureuse, qu'on offre au Monde. Le meilleur moyen de progresser, c'est de se préoccuper des autres et de les aider comme de nos proches. C'est ce qu'ils sont mais notre vue limitée n'identifie nos proches qu'en nos familles et amis.

On peut aussi prendre cela à l'envers : le meilleur moyen d'aider la société – dont je fais partie – c'est de s'intéresser à elle, de s'impliquer pour l'aider à progresser. Bien qu'on le pense souvent, la Société n'est pas uniquement les Autres. Cette vision – *C'est les autres* – est le comble de la pensée égotique, dans laquelle le moi se comporte en petit soleil largement différent d'autrui et placé nettement plus haut.
Faisons notre part, faisons-nous les colibris de l'empathie, de l'altruisme et de la bienveillance.

Je rappelle la légende des **colibris** : Colibris tire son nom d'une légende amérindienne, racontée par Pierre Rabhi, son fondateur :

« Un jour, dit la légende, il y eut un immense incendie de forêt. Tous les animaux terrifiés, atterrés, observaient impuissants le désastre. Seul le petit colibri s'activait, allant chercher quelques gouttes avec son bec pour les jeter sur le feu. Après un moment, le tatou, agacé par ces allées venues et cette agitation dérisoire, lui dit : « Colibri ! Tu

n'es pas fou ? Ce n'est pas avec ces gouttes d'eau que tu vas éteindre le feu ! » Et le colibri lui répondit : "Je le sais, mais je fais ma part."»

Mouvement Colibris,
http://www.colibris-lemouvement.org/colibris/la-legende-du-colibri

« Nous pouvons arriver à découvrir le bonheur et à changer la société dans laquelle nous vivons grâce à une prise de conscience individuelle, puis collective. Si dans cet univers manifesté, chacun d'entre nous, par son travail spirituel, devient une petite lumière, alors les ténèbres de ce bas monde, toujours plus matérialiste et égoïste, pourront laisser place à la Lumière Divine. Quelles que soient notre religion, notre tradition ou notre lignée, à un moment donné de la pratique spirituelle, ne nous bornons plus à philosopher sur la spiritualité, vivons-la au quotidien. Pour arriver à la réalisation du Soi, il faut une détermination sans faille, s'abandonner totalement au Divin et pratiquer intérieurement avec régularité, encore et encore... » Swâmi Pramod Chetan Udasin, S'élever par l'effort.

(F.T). **Injustice. Si la méditation existe depuis si longtemps et que tout le monde aspire à la cessation de la souffrance, pourquoi y-a-t-il encore des guerres, de l'exploitation d'autrui et de l'injustice ?**

« Il y a des millions d'années que l'eau existe sur terre, pourtant il y a toujours des gens sales. »

(M. G) **Latihan. J'ai quelque chose qui m'agace parfois lorsque je médite... Au début je croyais que c'était normal mais je me demande pourquoi ma tête bouge autant quand je médite. Je la sens bouger pourtant je ne fais rien pour l'en empêcher, je trouve cela bien même... Pourquoi ça fait cela Jean-Jacques ?**

Ce mouvement involontaire de la tête s'appelle un latihan*. Sans doute êtes-vous mieux placée que moi pour savoir pourquoi cela survient. Je ne sais pas pourquoi cela arrive, mais je peux envisager plusieurs explications. Premièrement, c'est une distraction de l'ego qui vous empêche de faire ce que vous avez à faire, à savoir respecter une position dans l'immobilité et porter votre attention fine sur la respiration. Vous n'êtes pas à ce que vous faites, la distraction vous disperse et vous vous livrez à autre chose que ce qui est préconisé. Peut-être est-ce accompagné de pensées... Ou cela va-t-il avec une sensation de bien-être ou de mouvement du tronc. L'ego semble préférer vous perdre à travers le mouvement corporel plutôt que par des pensées. Vous vous livrez à une douce danse ou à une sorte de rêve éveillé, mais plus à une méditation. Remettez votre tête droite, reprenez votre position correcte et immobile puis centrez-vous sur votre respiration. Reprenez doucement le contrôle, ne le laissez pas à l'ego qui tente de vous distraire dans une danse capiteuse de la tête. Par ailleurs, je suis assez dubitatif en remarquant que vous dites à la fois que cela vous agace et à la fois que vous trouvez cela bien.

(N.R) **Méditation. A partir de quand, de quel signe, ou au bout de combien de temps puis-je dire que je suis en état de méditation ?**

Dès que vous êtes posée sur un coussin, assise sans réfléchir, centrée sur vos sensations, en particulier celles de la respiration. Quand vous êtes simplement là, calme, posée, sans rien faire d'autre que de regarder votre respiration sans juger, sans penser, sans vous disperser, sans étiqueter, sans conclure, alors vous êtes en méditation. Quand vous êtes ni tendue ni avachie, que vous accueillez tout en ne vous attachant à rien, sauf au support de méditation qu'est votre respiration, vous êtes en méditation. Même si parfois des obstacles viennent s'opposer à ce que vous faites et que cela ne vous empêche pas de rester à ce que vous faites. « Soyez une vache » ! (page 258) ! Lisez aussi le point de vue de certains puristes, page 11. ☺

(C.T) **Méditation thérapeutique. J'ai entendu dire que la « méditation thérapeutique » devenait un nouvel outil de certains psychiatres. Qu'en est-il de ses fondements scientifiques ?**

Je ne sais pas ce que vous appelez la méditation thérapeutique. Si vous pensez aux fonctions que remplit la méditation, alors oui, elle est thérapeutique et définie comme telle depuis le Bouddha. Si vous pensez à cette nouvelle appellation, vous faites sans doute référence au regard nouveau que portent certaines universités sur la question. La psychiatrie en 2010 semble découvrir et proclamer ce que le bouddha disait il y a 2500 ans et ce que les thérapies existentielles et spirituelles annoncent depuis les années 60. Deux nouvelles méthodes médicales – bien similaires – sont en train de naître avec la

MBCT (*Mindfulness*-Based Cognitive Therapy*) *et la* MBSR (*Mindfulness-Based Stress Reduction*/Réduction du stress basée sur la pleine conscience). Il faut donc à la médecine occidentale beaucoup de temps pour prouver ce qu'avancent la médecine chinoise et indienne depuis des millénaires.

La formation à ces méthodes par les médecins est en pleine éclosion mais les lamas et les méditants aguerris depuis des années n'auront pas le droit de pratiquer à l'hopitâl à moins d'avoir été formés par ce nouveau groupe ! Pour l'instant, ces méthodes reprennent la méditation samatha-vipassana de l'école Theravada (ancien véhicule).

Une grande partie des effets thérapeutique de la méditation se trouve dans les Bénéfices, page 21. Les nombreux **fondements scientifiques** de ces méthodes, et donc de la méditation, sont issus de la recherche médicale et mis à jour aujourd'hui notamment par le professeur Jon Kabat-Zinn*. D'autre part, de nombreuses réunions et colloques scientifiques internationaux font intervenir des chercheurs divers qui échangent régulièrement depuis des années au sujet de la médecine, de la physiologie, de la phénoménologie, de la physique quantique, de la nature de la réalité, de la nature de la conscience, des émotions, de la matière-vie. Des réunions ont lieu à Dharamsala chez le Dalaï Lama *(Mind & Life)* ou en Europe *(« Interprétation de Copenhague »).* Matthieu Ricard en parle régulièrement à travers films et presse.

La méditation cesse la rumination stupide et automatique de notre mental qui nous fait croire n'importe quoi. Elle nous permet ensuite de nous centrer sur nos **sensations**, signes qui témoignent de toute modification somatique ou émotionnelle consécutive à notre vécu dans notre environnement. Ordinairement, au lieu d'être accueillies et admises comme signifiés symboliques de notre expérience authentique de l'ici et maintenant, ces sensations sont souvent considérées comme non avenues, gênantes, inquiétantes ou douloureuses. Elles sont alors de notre part souvent éteintes à coups de médicaments ou rejetées à coups de rationalisation défensive et travestie qui s'exprime toujours « à côté » de la réalité vécue. Ces réactions habituelles, culturelles et inattentives, nous empêchent d'appréhender et de vivre l'expérience immédiate et authentique de ce que nous vivons. C'est en quoi nous sommes tous des « *aliénés* » ou des « *fous (folles)* » aux yeux du Sage. Et c'est pourquoi la méditation réhabilite et restitue l'attention aux sensations et à la phénoménologie de l'expérience. Cela doit nous permettre de réagir et de nous ajuster aux problèmes réels et cela doit prévenir l'apparition de tout mal-être et de toute maladie mentale, y compris l'apparition de la plupart des maladies somatiques. Voilà ce que confirme la recherche.

Le psychisme s'emballe lorsque les sensations et les émotions (qui sont des sensations !) ne sont plus entendues ! **Les sensations sont les précurseurs de tout état mental.** La première et la plus grossière étant la respiration, véritable thermomètre émotionnel. A l'opposé, l'habitude à entendre les sensations plus fines va protéger l'individu des situations psychologiques de crise, comme la déprime, la dépression, la violence, les troubles obsessionnels compulsifs, ainsi que toute la pathologie relationnelle, névrotique et addictive. La crise psychotique peut, elle aussi, être prévenue par l'écoute des sensations qui la précèdent. C'est tout l'objet de la MBCT comme de la MBSR.

Voilà où tente d'agir la psychiatrie dernier cri, en l'apprentissage de la méditation dans un but tout aussi bien préventif que curatif dès lors qu'on peut voir arriver le trouble avant sa manifestation. C'est tout à son honneur, mais elle ne peut en aucun droit s'arroger la maternité du terme *méditation thérapeutique*.

(J.D) **Méthodologie. Vous dites que la méditation doit s'intégrer dans un ensemble. Cet ensemble c'est l'éthique et l'état d'esprit ?**

Vous avez parfaitement compris que la méditation ne se pratique pas comme une ponctuelle séance de musculation mais prend sa place dans un véritable et nouvel *Art de Vivre*. Si vous voulez optimiser votre pratique et obtenir des résultats, vous pouvez rajouter quelques éléments à la méditation :

- Motivation (page 37)
- Prise de refuge*
- Etat d'esprit (page 47) et respect de l'éthique (page 43). On ne médite pas en étant bouleversé ou après avoir pris une SPA.

- Dédicace (page 55). Sinon votre pratique demeure isolée et désincarnée de la quotidienneté.

Le soir, vous pouvez commencer par vous poser dans le calme et remplacer la motivation par une **introspection** de la journée passée. Vous y verrez les difficultés que vous y avez rencontrées ou les mauvaises intentions (préjudiciables) que vous y avez eues. Mais voyez aussi surtout vos progrès, réussites et félicitez-vous. L'Introspection est l'auto-analyse, faite avec recul et discernement, non seulement par la réflexion mais aussi par le vécu, l'émotion et l'observation du corps. L'introspection ne consiste pas à culpabiliser, à se flageller ou s'infatuer. Vous procéderez sans corruptibilité, avec équanimité, empathie et compassion pour vous-mêmes. La positivité et l'empathie vous permettront de comprendre ce qui vous est arrivé et les besoins que vous aviez. N'oubliez pas que c'est l'erreur qui fait grandir.

Après quoi vous pratiquerez votre méditation comme si vous étiez assis à côté des conclusions que vous avez tirées de la journée. Il ne s'agit pas de les penser ou de les cogiter mais simplement d'être là, avec. La pratique régulière et compatissante de l'introspection permet de corriger ou d'éviter des paroles ou comportements erronés car préjudiciables, et donc ainsi de peu à peu pallier les erreurs et les problèmes.

Concernant le **Refuge**, j'ai dit « *nous avons tous et toutes un Dieu, ou un bouddha, un ange gardien, une sage petite voix en nous* ». Vous pouvez donc vous réfugier en lui au début de la pratique, et cela signifiera que vous avez une grande confiance en vous. Mais auparavant, il est conseillé de prendre comme refuge, éclairage ou protection, un enseignement ou une personne de référence qui servira de guide et d'appui permanent à notre pratique d'abord, à notre vie quotidienne ensuite.

(M.D). **Méthodologie. Il existe plusieurs thèmes de méditation (Par ex mon rapport aux autres, à mes collègues, mes enfants, mes parents etc.). Par où commencer, y-a-t-il une méthodologie particulière recommandée ? A savoir méditer sur chacun de ces**

thèmes successivement ? Ou faire en fonction de ce qui émerge et ne pas choisir le thème avant de commencer à méditer ?

Vous avez raison, une méthodologie s'avère absolument efficace pour progresser sans se perdre parmi toutes les approches et toutes les techniques. Il n'est pas bon de se disperser partout. Revenons simplement aux bases : la méditation sert à poser notre esprit, le concentrer pour éviter qu'il ne parte dans tous les sens comme un singe saute de branche en branche. Ceci aura pour effet d'apprendre à le connaître, de discerner les phénomènes puis de faire des choix en conscience : dois-je conserver ou abandonner tel point de vue ou comportement ? Il n'est pas possible de discerner la vérité ni de trouver des solutions avec un esprit de singe agité et dispersé. Même les psys privilégient l'abord du ressenti et du vécu à celui des pensées pour pallier des difficultés. Les thèmes dont vous parlez seront abordés ultérieurement au cours de la méditation analytique, laquelle n'est profitable et fertile que lorsqu'on maîtrise la méditation de placement, celle qui vise l'obtention du calme mental durable. Il est capital de n'être pas impatient, soyez patient, régulier et discipliné comme les aiguilles d'une horloge. On ne les voit pas avancer. Les changements durables s'opérant en profondeur sont lents, à défaut ils seront fugaces.

Le premier abord consiste donc à regrouper notre esprit, pour le préparer à la vision pénétrante, afin que nous soyons maîtres artisans de nos pensées et non pas que ce soit nos pensées illusoires qui nous maîtrisent. Je propose donc la méthodologie suivante :

1. Aux débutants, attention à la respiration abdominale et vigilance globale.

Si les obstacles et les pensées viennent parasiter la pratique et stresser le pratiquant, alors il utilisera les deux outils suivants qui consistent à occuper le mental au lieu que ce soit le mental qui s'occupe de lui. Ou bien il pratiquera la récitation d'un mantra (page 184).

2. *Exercice de concentration.* Pratique de la **méditation rythmée** (page 103) : pratique des inspirations pendant 5 secondes, 2 secondes d'apnée, 5 secondes d'expiration. Lorsqu'on est à l'aise avec ce rythme, on augmente les temps en passant à 6/3/6, et ainsi de suite. Cela consiste à remplacer les pensées et digressions par d'autres, mais nous sommes cette fois maîtres et non plus victimes. Attention, le mental ou l'ego veut atteindre des records !

Lorsque la pratique de cette concentration devient aisée, on l'abandonne ou on l'assouplit en passant si nécessaire à la méditation comptée. Lorsque le calme est revenu, on peut reprendre la méditation initiale où elle en était, voire passer à la méditation sans support (pleine conscience).

3. *Exercice de concentration.* Pratique de la **respiration comptée** (page 103) : porter son attention sur les sensations respiratoires pendant au moins 10 cycles respiratoires (1 cycle = inspiration + expiration), plus tard 21 cycles. Si l'attention est perturbée et que l'esprit s'échappe au cours de ces cycles, interrompre le comptage et le reprendre à zéro.

4. *Méditation samatha.* Exercice d'attention et de vigilance consistant à pratiquer la respiration sans comptage : Attention et vigilance sur **les sensations de la respiration,** puis attention plus fine portée sur les sensations sises au philtrum.

5. *Méditation vipassana,* centrée sur les perceptions du corps par le moyen d'un systémique **balayage sensoriel** ou *body scan.* Après maîtrise du calme mental durable, cet exercice doit faire travailler sur l'impermanence et l'interdépendance corps-esprit. En se penchant finement sur les sensations, on écarte la suprématie du mental et on tente d'identifier le vécu ressenti, ce qu'on a beaucoup de mal à faire dans nos sociétés. Ultérieurement, on étudie autant que les sensations que l'esprit et ses réactions. Précisons qu'effectuer une revue des sensations ne présente aucun intérêt si on ne leur donne sens, si on ne les relie à rien, ce qui met bien des méditants dans les doutes et la totale incapacité d'évaluer leurs progrès.

6. *Exercice d'attention et de vigilance.* Même exercice que le précédent, mais cette fois on rajoute l'étude des empêchements au lieu de les contourner, ainsi que l'observation des réactions habituelles et spontanées survenant à cette occasion.

7. *Méditation samatha. Exercice d'attention et de vigilance consistant à pratiquer la pleine conscience* par la méthode dite du Tour d'horizon : je vois ma position et détente physique, ma position psychologique (Etat d'esprit et 10 perfections), je corrige éventuellement, je vois toutes mes perceptions sensorielles, les obstacles qui surgissent et les réactions avenantes, qu'elles proviennent de mon ego ou de mon Observateur. C'est l'exercice de la vision pénétrante, dont les thèmes principaux sont la souffrance, l'impermanence, le

dualisme, l'interdépendance, le non contrôle, le non soi et la vacuité. Je tente de donner sens à ce qui survient sans penser ou analyser. C'est ce que Swami Prajnanpad appelait *Voir*, pratique substituant la vue directe à l'intellectualisation.

8. *Méditation de pleine conscience*. Pratique de la **méditation sans support**, par connaissance des perceptions sensorielles ainsi que conscientisation de l'esprit (émotions, sentiments et pensées) et de ses réactions. Il ne s'agit pas de rechercher ou d'observer quoi que ce soit, mais simplement de ne rien faire, d'être là, témoin passif et réceptif de tout ce qui se vit et surgit. Rien n'est difficile ou enquiquinant. Le méditant est simplement conscient de soi, non identifié aux émotions, pensées et empêchements. Il n'y a pas de saisie. L'esprit clair est tourné vers l'intérieur et voit sa propre nature.

« Avoir simplement conscience de la conscience telle qu'elle est et de tout ce qui la traverse telle qu'elle est. » Sogyal Rinpoché.

9. Pratique de la **méditation dans les activités quotidiennes,** en marchant, en mangeant et dans toutes les activités. Il s'agit d'une Méditation de placement quand le support de méditation est l'action, Vision pénétrante lorsqu'elle y ajoute l'observation du mental et du vécu général. Quoi que je fasse, je le fais en conscience, je vois ce que je fais, ressens, vis, évite, j'observe mes réactions et les mouvements de mon ego sans penser à autre chose relevant de l'ailleurs, de l'avant ou de l'après. Quand je conduis mon auto je conduis, je ne téléphone pas et je ne pense pas à ma grand-mère ou à ce que je vais faire plus tard. Il n'y a pas de dispersion de l'esprit, celui-ci est attentif et centré sur ce qu'il fait.

10. *Méditation analytique*. Avec l'esprit calme, clair, attentif et centré, je peux méditer sur un sujet sans en dévier, dans le but de pallier des lacunes ou résoudre des problèmes. La méditation quitte alors la pleine conscience pour devenir analytique. La méditation analytique consiste à contempler mentalement un sujet, quel qu'il soit, qu'il provienne d'un enseignement ou d'une expérience.

(J.D) **Méthodologie. J'ai appris à utiliser les pratiques de Metta bhâvanâ et Tonglen*, vous n'en parlez pas ici.**

Bien que les ignorants le méconnaissent, nous sommes tous nombrilistes, égocentriques et orgueilleux, cela va de soi, mais pas à la même hauteur sur l'échelle de mesure. Ne le sont plus ceux qui se sont débarrassés du « moi ».

Tonglen fait travailler l'empathie, la compassion, la capacité d'ouvrir son cœur, de prendre la souffrance et le négatif de soi et des autres pour les convertir en positif, en bien-être et en bonheur. La prière qui lui correspondrait pourrait ressembler à cela : « *Puissé-je être capable de prendre en l'Eveillé qui est en moi la souffrance des autres, puissé-je les recouvrir de bien-être et de bonheur.* » C'est une pratique altruiste qui tente de faire chasse-goupille avec nos tendances individualistes et qui nous fait travailler nos besoins relationnels fondamentaux de Donner et de Recevoir. Comme pour Metta Bhâvanâ que j'évoque page 73, et parce qu'il est mieux de se soigner avant d'aller guérir les autres, il est préconisé de pratiquer Tonglen d'abord sur soi avant d'offrir aux autres ce qu'on n'a pas.

On utilise par facilité le terme de méditation à l'égard de ces pratiques alors que ce n'en est pas réellement. Ce ne sont pas des méditations mais des autosuggestions, des visualisations, des entraînements actifs à l'acceptation, à l'altruisme et à la compassion. C'est pourquoi je ne parle pas de Tonglen dans cet ouvrage. Par contre, je préconise de les adjoindre à la pratique méditative, en les insérant avant ou après, entre la prise de refuge et la dédicace, parce qu'elles sont préliminaires. Elles renforcent et facilitent l'état d'esprit de la pratique méditative tout autant que la vie sociale. Elles nous font comprendre l'interdépendance en profondeur, le fait que nous sommes fatalement liés aux autres.

Si vous méditez pendant une demi-heure, réduisez de dix minutes que vous consacrerez à l'une ou l'autre de ces pratiques. Tonglen et Metta bhâvanâ conditionneront toutes vos méditations et pourront se révéler comme des turbos de la croissance. Vous les trouverez facilement sur Internet, mais pour que cette pratique ne devienne pas un leurre d'orgueil, n'oubliez pas de pratiquer d'abord pour vous, pendant un an avant de vous occuper des autres, de surcroît des personnes difficiles.

(V.V) **Moment. Quand méditer ? Faut-il méditer à heure fixe? Y-a-t'il une période plus propice ?**
(N.R) **Y-a-t-il des conditions idéales ou des moments à éviter?**

En général on préconise de méditer ***le matin*** pour dynamiser la journée en se libérant de l'anxiété, des inquiétudes et des parasitages divers et stériles de l'esprit. L'esprit est frais et dispos, bien réveillé pour ne pas retomber dans la torpeur stérile.

On peut méditer aussi ***le soir*** pour laisser s'apaiser l'esprit après une journée bien chargée ou pour continuer l'entraînement. Tout en se souvenant que la méditation n'est jamais une détente (se changer les idées) mais un travail, même s'il mène au plaisir, parfois à une relaxation. La méditation vespérale est une bonne préparation pour le sommeil. On peut aussi méditer la nuit en cas d'insomnie, c'est toujours beaucoup plus fructueux que de tourner et retourner dans le lit avec exaspération, que de se relever pour s'inquiéter, pour fumer une cigarette ou regarder la télé. Méditez quand vous voulez ou pouvez, de préférence le matin avant toute activité. Levez-vous, prenez un café, faites votre toilette puis méditez avec l'esprit clair.

Surtout lorsqu'on est seul(e), il est souvent difficile de se mettre à méditer à cause de la discipline que cela demande. Cela constitue le premier obstacle occasionné par la paresse. L'avantage de méditer ***à heure fixe*** se trouve dans le fait qu'on n'a plus à rentrer dans le casse-tête de l'heure et de la disponibilité. On a fixé une heure et on sait qu'on s'y tiendra tous les matins ou tous les soirs. Lorsque cela devient un rituel, le premier obstacle de la paresse disparaît. Méditer à heure fixe fait travailler également la rigueur, sans laquelle on n'obtient rien. Les horaires fixes doivent vous convenir parfaitement et vous servir de repères. Ultérieurement, avec l'habitude, la séance à heure fixe sera conservée mais les périodes méditatives multipliées dans la journée. Car n'oublions pas que le but ultime est de vaquer dans un état méditatif constant dans les activités quotidiennes : c'est-à-dire en état de consciousness.

Les **conditions idéales** sont donc de : se retrouver quotidiennement dans un endroit tranquille où on se sent bien et où on ne sera pas dérangé, à une heure qui convient et dont on a pris l'habitude comme de se brosser les dents tous les matins. Les moments à éviter sont ceux où les stimulations sensorielles sont multiples, dans lesquels il y a des sons ou des paroles que l'esprit accroche facilement. Mais encore une fois, tout dépend de vous et de votre expérience. Il m'arrive de « *méditer* » brièvement ou de me *centrer* itérativement à table avec des amis. Mais ce n'est ni samatha ni vipassana.

(L.P) **Notation. Quand je prends acte d'un obstacle ou d'une pensée, je cherche à l'identifier clairement dans un français littéraire et involontairement je pars, l'attention se perd...**

Êtes-vous Perfectionniste ? Quoi qu'il en soit, noter mentalement par mots permet de ne pas se perdre en rhétorique et de retenir bien plus facilement. Voyez *Remèdes aux pensées*, page 153.

(P.C) **Orgueil. Depuis que je médite relativement régulièrement, je me considère mieux que les autres, et cela m'ennuie.**

Parfait, vous progressez, bravo ! Mais qui progresse, vous ou votre ego ? C'est l'un des premiers pièges de la méditation et du travail sur soi en général.

« Maintenant je sais communiquer, contrairement aux autres ; les autres ne savent pas se poser, ils sont dans l'ego ; je suis meilleure; je sais mieux que toi, j'ai travaillé cela... Je ne me sens pas entendue, cesse tes jeux psychologiques... ».*

Sachant qu'il ne peut pas lutter contre votre ferme détermination à travailler sur vous et à changer, l'ego obtempère mais récupère toute la pratique à son bénéfice. S'en échappent l'orgueill, la médisance, la comparaison avec autrui et la compétition. Alors qu'on cherche l'humilité et la coopération, l'amour et la compassion, la joie et l'équanimité, c'est tout l'inverse qui apparaît. Ceci parce que « *Le malin* » fait du développement personnel avec vous...

Vivre en relation avec les autres ne consiste pas à savoir mieux qu'eux, à mieux maîtriser, à vouloir justifier ou prouver à l'autre. Dans ces cas-là, le processus égoïque ressemble à de la dominance. Cette digression est relativement normale et courante. Pour remédier à cet écueil, il suffit de s'en apercevoir, de ne pas s'y attacher, de réagir avec équanimité et de recentrer simplement sur l'esprit et les buts de la méditation comme on le fait pour la respiration. Renforcez l'humilité en vous disant que si votre interlocuteur ne pratique pas la méditation et n'a jamais travaillé sur lui, il a par ailleurs bien d'autres qualités et compétences que vous n'avez pas. Partagez avec lui votre bien-être et votre équilibre.

(P.C) **Partage en groupe. Vous animez des groupes de méditation, au cours desquels il faut s'exprimer sur son vécu durant la méditation. C'est la première fois que je vois cela. Cela ne s'apparente pas à de la psychothérapie ?**

Je ne sais pas de quelle psychothérapie vous parlez. Ce que je propose est parfois pratiqué dans le bouddhisme sous le nom de « Partage de pratique ». D'autre part, la psychothérapie orthodoxe ne consiste pas à « parler », ce serait extrêmement réducteur et stérile, et je ne vois pas comment la pratiquer en ¼ d'heure entre deux sessions de méditation !

La méditation est une pratique millénaire, enseignée sur tous les continents et destinée à réduire la souffrance psychologique individuelle et groupale, dont les premières étiologies sont : l'individualisme, le consumérisme, l'hypocrisie, la compétition, l'orgueil et l'égocentrisme. Elle vise à rétablir le calme mental, le bien-être, la connaissance de soi, l'altruisme et la compassion, à favoriser l'Amour et à faciliter la vie personnelle, collective et sociétale. Comment appelez-vous cela si **ce n'est pas une forme de psychothérapie ?** Je vous rappelle que le bouddha était appelé le Grand Médecin, ou plutôt le grand psychiatre puisqu'il ne soignait ni les diarrhées ni les varices mais nous invitait à nous remettre en question et à changer nos attitudes.

Il y a cinq mille ans, la méditation n'était jamais isolée. Elle faisait partie d'un tout constitué d'enseignements, de questions/réponses et de débats. A moins de vouloir en faire une simple technique instrumentalisée qui fera plaisir à tout le monde, il est totalement illusoire de l'isoler de ses fondations, de son historique et de sa finalité car cela ne mène à moyen terme qu'à la frustration de résultats modiques et décevants. C'est ce qu'on observe dans les temples. Vous pourrez ou avez déjà pu en faire l'expérience.

Même les pratiquants chevronnés ont encore de nombreux questionnements et le fait de poser des questions en groupe et de partager son expérience enrichit tout le monde. Cela développe la compréhension de ce qui est vécu ainsi que la pratique du Don, de la générosité, de l'ouverture à autrui, de la confiance, de l'assertivité, de l'appartenance à un groupe et de la sociabilité.

A contrario, méditer en groupe sans rien partager puis s'en aller en disant seulement "*Au revoir, à la semaine prochaine*" entretient pernicieusement l'individualisme, l'avarice, la culpabilité, la honte et souvent l'illusion. Car beaucoup de méditants se méprennent encore totalement sur le but et la façon de faire. Ils pratiquent "à leur manière" en retenant ce qui leur plait, en rejetant ce qui leur déplaît et voudraient ressortir immédiatement avec un résultat. Rien de tout cela n'est méditation et peu ont le désir d'une profonde remise en question. La véritable remise en question consiste aujourd'hui à développer ses capacités à vivre et partager avec les autres.

« On sait aujourd'hui que **toute pratique effectuée sans feedback et verbalisation ne peut être assimilée et intégrée** en profondeur. Toute pratique de vision pénétrante sans méditation de placement sur la conclusion obtenue ne peut être incarnée dans le futur. » Or ce qui est très généralement proposé aujourd'hui est l'entrainement au calme mental et non la pratique de vision pénétrante.
C'est pourquoi j'invite les participants à entendre ce qu'ils pensent et à enrichir le groupe en posant des questions ou en témoignant de leur vécu, à la mesure de leur capacité, parce que je propose une expérience groupale, et non une pratique individualiste en groupe.

(N.R) **Pensées. Comment éviter que des pensées parasites s'accrochent ou que l'environnement interfère** ?

Que des pensées parasites s'accrochent n'a pas d'importance et on ne peut pas changer ce qui survient dans la vie. Par contre, vous pouvez directement intervenir sur l'importance que vous donnez à qui arrive. D'autre part, si vous voulez éviter d'être alpaguée par des pensées ou par des stimulations extérieures, renforcez l'attention à vos sensations respiratoires. C'est implacable. **On ne peut pas penser et ressentir en même temps.** Pensez à un sablier, le sable n'y coule que dans un seul sens à la fois.

Si vous souffrez, c'est que vous pensez. Si vous pensez, c'est que vous ne ressentez pas suffisamment ou que vous jugez les sensations. Si vous ne ressentez pas c'est que vous n'êtes pas en contact avec vous-même mais, à l'instar d'un sablier, vous l'êtes avec votre ego. Si vous êtes en contact avec l'ego, vous souffrez... Cela peut devenir un cycle vicieux interminable. Le cycle vertueux consistant à être là comme une vache d'abord (Dasein – page 230), à observer ou entendre, ressentir, déplier l'expérience sans réfléchir, être là, simplement être soi.

(L.H) **Pensées. Je n'arrive pas à méditer, c'est une lutte immédiate contre les pensées.**

De deux choses l'une : soit vous ne laissez pas le temps à votre tête de se poser et vous cherchez un résultat trop rapide dans les cinq minutes, soit vous vous formalisez bien trop de l'existence des pensées, ce qui constitue une attitude incorrecte. Lisez page 47 (*Etat d'esprit et Procédure),* pages 139 *(Les pensées)* et page 227 *(15 – En résumé).*

Si au début vous ne pouvez pas vous empêcher de penser à votre mère où à vos courses, quelle importance ? Vous n'allez pas ressortir plus sotte qu'avant de la méditation, l'important est déjà que vous vous y soyez assise. Le ralentissement puis la raréfaction des pensées viendra avec le temps ; car vous ne vous asseyez pas en méditation pour penser, n'est-ce pas ? Soyez tolérante alors, dédramatisez, cette situation va vous faire travailler l'acceptation (pas la résignation !), la patience, l'équanimité, la gentillesse, la compassion, plein de choses. Si vous n'êtes pas inondée de défaitisme, vous verrez. Pour vous aider, vous pouvez commencer à effectuer les exercices de la page 102 (Accroître l'attention) ou réciter des mantras.

(L. H) **Pensées. Si je ne peux empêcher les pensées de tourner et de virer pendant la méditation, est-ce que je suis passée à côté de la méditation, est-ce une méditation ratée?**

Dans samatha le but n'est pas de supprimer les pensées mais justement de composer avec elles et de revenir à *faire ce qu'on a à faire*. Il n'y a théoriquement pas de ratage possible à partir du moment où on n'a ni but ni attente. Si vous trouvez du SENS à ce qui arrive ou une conclusion quelle qu'elle soit, c'est une expérience réussie et enrichissante, un petit accès à la pleine conscience. Dans vipassana, au contraire, le fait qu'il y ait des pensées et des empêchements n'est pas un obstacle dans la mesure où ce qui est observé est *l'attention portée sur la nature de nos réactions* et fonctionnements habituels (méditation de vision pénétrante).

Les obstacles sont enquiquinants ou épuisants au début, mais à l'instar des difficultés de la vie quotidienne, ce sont eux qui nous mettent en relation directe avec le fonctionnement de notre esprit. Heureusement qu'il y a les pensées, sinon l'exercice consisterait à demeurer comme une plante verte sur un coussin. Une méditation sans pensées ou sans obstacles ne servirait à rien car le but de celle-ci est justement d'apprendre à connaître notre ego et ses réactions. Apprenez donc à ne pas prendre ces pensées trop à cœur, à les discerner avec recul et ultérieurement à les utiliser pour progresser dans votre pratique.

Ne pas parvenir à méditer du tout est déjà un riche enseignement si, avec recul, on voit le sens caché de cet empêchement de l'esprit. Au pire extrême, si je trouve un sens et si je tire enseignement au sujet de moi-même en constatant que je trouve toujours un subterfuge pour éviter la méditation, je peux dire que cela constitue un avancement dans la connaissance de mes fonctionnements. L'important est d'apprendre sur soi-même et de croître. Lors d'une méditation, avant d'être bien il peut y avoir des paliers successifs à rejoindre. Et les franchir peu à peu constitue alors un avancement. Mais il n'y a pas à « réussir », étant donné que la méditation n'est pas un challenge. Puisse-t-elle vous permettre d'accepter davantage vos échecs, si vous les considérez ainsi. Acceptez de tourner et de virer durant la méditation si cela doit se produire et voyez plutôt les connotations mentales qui se superposent à cet état de faits. Puis, itérativement, inlassablement, sans penser, revenez à vous centrer sur votre respiration.

(A.B) **Pensées. Lorsqu'on médite et que des pensées mentales s'imposent, doit-on de toute force les combattre ou au contraire accepter d'y consacrer quelques temps afin qu'elles disparaissent ?**

Lorsque vous faites la vaisselle et que des nuages noirs passent au-dessus de la maison, voulez-vous à tout prix les chasser parce qu'ils vous dérangent ? Il en va de même avec les pensées. Considérez-les comme des nuages qui passent au-dessus de votre tête.

« On ne peut pas empêcher les oiseaux noirs de voler au-dessus de nos têtes ; mais on peut les empêcher d'y faire leur nid. ».

Proverbe chinois.

Chaque fois que vous voudrez chasser les pensées, vous renforcerez leur existence et la tension. L'important est de ne pas se confondre avec elles, de ne pas leur donner plus de place qu'elles n'en prennent, de ne pas les saisir et y répondre, sinon cela revient à s'y attacher pour les entretenir malgré soi. Il serait stupide et illusoire de vouloir chasser son psychisme et son inconscient ! Attention à ceux qui vous recommandent de *faire disparaître les pensées* ou de *tuer l'ego* ! Vous avez à faire dans ce cas à des ignorants, des sectes ou des charlatans. Avant de *tuer* l'ego ou le faire disparaître, il faut d'abord lui permettre subvenir à ses besoins fondamentaux et de bien vivre...

Rien ne doit être fait *en force*, ce qui sous-entend la présence de l'envie, des émotions, de l'attachement, du rejet et de l'aveuglement. Procéder toujours au contraire avec douceur et patience, ce qui n'exclut aucunement la notion de *ferme détermination*. Ne jamais rien *combattre* en méditation. Au contraire, on recherche l'acceptation, la joie et l'équanimité, l'amour et la compassion. **La méditation n'est jamais une lutte mais toujours une pacification.** Si votre méditation devient une lutte, elle dévoile que vous voulez vous combattre vous-même et cela dénote une mésestime de soi qu'il vous reste à soigner.

Donc vous le dites bien, accepter. Vos pensées ne sont pas votre affaire et je le répète, **jamais personne n'a dit qu'il fallait que les pensées disparaissent !** Votre affaire est plutôt de voir ce que vous en faites, mais ceci sera mis en œuvre durant vipassana, pas dans samatha où votre travail consiste à vous centrer, revenir inlassablement sur la respiration.

(A.B) **Pensées. Si on n'arrive pas à chasser ses pensées au bout de quelques minutes, vaut-il mieux arrêter et reprendre plus tard ou persévérer ?**

« Soyez dans l'effort juste : n'attendez rien, observez seulement comme une vache (attention), comme au spectacle. Ne vous crispez pas et ne vous endormez pas, soyez dans l'attention, dans le juste milieu, prenez simplement acte, évitez de penser, laissez passer les mots dans votre esprit sans les capter et sans enrichir les pensées ». (Page 52).

Soyez comme une vache : elle ressent ce qui arrive puis poursuit ce qu'elle faisait. C'est terrible, l'humain a développé la faculté d'élaborer de super concepts et théories mais a perdu la possibilité d'être simple, de ressentir son vécu, de contacter ses besoins, de respirer. Il zappe tout cela pour se retrouver dans l'intellectualisation perpétuelle, un peu comme s'il devait maintenant demeurer face à un ordinateur qui ne s'éteindra jamais, alors il se retrouve ainsi coupé de ses bases, il plane en l'air.

Si vous n'arrivez pas à chasser vos pensées au bout de quelques minutes, c'est que vous ne procédez pas correctement. Il ne s'agit pas de chasser les pensées mais d'occuper son esprit ailleurs, plus assidument sur le support de méditation. Si vos pensées restent omniprésentes, constatez cet état de fait, et revenez à faire ce que vous vous êtes fixée de faire. Cessez de penser aux pensées et reprenez immédiatement l'observance fine de votre respiration. La fuite devant l'adversité consolide le côté négatif de notre personnalité et n'a jamais fait travailler quoi que ce soit. Revenez calmement à votre respiration, toujours, itérativement, inlassablement. Dix fois, vingt fois, cent fois, sans vous mettre à mouliner à ce propos *: j'ai encore des pensées, je suis nulle, je n'y arrive pas, c'est dur*... En pensant ainsi, vous vous compliquez la tâche en appelant de nouvelles pensées. En fait **ce n'est pas le fait que les pensées reviennent qui est dur**, c'est le commentaire et le jugement que vous faites sur vous-même, liés à la tension neuromusculaire entretenue par l'attachement, le rejet, le combat. Alors cessez de vouloir, acceptez et ajustez-vous sans vous disperser, ne perdez pas votre mission : respirez.

(M.D). **Pensées. J'ai l'impression de ne pas progresser je suis souvent en lutte contre mes pensées et parfois la séance tourne à la lutte contre moi-même. Je me dis que si j'interromps la séance alors l'ego aura gagné. Que puis-je faire dans ces cas-là ?**

J'imagine que le besoin d'*être bon élève dans la maîtrise et le contrôle* absolu est récurrent dans votre vie. Cela doit entraîner beaucoup de tensions et de mentalisations difficiles à vivre. La lutte est l'inverse de l'acceptation. Vous luttez contre ce qui est, contre la réalité même de ce qui vous habite et que vous vivez à un instant T. Cela ne peut faire que renforcer les tensions, les dispersions, l'impuissance, les pensées et la souffrance. Augmentez votre degré de discipline et de détermination, puis regardez passer les pensées comme si vous regardiez passer un train. Intéressez-vous à ce train sans le toucher ni monter dedans. L'un des prérequis à la méditation est la détente et la bonne humeur sinon la joie, alors tâchez de conserver cet état « quoi qu'il arrive », sinon votre ego aura effectivement gagné une manche. N'oubliez pas que durant la méditation une partie de l'esprit est calme et posé tandis que l'autre moitié vagabonde un peu, ce qui est tout à fait normal. Vouloir le calme mental à tout prix et à 100% relève du contrôle égoïque et du perfectionnisme morbide durant lequel l'esprit et tous les sens sont en alerte, ce qui occasionne une tension générale bloquante. Pensez à dédramatiser et à faire de la méditation un jeu qui va vous permettre d'aller de mieux en mieux. Faire de la méditation un challenge mène à l'échec assuré. Si ça se passe mal vous avez une alternative : soit vous mettez cela sur le dos de votre petit ego et vous en riez, soit vous cessez momentanément la méditation avant de la reprendre. La méditation n'est pas un rapport de force, un défi, une victoire ou une défaite. Cesser momentanément la méditation n'est pas une victoire de l'ego, mais fruit de votre sagesse qui lâche prise et cesse intelligemment la lutte. Dans ces cas-là, ouvrez les yeux, levez-vous, faites dix amples respirations et deux ou trois pas, et reprenez votre méditation assise face à une autre direction. Cette façon de faire change souvent les choses de manière très efficace.

Vous vous dites que l'ego aura gagné, mais il a déjà gagné ! **Lorsque vous êtes perturbée par vos pensées, tentez de gérer les pensées, les douleurs ou parasitages de toute sorte, vous ne vous apercevez pas que c'est purement et simplement l'ego qui médite et qu'il n'y a pas d'observateur, tandis que seuls demeurent les réactions, du désir et des aversions.**

Dès qu'il y a des émotions, des dispersions et des réactions, percevez que c'est l'ego qui médite, ou plus exactement qui est là, présent et agissant à votre place. ☺

(Y.B) **Pensées. Dans samatha, faut-il renier les pensées ou les identifier et les classer pour en prendre acte durant vipassana ?**

On ne dénie jamais les pensées, relevant de l'incontrôlable, mais on peut s'y désidentifier et les ignorer. Samatha consiste à avoir des œillères, se borner à se centrer sur la respiration et prendre acte des sensations de celle-ci sans vouloir les affiner. C'est-à-dire simplifier au maximum. Sans se faire auteur de la moindre pensée volontaire, laisser passer les pensées involontaires permet d'aboutir au calme mental. Durant samatha le gros risque est de partir avec les pensées en passant du temps à les classifier, ce qui revient à penser. Voyez que vous avez des pensées, ne vous y attardez pas et c'est tout. Il n'est même pas utile de vouloir les mémoriser pour après car, si elles sont importantes, elles reviendront ultérieurement.

Catégoriser et classer les pensées ou les obstacles relève de la vision pénétrante qui suppose le prérequis du calme mental. Lors de la vision pénétrante, si votre esprit est attiré par une pensée, prenez-en acte : identifiez ce que vous pensez, voyez que cette pensée manifeste est sous-tendue par une émotion ou un besoin psychologique latent, une inquiétude, une peur, une envie, qu'elle provient du passé ou se projette sur le futur, voyez ce qu'elle devient puis revenez à vos sensations respiratoires. Au bout d'une très bonne pratique de la vision pénétrante, les pensées elles-mêmes peuvent être utilisées comme support de méditation, sans vous identifier, comme si vous regardiez un film. Pas durant samatha.

(C.T) **Pensées. Je pratique avec relative assiduité depuis quatre ans. Il y a peu de temps, les pensées et diversions en tous genres n'affectaient plus mon calme intérieur. Et maintenant je m'aperçois régulièrement que je n'ai plus de pensées en respirant, c'est parfois le calme plat. Est-ce normal ou est-ce une forme de torpeur subtile que je ne perçois pas ?**

Il existe deux formes de torpeur. La torpeur physique par laquelle on tend à l'endormissement avec des mouvements du corps qui s'affaisse, et la torpeur mentale qui intervient comme si on avait coupé le courant. Dans cet état, toujours passager, nos appareils perceptif et cognitif sont vacants et nous restons avec une sensation neutre ou parfois agréable de conscience vide dans laquelle nous n'éprouvons plus rien, comme si on s'était débranché.

L'absence de pensées fait partie des phénomènes transitoires et enthousiasmants, tels que grand calme ou clarté intérieure, et il est important de ne pas s'y attacher car cela conduit souvent au retour de celles-ci. La présence de pensées est constante au début de la pratique, séquentielle ensuite jusqu'à disparaître peu à peu, du moins c'est ce qui arrive après l'obtention du calme mental. Les textes bouddhiques décrivent la progression de **la concentration en 5 étapes** : *la cascade qui saute une haute falaise* symbolise les agitations discontinues tandis que les dispersions et le calme s'alternent dans *le torrent qui dévale les gorges* ; dans *le large fleuve qui s'écoule*, le mental ne s'agite que par des stimulations extérieures ; *le lac et ses vaguelettes* représentent le chuchotement mental, forme subtile et peu perceptible de l'agitation tandis que l'esprit est calme en profondeur ; *l'océan paisible* symbolise l'attention intangible et le calme mental inébranlable. Il est possible que vous ayez atteint cet océan où les pensées sont absentes la plupart du temps tandis que vous réussissez à concentrer votre esprit de façon continue en un point. Félicitations, votre pratique est l'aboutissement de persévérance et de régularité. A cette occasion, la conscience demeure vive, au moins en ce qui concerne et le vécu et la respiration. Lorsque vous avez stabilisé cet état durant vos méditations vous pouvez passer à la vision pénétrante.

(C.T) **Persévérer. Là je vais nettement mieux, je me sens relativement épanoui et mis à part les petites insatisfactions de la vie quotidienne je n'ai plus de problèmes. J'imagine que vous allez dire qu'il faut quand même que je continue à méditer ?**

De deux choses l'une : soit vous êtes parvenu à l'état d'éveil, vous maîtrisez parfaitement la Sagesse, vous êtes un bouddha (éveillé) ou un saint, soit vous avez simplement quitté une phase de stress ou d'angoisse liée à une problématique passagère de la vie. Tout est impermanent et si vous avez enfin résolu un problème conjugal, par exemple, sachez qu'il aura grandes chances de se représenter encore et toujours, à moins que vous connaissiez parfaitement sa *cause non manifeste mais psychologique* (page 148) et que vous soyez maître de votre esprit. En ce qui concerne le couple, passé l'aveuglante confluence* de la rencontre, les difficultés sont multiples et répétitives jusqu'à la fin de la vie, même si elles ne se transforment pas forcément en problèmes. Chaque grande période de la vie que sont l'enfance, l'adolescence, le couple, le travail, la parentalité, la quarantaine, la ménopause, la retraite, entraîne avec elle une kyrielle de problématiques, ou plutôt de caps à franchir. Comment allez-vous faire pour les éviter ou dépasser sans connaître le fonctionnement de votre esprit ? D'ores et déjà, n'éprouvez-vous plus d'émotions douloureuses et perturbatrices ? Pour l'instant vous avez trente-cinq ans, mais comment réagirez-vous lorsque vous perdrez vos enfants, votre santé, vos performances physiques, vos cheveux et vos dents ? Que ferez-vous si vous avez une retraite de misère ou pas de retraite du tout ? Vous allez me dire que c'est de la projection sur l'avenir et vous aurez bien raison, revenons au présent. Comment réagissez-vous lorsqu'une collègue vous sermonne violemment en vous accusant de travailler n'importe comment ? Qu'éprouvez-vous en voyant une infirmière bâcler l'hygiène et se gratter entre les orteils entre deux soins (vu en service hospitalier !)? Quel est votre rapport à l'injustice ? Ce n'est pas à cinquante-huit ans qu'il faudra vous mettre au remaniement de soi, bien qu'il vaille toujours mieux tard que jamais.

La méditation ne sert pas à aller mieux ou à résoudre des problèmes mais à se connaître de façon de plus en plus fine et précise. Elle permet d'appréhender différemment l'utilisation de la pensée, l'orgueil, la patience, le soi, la persévérance, la causalité (karma*), l'acceptation, l'amour, la phénoménologie, l'interdépendance, l'acceptation, etc. afin de ne pas retomber dans les pièges de l'ego.

Donc si vous n'êtes pas parvenu au stade de Sage ou de Saint, considérons que vous avez passé simplement une crise, que le calme est revenu après la tempête et que tout ira bien jusqu'à la suivante.

Par contre, si vous allez nettement mieux de façon durable parce que vous avez effectué un long travail sur vous et que vous avez dépassé des stades de maturation, sans doute êtes-vous à l'abri des crises et des bouleversements émotionnels, mais l'étude et l'expérience montre que « tout le monde » à encore des difficultés plus ou moins cachées qui lui empoisonnent l'existence. Ne vaut-il pas la peine de chercher à aller encore mieux en palliant vos dernières difficultés contre une demi-heure de méditation par jour

(C.T) **Persévérer. Oui je comprends. Cela sous-entend néanmoins qu'avant de devenir un Sage ou un Saint, on a plus qu'à méditer toute sa vie ou entrer dans les ordres.**

Il n'est pas indispensable de méditer toute sa vie, c'est une question de choix personnel. Il est inutile de forcer quoi que ce soit. Je prône pour la voie du milieu. Se forcer à faire les choses que l'on considère inutiles mène toujours à un résultat défavorable. Comme vous êtes attentif à ce que vous allez dire avant de parler, la méditation est une pratique qui développe l'attention et qui peut devenir un style de vie. Mais tout le monde ne s'engage pas dans la méditation, dans l'hygiène de vie, dans l'attitude méditative ou le végétarisme. Il n'est pas nécessaire non plus de s'engager dans la religion (à moins que ce ne soit celle de votre esprit) ou les ordres pour en tirer les bénéfices dont jouissent les méditants laïques.

Pratiquez tant que vous le considérez bon, sachant que la méditation est avant tout un moment que vous consacrez pour vous, moment de plaisir dans le lâcher prise. Si ce n'est pas le cas, c'est que vous ne procédez pas correctement et c'est justement là que vous avez à travailler. Lancez-vous dans la méditation comme on lance une stratégie : attendez que ça réponde et soyez patient. On n'obtient rien sans travail et sans patience. Mettez-vous à la méditation avec ardeur, joie et patience, d'abord sans en récolter les fruits. Vous avez quatre années de pratique et plus de pensées, mais cela me parait largement insuffisant pour tirer des bénéfices notables de la vision pénétrante. Tout à l'heure vous disiez que vous aviez l'impression d'attendre pour rien. Quelque chose ne va pas. Suivez les conseils de cet ouvrage avec diligence et consultez des livres. Faites pour aller toujours mieux et rendre les autres heureux.

Pourquoi rentrer dans les ordres ? Restez qui vous êtes et soyez fidèle à vos convictions. Beaucoup de gens sont éveillés sans le savoir. Puis, « les ordres » ne protègent pas systématiquement des comportements injustes ou déviants. Ce n'est pas parce qu'on médite toute sa vie qu'on devient un sage. J'ai entendu plusieurs lamas (moines bouddhistes) dire que trente ans de méditation ne changeaient pas grand-chose. C'est preuve qu'ils ne procédaient pas correctement. Je ne vois pas l'intérêt de méditer si l'on n'en voit pas les premiers bénéfices à court terme, au bout d'un mois, au pire à moyen terme.
Dans la spiritualité, le but n'est pas de devenir un Saint, un être réalisé ou un bouddha, ce serait bien prétentieux. Je ne connais aucun vieux Maître ou Sage qui poursuive ce but. C'est hors sujet. Sauf peut-être pour des moines ou acètes dont la pratique est devenue le cœur de leur vie et le sens premier de leur existence. Se libérer de

l'ego et endosser définitivement le Soi est autre chose que l'Eveil spirituel.
Le but de la spiritualité est le chemin, pas le cadeau à l'arrivée. Le but est de nous aider à faire tout pour nous améliorer, pour aller toujours mieux dans l'ensemble interdépendant soi/environnement. Cesser de souffrir et cesser de faire souffrir les autres, se libérer de plus en plus afin de libérer les autres. Car les premières qualités du Sage sont d'avoir les pieds bien par terre et les yeux en face des trous, ainsi qu'une humilité et une simplicité sans faille, une accessibilité qui lui permet d'être avec les autres et pas au-dessus.

(Y.B) **Philosophie. La méditation doit-elle être une occupation périodique journalière ou devenir une véritable philosophie de vie ?**

Tout dépend des buts fixés. Si nous méditons régulièrement une heure par jour, nous abaisserons notre niveau de stress et d'anxiété et nous entraînerons à la pratique du calme mental.

Si nous considérons la méditation comme une véritable philosophie de vie, alors celle-ci ne sert que de rampe de lancement pour le reste de notre journée où nous nous efforcerons d'être attentifs chaque instant de la même manière. A contrario, notre quotidienneté demeure un entrainement au stress et à la dispersion et à l'émotivité. Et nos heures de méditations ne feront qu'itérativement détricoter tout cela.

Si nous sommes guéris de nos blessures du passé et pratiquons pour aller toujours mieux, pour modifier nos tendances et notre esprit, dépasser nos endoctrinements et conditionnements, pour prendre conscience de nos personnalités et défenses psychologiques dans le but de maximiser notre ajustement à l'environnement et supprimer la Souffrance de notre vécu, ce n'est pas en méditant une heure par jour que nous allons changer quoi que ce soit. On ne s'entraine pas au marathon de New-York en allant courir une heure le dimanche matin. Si nous voulons cesser de souffrir ou de retomber dans les mêmes panneaux, **le travail de notre esprit doit passer en priorité absolue dans notre vie, bien avant même l'intérêt que nous portons à notre plaisir, à notre conjoint et à nos enfants** : parce que c'est d'abord avec notre esprit que nous les appréhenderons. Si nous voulons être agréables, aidants et fertiles pour les autres, commençons à travailler notre attitude dans le Monde.

(V.V) **Position. J'éprouve des difficultés avec la méditation les yeux ouverts. Les tentations pour l'Ego d'intervenir en pensée sont encore plus grandes pour moi. Comment les surmonter ?**

En fermant les yeux. Bouddha dans ses sutras (recommandations) préconisait de méditer essentiellement les yeux fermés, ce qui est toujours préconisé dans la méthode originelle et scientifique vipassana. Parfois, pour certaines personnes, le fait de fermer les yeux exacerbe les pensées. La méditation bouddhiste mahayana (voir Véhicule*) a modifié cet élément et plusieurs autres mais je préconiserai de méditer les yeux fermés, ayant expérimenté la plus grande efficacité de cette façon, par l'éviction des stimuli. Sinon vous pouvez tenter la pratique avec les yeux mi-clos, ce qui est préconisé par le bouddhisme mahayana. Il est vrai que si la finalité est de vivre une attitude méditative dans les activités de la vie quotidienne, il est exclu de vivre ces activités journalières sociales, professionnelles et relationnelles les yeux fermés. Mais l'apprentissage doit se faire par étapes successives.

(L.B) **Position. En méditant je suis embêté par la position des yeux, ouverts ou fermés ? Si je le ferme, j'ai l'impression de me perdre plus facilement dans mes pensées, et le fait de les avoir mi-clos me permet de pallier ce problème ; mais en contrepartie, je me sens moins concentré avec les yeux mi-clos.**

Théoriquement, **les méditations de placement** mobilisant l'attention sur un support de méditation, de surcroit les sensations corporelles, se font les yeux fermés. Pourquoi ? Parce qu'il s'agit de tourner son regard vers soi, vers l'intériorité seulement, et le fait de voir des détails extérieurs perturberait notre attention. A contrario, **lors de vipassana**, on lâche l'attention au support de méditation pour tourner son regard plus largement vers soi et l'environnement. Donc on entrouvre les yeux afin de ne plus rester uniquement dans notre Monde, coupés de l'extérieur. C'est logique. Par contre j'ai du mal à comprendre ce que vous dites : j'entends de la dispersion lorsque vous pratiquez les yeux fermés, et de la concentration difficile avec les yeux ouverts. Lorsque vous n'êtes plus concentré, où êtes-vous ? Ce n'est pas de la dispersion ? Je vous invite donc à renforcer la discipline, la ferme détermination et le renoncement qui est l'inverse de l'attachement.

En dehors de ces aspects théoriques, pourtant maintes fois validés par l'expérimentation, je vous propose de méditer avec les yeux que vous voulez, ouverts ou fermés, selon le bien-être et l'efficacité que cela vous procurera.

(P.C) **Position. Je n'arrive pas à m'asseoir en tailleur sur un coussin de méditation, je ne suis pas assez souple et ça me fait mal.**

Tachez de caler et de décharger vos genoux en installant un coussin sous chacun d'eux. La souplesse s'acquiert peu à peu. Ne soyez pas trop exigeant avec vous-mêmes. Essayez de varier la hauteur d'assise en changeant de coussin ou en vous asseyant sur deux coussins superposés. Basculez le bassin en avant, ce qui a pour effet de verticaliser la colonne vertébrale et de descendre les genoux à terre. Vous devez travailler, patienter et persévérer. Peu à peu, réduisez donc le nombre de coussins. Evitez de vous asseoir sur une pile de cinq zafus* avec un gros oreiller sous chaque genou car cela ne fait pas très sérieux.

Tentez la position zen *seiza*, à genoux avec les fesses posées sur un banc de méditation.

Au pire, asseyez-vous sur une chaise ou sur un fauteuil mais sans y appuyer le dos contre le dossier. Le plus important est le calme mental, pas la lutte contre la douleur. Mais en zen on vous dirait qu'il faut persévérer car la douleur disparaîtra progressivement avec l'habitude. Vous y entendrez également que vous avez justement là une excellente opportunité de travailler la douleur, et par là même de travailler votre abord de la souffrance dans la vie.

(A.B) **Position. Doit-on être forcément assis, le dos droit etc. ?**

La position de méditation préconisée a pour objet de nous aider dans la méditation. En régulant la circulation de l'énergie dans les vaisseaux lymphatiques du corps (approche occidentale), ou en harmonisant le ki (énergie vitale) passant dans les méridiens (approche asiatique) ou canaux énergétiques (*nadis*), le respect de la position va supprimer l'apparition des agitations et favoriser le calme intérieur.

D'autre part, cette position non naturelle nous entraîne à maintenir *la rigueur*. Cette rigueur posturale va se convertir en rigueur psychique qui nous protège des dispersions et entraîne la rigueur de la méditation, c'est-à-dire l'attention que je porte sur le support de méditation. Dès que l'esprit s'évade, la position s'affaisse immédiatement ou devient vicieuse. Dans la quotidienneté, les gens qui se tiennent n'importe comment ne sont pas à ce qu'ils font. Au contraire, s'ils sont très attentifs à leur posture, leur attention et leur efficacité vont immanquablement s'élever.

(A.B) **Position. Doit-on obligatoirement méditer dans le silence et être isolé ? Peut-on le faire pendant un trajet de voiture par exemple ou en marchant ?**

Le but de samatha est de nous entraîner à la centration pour potentialiser notre état de conscience. Se concentrer, et non se disperser. C'est pourquoi, au début, on ferme les yeux et les oreilles pour ne pas être attiré par divers stimuli extérieurs. C'est la raison pour laquelle il est largement préconisé de méditer **à l'intérieur**, dans les deux sens du terme : à l'intérieur d'un local afin d'être protégé des stimuli parasites et tourné vers l'interne de soi, attentif à ses sensations corporelles. Pour la même raison, on médite dans le respect du Noble Silence (silence des pensées, de la voix et des mouvements). Au bout de quelques années, vous pourrez méditer dans le bruit puisque vous serez vous-même capable de faire silence en votre esprit.

Il n'est pas indispensable de pratiquer seul et isolé, au contraire vous pouvez méditer en famille ou en groupe, ce qui crée un égrégore puissant et facilitateur qui vous relie et vous coupe de l'égoïsme.

La méditation en marchant (page 189) est un exercice similaire qui consiste à se concentrer non plus sur la respiration seulement mais sur la respiration et sur la marche dans samatha, tout en observant l'esprit dans vipassana. Thich Nath Hanh* rajoute des difficultés en intégrant tout ce qui arrive au niveau des sens : la vue, les odeurs, les sons, le contact de l'air, les sensations internes. Cela devient de la marche en pleine conscience. Le risque, pour les débutants, est de se disperser dans toutes ces stimulations. Le principe reste identique, même si on varie les supports de méditation ou multiplie les difficultés : quand je me lave les dents je me lave les dents, quand je mange je mange, je porte l'attention à ce que je fais.

Il n'est pas possible aux débutants de pratiquer samatha en voiture car les stimulations sont trop nombreuses et la concentration sur un support fixe, comme la respiration, est impossible à moins de rechercher un accident. Mais après quelques années, lorsque vous aurez acquis le calme mental, il est recommandé de méditer en voiture, c'est-à-dire de porter sa pleine attention à la conduite. Ordinairement lorsque nous sommes attentifs à notre conduite automobile, nous n'en sommes pas moins traversés de pensées, de préoccupations ou de parasites comme la radio ou le téléphone. Ici, l'attention à la conduite est bien plus conséquente et vous la pratiquerez en tenant compte de tous les détails : ceux de votre corps, ceux de la rue, ceux de votre esprit, ceux du code de la route et ceux de la voiture.

(S.H) **Position. Peut-on méditer couché par exemple, juste avant de dormir ?**

Cette position n'est préconisée par personne parce qu'elle favorise énormément les dispersions mais surtout la torpeur et l'endormissement, lequel ne figure pas dans les buts de la méditation. On médite assis sur un coussin ou à genoux assis sur un banc, en dernier lieu assis sur une chaise, sauf pour les handicapés, les vieillards, les malades alités et les mourants. La méditation demande certains efforts, et vous serez rétribués à hauteur de vos investissements.

A contrario, les difficultés à trouver le sommeil sont une indication appréciable de la méditation au lit. Vous pouvez méditer assis sur le bord du lit pour vous apaiser juste avant de dormir, ce qui favorisera énormément le sommeil. La méditation, vue sous cet angle, vaut bien mieux que la prise d'un somnifère. Elle est bénéfique et naturelle, permet de relâcher les tensions accumulées dans la journée, parfois de faire le point sur celle-ci tandis que le somnifère est chimique et ne fait que vous éteindre, c'est-à-dire vous emmener dans l'inconscience de vous-même en occasionnant souvent une dépendance au médicament.

Méditer couché s'avère efficace en cas d'insomnie où nous passons le temps à tourner et retourner dans le lit, traversés de pensées parasites totalement égoïques et anxiogènes. La méditation samatha s'avère alors l'occasion rêvée de poursuivre l'entraînement à se concentrer sur la respiration. Elle va rétablir le calme mental et donc faire revenir le sommeil. Si on ne veut pas dormir, on médite couché avec les yeux grands ouverts. S'ils se ferment cela témoigne d'un endormissement, ce qui est justement recherché ici.

(W.S) **Position. J'ai entendu en centre bouddhiste qu'en cas de douleur on pouvait bouger. Alors à partir de quand peut-on bouger ?**

Qui vous a dit cela ? J'ai vu un lama nous instruire en méditation tout en buvant son café ! Quels sont les fondements de sa réponse ? Ce n'est pas parce qu'on est en centre bouddhiste qu'il faut sacraliser tous les lamas. Et où avez-vous entendu cela ? La réponse différera de façon certaine selon les écoles, elle sera plus laxiste dans la voie Kagyu et bien plus rigide dans l'approche Zen.

Avant tout, il faut choisir une méthode et en recevoir les informations par un instructeur qui a lui-même parcouru le chemin. Il s'agit de la première sagesse (*Sutta maya panna*). Ensuite il faut comprendre l'intérêt de ces informations intellectuellement en validant leur bien fondé. Il s'agit de la deuxième sagesse (*Citta maya panna*). La troisième sagesse (*Bhavana maya panna*), qui seule pourra vous libérer, consiste à se les approprier et à en faire soi-même l'expérience ; c'est ce qu'on appelle *connaître*.

Si vous décidez de bouger à la moindre contrariété, allez-y et vous nous donnerez le résultat de votre expérience dans un an. Vous n'aurez fait que vous entraîner à l'aversion, à la dispersion et à l'agitation physique aussi bien que mentale. Préférez vous efforcer de **ne plus bouger** dès que vous serez installée confortablement, pour le peu que vous ayez pris véritablement le temps de le faire. C'est la recommandation de toutes les écoles, non seulement bouddhiques mais également mongoles, chamaniques, soufies, laïques ou mêmes catholiques dans l'oraison.

Lorsqu'on débute, la méditation est toujours plus ou moins difficile et ne présente pas le caractère de tranquillité qu'on nous fait miroiter. Oui, il faut faire un effort et endurer car, de la même manière, on ne devient pas bon amateur ou sportif de haut niveau en s'entrainant tranquillement pendant une heure le dimanche matin. Ce sont ici les sensations désagréables ou douloureuses qui nous font progresser. Elles nous permettent de diminuer notre réactivité, de modifier notre façon de penser et d'améliorer notre personnalité. Si la méditation demeurait un long fleuve tranquille, il ne se passerait rien et elle serait aussi stérile que si elle s'appliquait sur des pots de fleurs posés sur le sol.

Si vous corrigez votre position, soyez sûr qu'il vous faudra la corriger à nouveau dans très peu de temps et que ce sera sans fin. A contrario, la méditation n'est **pas un exercice de stoïcisme** dans lequel il faudrait résister à tout prix, ce qui ne fait que rajouter de la tension et donc de l'inconfort ou de la douleur.
Pour ne pas tomber dans la dualité ordinaire et limitante, choisissons le juste milieu entre bouger et souffrir. Je me souviens d'une méditation au cours de laquelle j'éprouvais de violentes douleurs liées à mon manque d'habitude à poser les genoux au sol. Cela se passait en groupe, dans un centre et je ne voulais pas perdre la face. Cela semblait vouloir m'arracher les muscles adducteurs ou les ligaments internes des cuisses. J'ai résisté pendant une heure au point d'avoir des bouffées de chaleur tandis que la sueur me coulait sur les tempes. C'est seulement après que je me suis rendu compte que je n'avais pas médité du tout, mais seulement effectué un *exercice de résistance à la douleur*, ponctué d'obstination, de rigidité et d'hyper concentration entretenant la souffrance dans toute son importance. Dès lors je suis passé à la position à genoux et tout est rentré dans l'ordre.

Pour ne pas tomber dans ces excès toujours préjudiciables et afin de répondre au besoin des jambes le plus souvent, envisageons donc de bouger.
Comment bouger ? Efforcez-vous de faire le moins de bruit possible pour ne pas déranger vos voisins, et si vous êtes seule pour éviter de casser la dynamique générale. Si vous bougez rapidement sans précaution, cela revient à une courte pause à l'issue de laquelle tout le travail de relaxation et d'attention seraient à reprendre pendant de longues minutes. Par conséquent, profitez du mouvement pour changer de support de méditation tout conservant la pleine conscience. Sans le moindre bruit, tentez de décomposer le mouvement afin d'en discerner les sensations corporelles. Les douleurs disparaissent communément au cours de celui-ci. Puis reposez la jambe pour adopter la posture de confort (page 71). Si c'est insuffisant, adoptez la *position debout* (page 65), toujours en pleine conscience des sensations corporelles se rattachant à la décomposition du mouvement. En dernier ressort, entamez une méditation en marchant.

(L.H) **Rapidité. Je sais que j'ai un problème, je veux aller trop vite et je voudrais toujours avoir fini avant d'avoir commencé.**

C'est un atout excellent que de le savoir. C'est aussi une démarche subtile de l'ego ou de votre scénario* pour vous conduire à rater ce que vous entreprenez. Un psy pourra vous aider à donner assez rapidement du sens à ce symptôme. Ou alors vous pourrez l'observer seul en méditation seulement lorsque vous aurez une longue pratique du calme mental (samatha) ; ce qui peut demander du temps.

En attendant vous pouvez relire les passages « *L'erreur du débutant* », page 112, dans Pratique de samatha. Par ailleurs j'ai répondu à votre question **(L.H) Bénéfice,** dans « *La vitesse* », page 241.

(E.C) **Rejet. Malgré tous ces conseils, la méditation m'écœure et je m'énerve avant même de m'y mettre. Non, ce n'est pas pour moi !**

Convaincue des effets bénéfiques de la méditation, vous vous privez d'un moyen puissant pour contacter vos perceptions et fonctionnements subtils. La méditation demande une attitude, un effort et une attention justes. Et peut-être que vous n'êtes effectivement pas prête, c'est trop tôt. L'ego est trop fort et vous conserve dans le rejet catégorique. L'ennuyeux est que vous ne semblez pas attribuer de cause précise à ce rejet puisqu'il survient avant que vous n'ayez expérimenté quoi que ce soit. L'ego vous conserve dans l'ignorance. Il serait intéressant de savoir pourquoi vous employez le mot « ***écœure*** » ainsi que le sens, certainement caché, que vous lui donnez ici. Qu'est-ce qui vous révulse émotionnellement à ce point ? La méditation vous ferait-elle remonter des problèmes de cœur ? De grosses douleurs affectives ? Ou quelque chose que vous ne parvenez pas du tout à digérer ? Ebranlerait-t-elle ce qui vous touche à cœur, ou le cœur de votre fonctionnement habituel intime ? Êtes-vous ordinairement dispersée ou désordonnée ? Y-a-t-il quelque chose que vous ne voulez pas comprendre, digérer, assimiler ou admettre ? La méditation pourrait vous faire vomir, que vomissez-vous à travers elle ?

Voyez-vous qu'il y a quelque chose d'inconscient qui vous domine et qui vous met dans une grande réactivité de cause inconnue ?

Tout cela ne ressemble pas à un choix en conscience. Ne restez pas seule, faites-vous accompagner. Inscrivez-vous à des séances régulières de yoga qui, pratiquées par un enseignant sérieux, vous prépareront à la connaissance de vous-même. N'oubliez pas que le yoga est indissociable d'une philosophie de vie très proche de celle qui est ici présentée. Sans cette philosophie, pas de vrai yoga, seulement de la gymnastique.

(M.V) **Rejet. La méditation est sûrement très bien, mais je n'en ai pas envie.**

Si ce n'est pas la paresse qui vous agit, soit vous n'êtes pas convaincue de la puissance thérapeutique apportée par la méditation, soit vous avez choisi une autre méthode. Peut-être aussi que ce moyen n'est pas pour vous. Les goûts et les couleurs sont variés et, parmi la kyrielle de moyens proposés, il y en a qui nous touchent et d'autres qui nous barbent.

La méditation est un outil de la spiritualité, discipline indispensable *sans laquelle on ne peut que souffrir*. Car il y a divers degrés de souffrance, y compris la souffrance inconsciente. Mais la méditation n'est pas « l'unique » méthode salvatrice. En dehors de toute pratique religieuse beaucoup de gens prient, se centrent, se recueillent ou marchent comme les pèlerins de Compostelle et cela leur fait beaucoup de bien. Nous pouvons nous libérer de la plupart de nos névroses et de nos souffrances par une psychothérapie efficace, mais celle-ci ne nous épargnera pas la souffrance de la ménopause, du départ des enfants, de l'ablation d'un sein ou de la senescence. La méditation, au contraire, aura des effets bien profonds dans la prévention ou l'érosion de ces souffrances.

La méditation dont je parle s'occupe des sensations, des émotions et du fonctionnement mental. C'est en quoi elle est très efficace pour la reconnaissance et la liquidation de nos souffrances, pour l'entame d'une nouvelle façon de fonctionner en vue d'une vie plus légère, plus essentielle (moins consumériste et superflue) et joyeuse. ***La méditation est un outil puissant qui vous conduit à vous-même,*** ne la négligez pas. Toutefois n'insistez pas si elle vous barbe.

Néanmoins, il serait extrêmement intéressant que vous sachiez très précisément comment l'esprit se barbe, à savoir pourquoi ce moyen ne vous convient pas : est-ce l'inactivité, le silence, les obstacles ou la patience qui vous rebutent ? Peut-être est-ce simplement votre ego qui résiste ? Ou alors vous n'avez pas d'affinités avec cette méthode qui ne vous « parle pas ». Si vous devez quitter cet outil performant, autant le faire en toute conscience plutôt qu'en toute méconnaissance.

(M.D). **Sensations. Il m'arrive de me sentir en dissolution dans l'espace et de ne plus sentir la limite de mon corps. A quoi cela est-il dû?**

La question est peu précise mais je comprends que vous ne sentez plus la limite entre vos bras, vos jambes, etc. et qu'ils se confondent avec l'espace. Cela peut ressembler à une progression dans les jhânas, ou à un voyage astral (sortie hors du corps). Mais vous n'évoquez pas le fait de monter ou de vous voir du dessus, et tout à l'heure vous disiez que vous luttiez contre les pensées, ce qui est contradictoire. Donc je ne pense pas que ce soit cela. Ressentez-vous vos fesses sur le coussin, l'air dans votre nez ou le frottement de vos vêtements sur vos bras ? Si c'est non je pense que c'est un obstacle posé par l'ego sous forme de dispersion, divagation – vous planez. Si cela est adjoint à un ralentissement mental, on pourrait diagnostiquer une espèce de torpeur mentale comme si vous vous étiez débranchée, coupée de vous-même comme de l'environnement. Cela est dû à un manque de vigilance, de discipline et de concentration.

(B.S) **Société. Personnellement je pratique la méditation. Mais en dehors du milieu du yoga elle fait sourire et j'ai parfois l'impression d'aller complètement à contre-sens de la société, de m'isoler.**

Tout ce qui est inconnu et qui fait peur fait sourire. D'autre part, dans quel sens va la société ? On sait depuis Freud que la société est composée de « névrosés ». Plus exactement de personnes souffrant plus ou moins de troubles divers dont l'anxiété, la dépression, les peurs, la dépendance, les troubles obsessionnels et la somatisation. C'est seulement lorsque le seuil de tolérance à la souffrance est dépassé que l'orgueil nous permet de consulter, parfois d'entamer un véritable travail sur soi.

Depuis les années 70, la pathologie névrotique se convertit en **pathologie égoïque** : « MOI ». Nous vivons dans une société narcissique, c'est-à-dire où des gens ne pensent qu'à eux en tout égocentrisme et souffrent de la moindre frustration. D'où l'éclosion généralisée des pervers et manipulateurs. Nous vivons dans une **société consumériste** qui nous réclame d'acheter de plus en plus, de produire, d'accélérer, de vendre et de travailler toujours davantage, y compris à la maison durant les week-ends. Rien n'est suffisant pour L'ego insatiable. Aujourd'hui, les commerces revêtent leurs habits de Noël dès le 10 novembre et les salariés doivent être toujours joignables ! Chômage, précarité, harcèlement, réchauffement climatique, catastrophes naturelles, hausse des prix, décentralisations, nous allons **droit dans le mur**.

Il est curieux de voir que les pouvoirs publics persistent à rejeter tout développement personnel en ne prêchant que pour les approches universitaires de santé faites de soignants névrosés qui soignent sans rien guérir. Le développement personnel et la méditation sont des approches responsabilisantes. Or il est dangereux de permettre à la population de trop ouvrir les yeux : c'est en faire des gens moins suggestibles, moins malléables, moins consommateurs. Malgré les progrès incessants de la médecine, les gens sont de plus en plus souffrants et la demande en soins est croissante, indépendante de tout accroissement de la population. Pourtant, on s'obstine à fermer des lits et les soins comme les médicaments sont de moins en moins remboursés. On limite les dépenses ou on augmente la rentabilité ? N'avez-vous pas entendu parler de l'indispensable *croissance* économique à laquelle nos politiciens sont si attachés ? En fait il s'agit d'un système déresponsabilisant et qui s'emballe.

Beaucoup de gens soumis ou ignorants suivent toute cette dynamique générale.

« Le principal fléau de l'humanité n'est pas l'ignorance, mais le refus de savoir. » Simone de Beauvoir.

Au lieu de nous soumettre, nous pouvons nous ajuster à cette société sans nous résigner. C'est à vous comme à moi de participer à l'éclaircissement des consciences. Il ne s'agit pas d'aller à contre-sens mais dans l'ajustement au sens, par exemple en tentant de comprendre avec empathie les besoins qui motivent les comportements des gens. Nous avons appris à nous battre. Pourquoi toujours se battre ? Pourquoi ne pas, comme le prônait Albert Jacquard, aller tous en concordance plutôt qu'en concurrence ? Contraire de la croissance, n'avez-vous pas entendu parler de la *sobriété heureuse* de Pierre Rabhi ?

Plein de gens se plaignent, ne se remettent pas en question et projettent leurs problèmes sur autrui ou sur l'environnement. Vous n'êtes obligé ni de les imiter ni de suivre le mouvement général. Même si on vous prend pour un benêt avec votre méditation, persévérez, affirmez-vous, ayez confiance et témoignez de votre mieux être. La méditation n'est plus aujourd'hui synonyme de hippies et de *new age*. Ne vous isolez pas. Sachez qu'à bas bruit, hors des rumeurs de la famille ou des médias, plein de gens font comme vous, méditent, font du yoga, font une thérapie, croient en ce qu'ils font et en l'humanité. Les clients de la méditation comme de la psychothérapie sont souvent très loin d'être ceux qui vont les plus mal... Rejoignez-les. Simplement. Be Happy !

(J.B). **Temps. Je m'interroge car en méditation je me sens bien seulement au bout de 20 minutes ; avant il y a beaucoup de pensées, de jugements et c'est la tempête. C'est lorsque la méditation se termine que cela va beaucoup mieux.**

Il s'agit d'un phénomène de résistance à la méditation amené par l'ego qui craint de perdre le contrôle. En finale, cela va mieux car votre ego est content de voir la fin. Vous n'êtes pas un fer à repasser : il n'y a pas à attendre que cela soit prêt pour utilisation ! Posez-vous et décidez d'être calme de suite, n'attendez pas le calme ! Nous devons être décideurs et non pas victimes ! On doit s'entraîner à pouvoir méditer immédiatement pendant cinq minutes dans le métro ou en salle d'attente.

Au préalable, interrogez-vous : êtes-vous prêt à méditer maintenant ou avez-vous autre chose à faire ? Si vous méditez à contre cœur ou si vous ne validez pas la démarche à cent pour cent, des résistances se poseront simultanément sur le coussin avec vous. Dans ce cas, allez faire autre chose et calez votre méditation à un moment où vous serez plus disponible ou moins agité.

(C.L). **Tension. Je ne comprends plus. En méditant, J'éprouve une difficulté en n'arrivant pas à supprimer ma tension abdominale, or vous dites à la fois que se détendre est un des préceptes à la méditation et à la fois qu'il faut à la fois ne pas lutter contre les tensions.**

Exactement, arriver en méditation content et détendu est le prérequis à la méditation. Le second est la non attente, le non but et l'acceptation de tout ce qui arrive. Les événements et les choses arrivent généralement justes et bien placés, c'est-à-dire consécutifs à ce qui a précédé, suivant une loi de causalité. Que voulez-vous faire contre cela qui appartient déjà au passé ?

Me détendre signifie que je vais volontairement agir pour supprimer ou réduire mes tensions : je vais relâcher les épaules, la mâchoire, la respiration, et le mental. Je vais cesser de m'attacher à l'importance que mon ego donne à tout. Je vais faire ce qu'il m'est possible.

Ne pas lutter contre les tensions signifie que le cas échéant, des tensions perdureront indépendamment de ma volonté. Il y a des choses, dans la vie comme en moi, contre lesquelles je ne peux rien. Elles ne surviennent jamais par hasard. S'il y a en moi de la tension désagréable que je ne peux pas supprimer, c'est qu'elle est Juste, consécutive à ce que j'ai fait, dit, à une tendance chronique ou à un comportement que j'ai eu et donc je suis conscient ou pas. Et mon corps toujours bienveillant se charge par elle de me communiquer un signal d'alarme. Pourquoi voulez-vous supprimer un signal d'alarme ? Il faut au contraire l'accepter, l'étudier, en tirer les conséquences et pallier le problème. Si ce n'est pas possible, accepter et ne rien faire ou s'ajuster si possible. Lorsqu'il pleut alors que vous aviez prévu de faire un barbecue entre amis, que faites-vous ? Soit vous insultez le climat et la météo, soit vous vous ajustez et vous faites autre chose ou vous allez ailleurs. Acceptez qui vous êtes, en croissance ou sur le chemin, que vous n'êtes pas quelqu'un d'autre et que vous ne pouvez faire que ce que vous pouvez avec ce que vous êtes maintenant. Et que tout cela va changer selon le principe universel d'impermanence.

« Dieu, donnez-moi la force d'accepter les choses que je ne peux changer, le courage de changer les choses que je peux, et la sagesse d'en connaître la différence ».

(A.L). **Tension. Je médite depuis six ans et je ne me sens pas du tout capable d'aborder la vision pénétrante. Il y a quelque chose de flou en moi, sans doute en rapport avec des volontés sous-jacentes. Je m'aperçois que je veux encore être « bon élève », être sérieux dans ma pratique ou des choses comme cela. Peut-être que j'arrive comme un pion qui surveille si tout se passe bien. J'ai encore des pensées du style «Recentre-toi », « Tu médites bien », « Accroche-**

toi à la respiration ! »... Il y a encore de la lutte pour demeurer calme et serein. Il y a quelque chose à faire ou cela va-t-il se décoincer avec la pratique ?

Merci, je trouve cette question fréquente et particulièrement intéressante. Vous me faites penser à ceux qui ne sont pas plus avancés au bout de vingt ans de méditation « *à côté* ». Mais ce n'est pas l'orientation que vous semblez prendre puisque vous m'interrogez sur la question. Sachez que cet écueil n'épargne aucune catégorie de méditants, même bien des moines s'y perdent. Combien croise-t-on de lamas, de rabbins ou d'imams, de professionnels de la méditation qui semblent fermés, soucieux, brutaux ou qui font la tête ? J'ai entendu dire par un lama, dans un centre bouddhiste, « *Vous savez, finalement trente ans de méditation ne changent pas grand-chose.* » Cela m'a stupéfié.

Pour éviter cet écueil, il ne faut pas se tromper d'orientation de départ. Et cela est assez difficile car nous comprenons les instructions intellectuellement avant de les avoir assimilées ou incarnées. Il semble que l'écueil se situe non dans ce que vous faites mais dans votre état d'être. J'entends encore beaucoup d'exigences. **Il ne s'agit pas de vouloir mais de recevoir**. Être témoin, accepter et s'ajuster. Vous placez-vous en bon élève ou en maître ? Acceptez comme vous êtes et soyez vous-mêmes, simple et détendu. Renoncez à être celui dont vous rêveriez. Si vous piétinez, c'est que vous êtes dans le refus. C'est aussi que l'une de vos ombres ou difficultés se réactive. C'est bon signe, cela veut dire que le mal sort et s'évacue. Tout processus de guérison passe par la souffrance. La réduction d'une fracture de membre est douloureuse comme l'est le passage de l'inconscient au conscient en psychologie. Cela veut dire que quelque chose se guérit, que la vie reprend ; à condition qu'on ne rajoute pas de la souffrance à la souffrance par le refus, les émotions, les pensées, les exigences, les jugements, etc.

En méditation, il n'y a pratiquement rien à faire, rien à penser et rien à juger. **Ce n'est pas une question de faire mais d'être**, de foi et d'ouverture du cœur. L'apprentissage de la méditation est paradoxal ! On s'y met fermement mais il n'y a rien à faire. On veut changer ou aller mieux, progresser, mais il n'y a rien à attendre. On

se résolut à être calme et posé et nous voilà embarqué comme un roseau en pleine tempête... Il n'y a rien à faire *pour*, et encore moins à faire *contre*. Comprenez-vous cela ? C'est très difficile à incorporer, incarner. Mais n'oublions pas la sagesse du juste milieu, pas de manichéisme. Il n'y a rien à faire mais il ne s'agit pas de se poser en méditation comme un pot de fleurs. Il y a des choses à faire, sans faire ; et c'est à vous de placer le curseur à l'endroit qui vous parait le plus juste entre les deux.
Il n'y a rien à convoiter non plus. Certains se trompent en espérant acquérir la sécurité du bonheur dans cinq ans, la stabilité du Soi dégagé de l'ego dans dix ou trente ans, au pire ils cherchent à acquérir l'Eveil plus tard. Ils besognent pour une récompense. C'est ne rien avoir compris aux enseignements. Il ne s'agit pas de se projeter dans un avenir imaginaire mais de développer les qualités du présent, ici et maintenant, pas dans trente secondes ou cinq minutes. **Il n'y a rien à faire, rien à attendre, rien à viser, rien à acquérir** puisque tout est déjà là, présent mais endormi. A l'instar d'un grand striptease, La méditation ne consiste pas à obtenir ou accumuler mais à lâcher, à se débarrasser, à se dépouiller. Se débarrasser des illusions, des jugements, des interprétations, des idées fausses, des attentes, des espoirs, et parfois des acquis lorsqu'ils nous fixent dans un passé caduque et stérile pour l'ajustement à l'environnement actuel.

Il n'y a pas d'urgence à passer à la vision pénétrante (VP) comme on passerait à une classe supérieure et que vous mettiez deux ans ou quinze pour parvenir à la VP est égal. Rappelons que pour la méditation et la spiritualité, **l'important n'est pas le but mais le chemin**, l'essentiel n'est pas d'arriver mais de transformer l'esprit de façon à le rendre moins rigide et plus malléable. Ce n'est pas vous qui choisirez de passer à la VP, c'est la VP qui viendra vous chercher. Tant qu'elle ne le fait pas, c'est tout à fait ok parce que cela signifie que ce n'est pas l'heure. Soit vous n'êtes pas prêt, soit elle n'est pas adaptée à vous aujourd'hui. Il y a pléthore d'approches pour s'éveiller, bien qu'aucune n'ait jamais éveillé personne ! C'est l'être, le cœur et l'état d'esprit, qui s'éveillent.

Si vous voyez déjà en vous des résistances au changement, vous êtes déjà dans une partie de la VP. Le « pion », c'est le besoin de maitrise, de contrôle et de jugement. Rien à voir avec l'observateur. Le

« bon élève », c'est le désir de subordination, d'approbation et d'appartenance. « Vouloir être sérieux » et « les pensées sur la pratique » ressemblent au perfectionnisme. Etes-vous capable d'accepter ces résistances présentes ici et maintenant ? Elles font partie du chemin, laissez-les vivre au lieu de leur faire la guerre et elles-se tariront d'elles-mêmes. Chaque fois qu'on entame quelque chose, il y a toujours résistance au changement. L'ego est une énergie de résistance et de maîtrise qui déploie la poussée d'Archimède. Par conséquent, vous devez déployer une force supérieure s'opposant à l'ego et qu'on appelle la discipline et la détermination (page 43). Et si vous ouvrez votre cœur les résultats seront encore plus rapides.
Vous devez assez rapidement lever ces résistances, sinon vous allez pratiquer l'attentisme, la corruptibilité et renforcer des tendances à la routine et au blocage qui peuvent vous maintenir dans la lutte pendant des années.

Ne soyez surtout pas un élève subordonné, mais un disciple éclairé et autonome. Faites ce qui est préconisé, c'est tout. Ne réfléchissez pas. ***Faire pour faire*** est une sagesse ancestrale dans toutes les traditions du monde. Il s'agit de suivre la voie des anciens sans se poser trop de questions. Bien sûr, il ne s'agit pas de pratiquer sans rien comprendre à ce qu'on fait car cela n'aurait pas de sens. Mais les maîtres et les chamans suivent les protocoles des anciens, savent ce qu'ils font et le résultat escompté. Ils ne s'interrogent pas dans les détails. Allez demander à un magnétiseur de vous expliquer ce qui se passe dans ses gestes et en quoi ils guérissent... La plupart du temps il n'en sait rien, mais ce n'est pas le sujet, le sujet étant que ça guérit ainsi. Ne soyez pas un bon élève, c'est trop de pensées, trop exigeant et compliqué.
Faire pour faire. Relisez les enseignements, au début il y en a quatre, ils devraient pouvoir être retenus :
- Soyez détendu et content (**Joie**).
- Pratiquez avec empathie dans le sens de votre bien-être uniquement (**Amour** bienveillant).
- Fuyez le mal-être et ses causes et palliez la complication, la tension, le conflit (**compassion**). Donc ne pensez pas, ce qui ne veut pas dire qu'il ne doive pas y avoir de pensées. Si vous devez penser, pensez JE. C'est une façon de vous réattribuer votre parole, de remettre un

commandant de bord et de vous responsabiliser. Si vous pensez TU, qui vous parle ? L'ego. Donc ce n'est plus vous, vous n'êtes plus pilote de votre vie, seulement soumis à l'ego qui vous domine et vous manipule. Dites et pensez JE, toujours. Redevenez l'acteur et soyez en accord avec vos pensées, pas victime d'elles. Ce n'est pas un JE d'égoïsme névrotique, mais un JE d'affirmation assertive. Si vous voulez être bien dans votre vie, commencez par exister : cessez de vous exprimer avec des Tu ou des On. Mais rappelez-vous qu'en méditation on travaille à se désidentifier. Donc ultérieurement supprimez aussi le JE. Cela ne donnera plus « *Je m'agace* », mais « *Il y a de l'agacement* ». Vous n'entendrez plus « *Je m'endors* », mais « *Il y a de la torpeur* ». Vous échangerez les « *Je médite bien* » contre les ressentis de la joie sereine, etc. Tout cela va vous protéger du mal-être et de la souffrance.

- Ne jugez pas, soyez complètement neutre (**équanimité**) sans désir ni attente. Donc cessez de vouloir ou de surveiller. Vous surveillez si tout se passe bien, mais qu'est-ce qui se passe bien ou mal ? C'est encore un jugement et une dualité, et vous voyez que le simple fait de surveiller comme un pion vous met dans la tension, la souffrance et la limitation puisque vous ne vous sentez pas capable d'aborder la VP.

La méditation est très simple : elle consiste à **appliquer seulement les quatre vertus** que je viens de citer : compassion, amour, joie, équanimité (CAJE). Dès que vous oubliez une de ces vertus, votre méditation devient souffrance, tension, perdition, gestion, complication, etc. Pour vous aider, les anciens ont listé dix perfections (page 45). Dans ces dix, on en retrouve trois dans CAJE, ce qui fait qu'il en reste seulement sept nouvelles. 7 perfections + 4 vertus = **11 éléments à connaître pour ne plus entretenir la souffrance** quotidienne et potentialiser vos méditations. Ceci est applicable en méditation comme dans votre vie quotidienne. Dès qu'il manque un élément sur ces onze, la souffrance arrive de la pensée, de l'émotion, ou de l'agitation. Vérifiez-le concrètement. Donc vous avez à tenir compte de seulement onze items pour gagner le bonheur, ou du moins une amélioration considérable de votre vie (car vous ne serez jamais protégé des frustrations et des deuils). Réfléchissez-y.

Enfin, pour vous aider à surmonter vos difficultés, **soyez « habité » par un grand méditant.** Ne simulez pas comme un enfant qui joue à Zorro, mais incarnez le personnage, qu'il soit spirituel, religieux ou laïque, et vous allez recevoir son énergie, son état d'être. Mettez une photo du Dalaï Lama, d'Arnaud Desjardins, du Pape, de Fabrice Midal ou de votre grand-père sur votre autel, et imaginez que vous êtes lui. Incarnez le calme et la stabilité, l'ouverture du cœur sur la force tranquille. Ne craignez pas d'être habité, bien au contraire. Etre habité n'est pas être possédé mais c'est tout le contraire. Etre possédé revient à perdre le contrôle, à partir comme une feuille au vent dans une sorte de transe hystérique au cours de laquelle on ne sait plus qui on est. À l'inverse Etre habité c'est potentialiser le champ de la conscience et des possibilités en sachant toujours ce qu'on fait et qui on est. C'est une sorte d'identification et d'autosuggestion très efficaces car, dans cet état, on reçoit une autre énergie qui nous change. L'énergie d'un Sage nous amène la simplicité, le bon sens, la foi, la clairvoyance et la gaité de l'enfant intérieur.

(A.L) Thérapie. **Quand on consulte c'est qu'on va mal. Il paraît légitime de vouloir aller mieux ou de quitter la souffrance assez rapidement. La méditation ne semble pas répondre à cette attente.**
(C.T) **Donc quand on va mal, mieux vaut se lancer dans une psychothérapie ou un cursus de méditation ?**

Si vous allez mal parce que votre mère a rejoint le royaume des cieux ou que votre couple éclate, un psy pourra vous aider pour aller mieux dans trois semaines, sinon immédiatement, à travers une relation de soutien qui va vous apporter chaleur, encouragements et reconnaissance. Les deuils font partie des difficultés de la vie et entraînent des souffrances temporaires. Mais nécessitent-ils la consultation d'un psy ? Dès le départ, **nous sommes éduqués** avec la médecine occidentale. Elle nous pousse à consommer de la santé et des médicaments afin de prévenir la souffrance qui n'existe pas ou de la quitter immédiatement. Mais la médecine ne s'intéresse pas à la cause profonde généralement psychologique de la souffrance, comme nous le montre la psychanalyse avec l'Institut de Psychosomatique (IPSO) depuis 1972. La plupart des symptômes peuvent être considérés comme des *appels au secours* du corps, et il serait bien préférable d'en découvrir le sens plutôt que vouloir tout de suite aller mieux sans les comprendre, ce qui correspond à « *reculer pour mieux sauter* ».

Outre cette remarque liminaire, l**a psychothérapie** est un traitement qui prend les gens en état d'épuisement ou de crise, dont elle veut rapidement les sortir. **Si vous avez des « difficultés »** récurrentes depuis des années, si vous avez peur tout le temps, si vous êtes perfectionniste ou si vous dites ne pas avoir de problèmes du tout parce que vous les niez, la psychothérapie répondra plus vite à vos problèmes que la méditation ou la spiritualité. Il en va de même si vous ne faites pas le deuil d'un être cher depuis plusieurs mois, si vous en êtes à votre troisième divorce ou si vous êtes victime de psycho-traumatisme.

Pour cela les psychopraticiens inaugurent avec vous un **travail qui va étudier** comment vous fonctionnez, ce qui fait obstacle, ce que le problème réactive en vous, vos schémas inconscients.

Elle a pour avantage de vous mettre **face à un interlocuteur**, lequel doit obligatoirement être supervisé et avoir travaillé sur lui pour vous placer face à vos contradictions, vos dysfonctionnements et votre inconscient avec recul. Vous aurez donc l'avantage de décrypter votre problème en relation avec quelqu'un – pour le peu qu'il y ait échanges et relation – car il est reconnu que l'essentiel de tous nos problèmes émergent de la relation que nous entretenons soit avec nous-mêmes (confiance en soi, estime de soi, etc.), soit avec autrui. Si vous tentez de **résoudre votre problème avec la méditation**, vous le ferez seul, en aveugle et cela vous prendra des années au mieux, vous pourrez méditer pendant trente ans pour rien au pire. C'est pourquoi on préconise l'accompagnement d'un instructeur en méditation ou d'un maître spirituel pour contourner cet écueil.

L'état d'épuisement ou de crise est largement entretenu par le mental, les pensées de l'ego agissant sur le moral. **La méditation** agit directement sur le mental, mais à moyen terme. Pour le peu qu'on y parvienne, le fait de se poser et de cesser les pensées de l'ego amène un mieux-être immédiat, plus rapide que l'effet d'un médicament. La méditation peut aider à produire des endorphines rapidement, hormones de la détente et du plaisir qui contraignent presque immédiatement l'anxiété et l'angoisse.

Le problème est qu'il est **difficile de raréfier ou stériliser ces pensées** lorsqu'on est sous le coup d'un dysfonctionnement, d'une blessure psychologique, affective ou provenant d'une situation inachevée* du passé. Dans ce cas-là, la méditation pourrait bien se mordre la queue... C'est comme si je vous disait : « *Quand on se casse une jambe au ski, il paraît légitime de vouloir aller mieux ou de quitter la souffrance assez rapidement. La méditation ne semble pas répondre à cette attente.* » C'est tout à fait vrai. En cas de fracture, il serait fou d'aller voir un psy ou d'aller méditer, mieux vaut aller voir un médecin orthopédiste en urgence qui vous prodiguera des soins. Par contre, il sera très judicieux d'apprendre à skier dans un second temps, ce qui vous conduira à la guérison.

Vous dites « *c'est qu'on va mal.* » La méditation n'est pas un traitement de crise mais de fond.

Elle n'est pas destinée à régler des problèmes et ne s'adresse pas aux gens qui vont mal. Elle est destiné aux gens relativement équilibrés, c'est-à-dire qu'il y a équilibre entre leur fonctionnement intellectuel, leur écoute des ressentis, leur attention au corps et leur intégration sociale. **Il y a deux cents ans, elle s'adressait encore à tout le monde** mais, depuis la psychanalyse, on a fait des progrès pour pallier les problèmes. Je rappelle que les périodes d'anxiété, les crises émotionnelles ou de grand mal-être sont une contre-indication à la pratique méditative à cause des perturbations qu'elles occasionnent.

La méditation répond à ces deux caractères : utilisée ponctuellement elle s'avère un remède efficace mais superficiel et temporaire pour régler « *un* » problème, en posant l'esprit, tandis que pratiquée à moyen terme elle se révèle comme outil profond et durable pour pallier « *les* » problèmes.

Donc elle aidera les gens qui vont mal **dans un deuxième temps**, après psychothérapie, en leur montrant la nature de leur mental (ego), le fonctionnement de leur esprit (tête/corps/cœur) et la réalité ultime des phénomènes – ce que la psychothérapie ne fait pas. A long terme, elle ira encore plus loin en les protégeant de toute souffrance et en les guidant à l'Eveil. En ce sens, la méditation s'inscrit comme **mesure préventive** des rechutes et répétitions morbides. C'est pourquoi on dit que la méditation prend un formidable relais à la psychothérapie, par l'étude bien plus subtile et profonde de l'esprit.

L'achoppement est que beaucoup de gens l'adoptent car ils vont mal et désirent faire l'économie d'une psychothérapie couteuse. C'est ce qu'on appelle mettre la charrue avant les bœufs et c'est voué à l'échec. Par contre, cela peut renforcer l'ego spirituel, un délire ou une maladie mentale.
Une psychothérapie est bien moins couteuse qu'une automobile. Le tout est de savoir si on privilégie l'investissement dans une berline ou dans sa santé mentale pour le bien de soi, de sa famille et des autres. Mais assez de dualité ou de manichéisme. Pourquoi privilégier l'une ou l'autre alors que vous pouvez avoir les deux, une psychothérapie couteuse et un cursus de méditation quasi gratuit ? L'expérience montre aujourd'hui que l'assemblage de ces deux techniques, complémentaires et se renforçant l'une l'autre, agit comme le turbo de la thérapie, aussi bien pour les gens qui vont mal que ceux qui vont bien.

Je vous invite à lire également la question de J.D « Quelle est la différence entre méditation et psychothérapie ? » page 252.

« *Vous vous efforcez de méditer, de prier, et vous avez la sensation que cela ne vous apporte rien ou pas grand-chose. Mais c'est tout simplement que vous croyez pouvoir vous élever sans avoir préalablement abandonné vos vieux vêtements épais, grossiers – symboliquement parlant. Dans ces conditions, que voulez-vous que votre âme puisse recevoir ? La lumière, les réponses du Ciel, ses bénédictions ne peuvent pas venir jusqu'à vous, elles n'arrivent pas à traverser cette carapace. Pour recevoir les réponses du Ciel vous devez vous présenter devant Lui dans des vêtements légers, transparents, c'est à dire travailler d'abord à vous débarrasser de vos convoitises, de vos calculs, de vos idées fausses, de vos mesquineries. Quand vous y serez parvenu, à peine fermerez-vous les yeux pour vous lier au Ciel que vous sentirez ses bénédictions affluer vers vous* ».

Omraam Mikhaël Aïvanhov

(M.B) Tuer l'égo. **Je suis bouddhiste et je n'ai jamais entendu parler de gérer l'ego. On dit au contraire qu'il faut s'en débarrasser. Je suis surpris par votre approche qui semble vouloir cohabiter avec lui.**

Certains proclament le fait de vouloir tuer l'ego et cela parait totalement stupide. Cette ineptie provient de ceux qui ne s'expriment pas correctement ou qui n'ont pas compris les enseignements. Je rappelle qu'en bouddhisme et en spiritualité, quelle qu'elle soit, on prône la non-violence et le respect de toute vie. Alors pourquoi voulez-vous tuer ou supprimer quoi que ce soit ? Voulez-vous rejeter votre *moi*, Votre *ça* et votre *surmoi* (termes psychanalytiques)? Voulez-vous supprimer vos pensées ? Comment allez-vous faire ? Il me parait plus juste de s'occuper de Soi et de laisser faire les phénomènes. Le travail qui vous incombe est d'apprendre à vous ajuster à l'ego. Lutter contre un phénomène ou vouloir s'en débarrasser ne fait souvent que le renforcer. Si vous voulez supprimer tout ce qui est déplaisant alors commencez par assassiner votre voisin ou votre patron.

Nous sommes là pour nous soigner, tels sont les enseignements du Bouddha, des chamans et guérisseurs de toute sorte. Je rappelle que c'est grâce à l'ego que vous avez fait des études, que vous êtes socialement adapté, que vous avez rencontré votre épouse, que vous avez adopté le bouddhisme, et grâce à lui que vous méditez.

Vous voulez vous débarrasser de l'ego, admettons. L'ego est comme une paire de baskets que nous chaussions à l'âge de cinq ans et que certains ignorants conservent à tout prix. Comment allez-vous procéder ? Comparons seulement l'ego à un enfant de cinq ans qui passe le temps à nous expliquer la vie, à nous donner des conseils et à nous faire réagir sur toutes les situations. Considérons que si ses pensées sont infantiles et stupides, elles n'en demeurent pas moins cryptées. Dans un second temps, lorsqu'on aura la capacité à se distinguer parfaitement de lui, le décryptage de l'ego nous apportera un trésor d'informations au sujet de nos blessures, de nos besoins et c'est tout l'objet de la vision pénétrante. Il ne s'agit donc pas encore de le supprimer mais seulement de s'en distinguer pour ensuite de s'en enrichir.

Ensuite seulement, s'occuper d'autre chose. L'ego s'amoindrira et finira peut-être par disparaître, et à ce moment vous serez un être éveillé, réalisé, un bouddha.

Le fait de l'avoir toujours derrière soi dans son passé est un très bon outil pour entretenir la compassion de ceux qui vivent avec leur ego et nous le présentent à tout bout de champ.

(R.P) Velléités. **Je suis bouddhiste mais la méditation est pour moi une gestion permanente pour ne pas dire une lutte, des pensées, de l'impatience et de la culpabilité. J'ai médité relativement régulièrement pendant trois mois, mais cela ne fonctionne et pour cette raison j'ai arrêté.**

C'est surprenant, car la méditation est la clé de voûte du bouddhisme. Je prends cela comme si vous me disiez « *Je suis boulanger mais ne supportant pas la poussière, j'ai arrêté avec la farine.* »

Je rappelle que la méditation n'est pas un substitut ou une échappatoire à la psychothérapie, même si elle s'occupe aussi du psychisme. Elle s'adresse aux personnes relativement « équilibrées », c'est-à-dire qu'il y a équilibre approximatif entre leurs pensées, leurs émotions, leur perception sensorielle, leurs comportements et leur santé mentale. Des méditations qui se convertissent régulièrement en lutte contre la culpabilité, le jugement, la honte ou les émotions signalent des blessures intériorisées qui nécessitent l'aide d'un **psychopraticien**. Je n'en rajouterai pas sur les deux questions précédentes.

Se mettre à la méditation est un cursus. Il parait stérile de s'y inscrire comme on s'inscrit dans un club de salsa à deux cours hebdomadaires pendant trois mois. Si vous vous préparez sérieusement au marathon de New York vous n'allez pas persévérer vingt minutes par jour seulement pendant six mois... Or il ne s'agit pas d'un marathon mais de notre santé mentale ! Même si nous ne relevons évidemment pas de la psychiatrie, nous souffrons tous de troubles mentaux : préjugés, illusions, interprétations, projections, peurs, violence relationnelle, etc. Il est donc décommandé de se lancer dans un cursus de méditation comme dans une activité régie par la mode ou le regard social. Ce cursus équivaut à un saut dans l'inconnu thérapeutique avant d'en attendre les bénéfices qui surviendront à moyen terme. Pas au bout de dix sessions. C'est pourquoi la **patience** est essentielle au démarrage, même si l'on sait qu'elle sera éprouvée. La patience est l'un des dix préceptes incontournables (paramis). Si elle manque de trop c'est qu'il y a un trop plein autre part qu'il parait sage d'étudier ou dont il est recommandé de parler à un(e) spécialiste.

Autre précepte incontournable réside en **l'engagement** (4. Adhitthana) et la **ferme détermination** (5. Viryia). Chaque précepte non respecté revient à tirer une cartouche de chasse dans sa méditation : cela la compromet, la rend difficile ou la stérilise. Lorsqu'on entame un cursus de méditation, on ne doit pas s'arrêter au démarrage. L'avortement de la démarche stérilise toutes les sessions antérieures et ne fait que renforcer la culpabilité, le juge intérieur et l'échec. Il y a des personnes qui souffrent beaucoup dans leur vie, parfois à bas bruit, parce qu'elles entament plein de choses et ne finissent rien. C'est ce qu'on appelait la « *névrose d'échec* ».

C'est pourquoi la **documentation** ou la formation prépare et consolide l'engagement. Nous devons comprendre la **méthodologie ou l'enseignement** (1ere Sagesse), puis voir s'il nous est accessible et adapté (2eme Sagesse), enfin faire le choix responsable ou non de nous y lancer et d'expérimenter (3eme et pleine Sagesse). La *responsabilité* est le socle de toute démarche tant psychothérapique que spirituelle. Une fois que nous avons entamé ce cursus, nous ne devons plus nous arrêter, il faut tenir ! Comme un pêcheur qui ne s'en va pas parce qu'il n'a rien pris dix minutes après son installation. Toute démarche demande persévérance mesurée. Pour cela il faut être fort. Partout dans ce livre je recommande d'éviter la force et la tension, mais il faut se positionner avec discernement en évitant tout manichéisme. Sans force ou détermination, le pratiquant devient l'artisan de l'échec de ses entreprises. Vous savez bien que vous n'avez pas obtenu le baccalauréat sans effort.

« Le destin ne donne rien à qui ne travaille pas pour l'obtenir. La grâce et l'effort personnel sont interdépendants. » Amma (Mâta Amritânandamayi)

Une fois que vous êtes engagé, tout reste à faire et vous ne devez plus fuir. Lorsqu'on s'engage dans un toboggan on ne peut plus revenir en arrière. Si vous fuyez, vous irez plus mal qu'avant car vous aurez néanmoins eu le temps de vous apercevoir que vous dysfonctionnez et que vous renoncez au travail nécessaire pour reprendre le contrôle de votre vie psychique et somatique.

Le cursus de méditation est une intervention chirurgicale psychologique et comportementale. Imaginez-vous un malade qui, en pleine chirurgie, se lèverait du billard pour partir en prétendant avoir assez d'être allongé, avoir peur du sang, avoir autre chose à faire, etc. ? Personne ne le laisserait partir ! Pour sa survie, il serait livré à la contention et aux sédatifs administrés avec force. On ne vient pas en méditation pour entraîner son orgueil ou renforcer son ego mais pour les contrôler. Pour cette raison, vous ne devez jamais avorter une session de méditation ou quitter un centre de retraite méditative, sous peine de nuire gravement à vous-même.

17 – Lexique/index

Langages :

(AS) : Anglo-saxon, (J) : Japonais, (P) : Pali, (S) : sanskrit, (T) : Tibétain

ABC

Acceptation : p12, 35, 51. « Accepter » est l'inverse du rejet et de l'indifférence. Elle consiste à *prendre en compte la vérité telle qu'elle apparaît ici et maintenant* puis s'y ajuster. Ce terme n'est en rien synonyme de soumission, de fatalisme ou de résignation. Acceptation peut ainsi aller de pair avec la mise en place d'actions destinées à réduire ou évincer le phénomène : on peut ainsi accepter la canicule tout en prenant des mesures pour empêcher l'air chaud de rentrer dans la pièce ou pour rafraîchir notre corps ; on peut accepter une crise de couple sans pour autant se résigner à divorcer ; on peut accepter d'avoir le cancer sans pour autant s'y soumettre, et ainsi prendre son traitement ainsi que des mesures prophylactiques pour en empêcher son évolution.

Amour , Mettâ (P): p19, 45, 48. Amour bienveillant. Amour désintéressé et bienveillance. Une des qualités que possède un esprit pur. Dans *l'amour véritable,* notre attention est portée sur l'autre et non sur soi, non sur nos petites préférences, nos avantages et nos besoins. L'amour ne juge pas et ne note pas l'autre, il est indissociable de l'empathie et de l'équanimité. Sinon cet amour est possessif, intéressé et égocentrique. La définition bouddhique d'Amour est le souhait (ou l'action) pour les êtres de recouvrir le bien-être et le bonheur, ainsi que de leur permettre la conservation des causes de ce bonheur.
Dans *l'amour universel,* la notion d'équanimité se renforce : il n'y a plus de distinction entre les amis et les inconnus, l'amour se porte sur tous les êtres. Il ne se limite pas à quelques personnes, quelques animaux ou environnements, sinon il repose encore sur la distinction désir/attachements et aversion/rejets et signe encore une attitude égocentrique.

Ancrage, ancré : p66, 97, 187, 207 Voir question « (F.S) Différences », page 246

Attachement : p10, 15. Comme dans toute approche spirituelle, il symbolise ici les saisies obsessionnelles qui capturent consciemment ou non notre attention et qui entravent notre liberté. De la même manière, si ma main gauche est attachée par sa saisie de ma valise, je ne pourrai plus me servir que de ma main droite, l'autre sera privée de liberté et d'exercice. L'attachement se fixe sur notre cadre conceptuel*, nos attentes, nos valeurs, nos considérations, nos croyances et notre petit moi. L'attachement saisit des poisons auxquels on tient comme à de vieilles habitudes qui nous personnalisent, tels tristesse ou souffrance, jalousie, impulsivité, regard d'autrui, timidité, peurs et doutes, boulimie, tabac, alcool, etc. Il s'accroche également sur des qualités qu'on aime et qui semblent nous revaloriser comme abnégation, amour de son conjoint ou de ses enfants, protection des autres, envies de faire plaisir, engagement dans une cause humanitaire ou sociale, etc. Dans les deux cas et aussi bien dans le second que dans le premier, il nie le caractère impermanent des phénomènes et de la vie séquentielle, cache toujours au moins un voile de la conscience, une motivation plus ou moins égocentrique et une méconnaissance de soi qui finiront toujours par nous retomber sur le nez de façon relativement douloureuse ou désastreuse. Dans l'approche bouddhique, il fait partie des cinq poisons mentaux que sont le désir/attachement, l'aversion / colère, l'ignorance/opacité mentale, l'orgueil et la jalousie.

Attention, Sati (P) : p11, 12, 13. *Mindfulness*, en anglais. L'attention consiste ici à porter la conscience spécifiquement sur un objet précis. Elle est plus douce que la concentration qui peut générer des obstacles préjudiciables à la pratique. La différence entre attention et concentration (voir ce terme) est une question de mesure.

Authenticité (F. Perls) : p27, 221, 249 Intégrité, Congruence* (C. Rogers), Intimité (F. Berne), Cohérence interne :

Je suis Authentique lorsqu'il y a harmonie en moi-même, quand il y a accord entre ce que je dis, ce que je fais, ce que je pense, ce que je ressens et ce que j'exprime au Monde.

- Indissociable des notions de confiance en soi, d'affirmation de soi, d'autonomie et d'interdépendance, l'authenticité est un don du cœur qui entretient le respect et l'unité de soi. C'est la correspondance intime entre l'expérience du moment, la prise de conscience et la communication. Cela induit la notion d'« *état de présence* » : être là, conscient, en awareness, centré, ancré, intime, ici et maintenant. La personne est intensément elle-même, dans une relation à elle-même ou à autrui désintéressée, non perverse ou exploitante. Alors, dans une défense personnelle minimale et une ouverture à l'autre maximale, le *vrai contact* peut s'enclencher, sans peurs, artifices ou illusions. L'individu parle spontanément en toute simplicité, ses ***ressentis sont au premier plan.*** Ce qui est exprimé est incarné et concis, en cohérence par l'accord des mots, du ton, des gestes et de l'attitude. Il ne s'agit pas forcément de tout dire ou tout montrer, mais d'être vrai. **Simplement être soi**. « *Je ne dis pas tout ce que je pense et ressens, mais je pense, ressens et applique tout ce que je dis* » (Perls).
L'intimité évite les éloignements, les dévalorisations, les introversions, les ruminations, les dramatisations, les messages cachés ou à doubles-fonds, le ressentiment. C'est-à-dire la violence relationnelle latente ou patente. Ses principaux obstacles sont le manque d'estime et de confiance en soi, la peur du regard d'autrui, la manipulation relationnelle (jeux Ψ), la déresponsabilisation émotionnelle (Peur de choquer ou de vexer) et la peur du rejet.

Automatisme mental : p19, 113, 144. La définition donnée dans cet ouvrage ne correspond pas à celle qui est avancée par la médecine psychiatrique occidentale. Il s'agit ici de tout ce qui survient à l'esprit de façon habituelle et automatique, plaisante ou non, que nous en soyons défenseur ou victime : pensées et tendances, distractions, émotions, perceptions, conceptions, pulsions, volitions et réactions. Ces émergences ne parviennent pas souvent dans un esprit reculé, calme et posé dans le discernement et la clairvoyance. On parle donc d'automatisme mental.

Autopunition : p125, 143, 228. Conduite d'autodépréciation, de jugement moral et de punition envers soi, pouvant aller jusqu'aux coups ou l'automutilation, dictée par des sentiments puissants d'infériorité et de culpabilité reposant sur une absence d'estime de soi. L'agressivité ou la violence est retournée contre soi au lieu d'être dirigée vers les autres ou l'environnement de façon créative et constructrice. A part la colère, l'expression émotionnelle est refoulée. Les émotions font si peur qu'elles sont constamment refoulées, si bien que lorsqu'elles débordent le sujet, elles s'expriment malgré lui par la colère ou le désespoir.

Cette conduite qui procure une souffrance qui n'est pas recherchée consciemment, contrairement au masochisme, est destinée à confirmer une culpabilité ou une honte qui étayent un scénario* (ou plan de vie*) de souffrance. On retrouve donc aussi cette conduite dans les névroses d'échec et dans les troubles narcissiques où elle va protéger le sujet du plaisir ou de la réalisation d'un désir, puisque sa fidélité non conscientisée se fixe autour de l'échec et de la souffrance. C'est donc une conduite apparentée à la dépendance, dans laquelle le sujet se retrouve comme dans un entonnoir et n'a plus contrôle de son comportement.

L'autopunition cherche à confirmer ou renforcer la personnalité du sujet dans ses tendances à la l'intellectualisation et la rumination, l'inhibition, le perfectionnisme, l'échec, l'auto-privation, la soumission, la culpabilité, la somatisation, la mésestime ou haine de soi, la violence et la souffrance. Tendance aussi au clivage de la personnalité, dans lequel on peut observer la lutte chronique entre une instance active, persécutrice ou infantilisante (le juge intérieur) et une instance inhibée, soumise ou victime.

On peut donner des exemples comme : *se « tuer » au travail ; avoir la gorge serrée au lieu d'exprimer des émotions fortes ; souffrir de maux de tête à force de cogiter ; faire une crise d'asthme en cas d'abandon redouté ; ne pas ressentir de plaisir lorsqu'on estime ne pas le mériter...* Ajoutons anorexie, boulimie, énurésie et toute dépendance à substance psychoactive. Dans ses formes graves, l'autopunition peut aller jusqu'au masochisme et culminer dans le suicide.

Awareness (AS): p24, 186, 248. Selon la Gestalt-thérapie, c'est une prise de conscience immédiate (dans l'ici et maintenant), implicite et globale de soi, des ressentis corporels tant locomoteurs que viscéraux, émotionnels, relationnels, sociaux et spirituels dans le champ soi/environnement ici présent. On la renseigne en se posant quatre questions :

Que fais-je ici et maintenant ? Qu'est-ce que je ressens à cet instant ? Que suis-je en train d'éviter ? Qu'est-ce que j'attends de l'autre maintenant ? L'intérêt de l'awareness est de conscientiser les émergences qui s'échappent d'un fond, afin de nous renseigner de notre réalité intérieure vraie. Ainsi nous pourrons nous ajuster à la fois à ce fond – notre vécu intime – à la fois aux émergences de la vie, et ceci de façon créatrice (et non « habituelle ») tant pour nous que pour notre environnement (l'autre).

Besoins fondamentaux (BF) **:** p33, 34, 115. La pleine santé et la vitalité sont présentes lorsque tous les BF sont satisfaits, qu'ils soient **innés ou acquis**. L'instinct de réalisation des BF s'applique sur les besoins innés que partagent tous les mammifères. Il est automatique, sauf dans certains troubles psychiatriques. Les BF innés ne réclament pas de revendications ou de justifications, contrairement aux besoins acquis dans l'environnement familial, scolaire ou social.

Les BF sont impermanents, fluctuants avec le temps, la maturité ou la maturation. Depuis le XXe siècle, des **besoins nouveaux futiles ou indispensables sont apparus**. On classera par exemple dans les futiles le besoin de manger de la viande ou de changer de chemise tous les jours, comme de posséder un téléphone portable de cinquième génération ou de pratiquer assidument le sport. Parmi les indispensables nous mettrons le besoin d'utilisation d'un ordinateur ou de lien par Internet (besoin social).

La non-satisfaction d'un BF, toujours aperçu comme vital par le moi, a une répercussion somatique ou psychologique et peut entraîner l'insatisfaction de tout ou partie des BF supérieurs.

Ne pas confondre **désir et besoin**. Le désir est une envie plus ou moins pulsionnelle, il est de l'ordre de la satisfaction, du plaisir, de l'amélioration ou du fantasme mais on peut s'en passer. Les problèmes émergent lorsque la personne à une faible résistance à la frustration et qu'elle prend ses désirs pour des besoins. D'où l'expression « Prendre ses désirs pour la réalité ».

Chez une **personne équilibrée**, la non-satisfaction d'un désir entraine une frustration tandis que celle d'un besoin fait apparaître le mal-être, la crise ou la maladie. Une **personne déséquilibrée** a des besoins excessifs et nuisibles pour sa santé (addiction ou conduites suicidaires) ou, au contraire, invalidés. Cette personne peut renier ses propres besoins (abnégation névrotique) ou en avoir honte et les cacher aux autres. La **personne réalisée**, Sainte ou éveillée peut se passer de la plupart des besoins physiologiques de base, comme l'ont confirmé des études scientifiques et surveillances effectuées auprès de ces personnes.

Les obstacles de la méditation, comme les anxiétés ou tensions de la quotidienneté, camouflent des besoins fondamentaux (BF) inassouvis et perturbent la claire conscience et le libre arbitre. Cela confirme deux choses : 1) les BF sont les **besoins fondamentaux de l'ego** et de lui seul, pas de la libération ; 2) Il est **nécessaire d'avoir travaillé sur soi** ou d'avoir réglé ses problèmes pour bénéficier de méditations fertiles. Réglez les problèmes et BF inassouvis en amont ou en aval de la méditation, ou renoncez à la satisfaction des dits BF de l'ego dont certains ne sont plus utiles à votre survie d'adulte aujourd'hui.

Les BF sont représentés dans une pyramide à huit étages dont la description varie selon les auteurs. Une synthèse est néanmoins livrée ici.

1er étage : Besoins physiologiques innés. Respirer, boire et manger, dormir, éliminer, se mouvoir, protéger son intégrité physique, se réchauffer (se vêtir), être propre, être en contact avec l'environnement.

2e étage : Besoins sensuels, de stimulation des six sens. Voir, entendre, toucher, goûter, sentir, intuition, être en contact avec soi, détente et confort. Sexualité. Identifier les domaines imaginaire, réel, symbolique, les registres du fait, du ressenti, du retentissement.

Le besoin de stimulation des sens comprend le ***besoin mental***. Celui-ci est avant tout à considérer comme un muscle qui se mettrait en mouvement, c'est pourquoi on parle de *mouvements mentaux* qui ne sont pas à confondre avec les *contenus mentaux* représentés par la pensée, les émotions, les réactions, etc.

Dans ce mental, les pensées et la volition vont engendrer beaucoup d'animosité. Y demeurent aussi des **souvenirs**, qu'ils concernent la biographie, un film ou une mélodie. C'est ici que s'ancrent les besoins fondamentaux de sécurité, de maîtrise et de contrôle, de reconnaissance, de confirmation, de confiance, de réalisation de soi, même si ces besoins se retrouvent à plusieurs étages supérieurs. On y trouve également tous les **besoins négatifs** inconscients comme les besoins d'auto-torture, de culpabilité, d'infantilisation, de rigidité, de maltraitance, d'inauthenticité, de manque de confiance, etc., ou de répétition d'un scénario.

3e étage : Besoin de sécurité physique puis psychique. Eviter l'incertitude, dangers et douleur, peur et angoisse. Orientation temporo-spatiale, repères, règles et limites, dépendance, emploi, possibilité de stabilité et prévision, ordre et habitudes. Sexualité compensatrice, utilisée en décharge de tension.

En spiritualité, l'un des besoins fondamentaux est le ***besoin d'insécurité***. Il permet de prendre des risques calculés et d'avancer dans la vie. Le problème est qu'on confond volontiers insécurité et danger.

4e étage : Besoin de communiquer. Confronter, partager, donner/recevoir, demander/refuser, dire/taire,

Ecouter/entendre, contact/retrait avec environnement humain ou non. Sexualité.

5e étage : Besoin de Reconnaissance : Amour et affection, chaleur humaine, dignité, émotion sans culpabilité, fierté, encouragement, acceptation, soutien, confirmation. Ou punition et rejet... car les adultes ou enfants qui ne parviennent pas à obtenir de la reconnaissance positive vont chercher à en obtenir de la négative (Blâmes, échecs, rejet, prison...).

6e étage : Besoin d'appartenance à un couple, à un groupe, inclusion et acceptation dans une famille, une entreprise, un village, jouissance d'un réseau de soutien.

7e étage : Besoin d'estime et de respect, actions selon ses valeurs et croyances, confiance, compétence, pardon, importance, influence, interdépendance et autonomie. Besoin de pensée de style universitaire, non automatique et capable de résoudre des problèmes.

8e étage : Besoin de Sens et de spiritualité. Se distraire, se réaliser, apprendre, renouveler, chercher et tenter, oser, croissance personnelle, silence, foi. Cosmos et satisfaction métaphysique.

Les 3e, 4e et 5e étages appartiennent aux ***besoins sociaux***. La psychothérapie aide la personne à satisfaire ses besoins fondamentaux non futiles, tandis que la spiritualité lui apprend à renoncer ou transcender ceux-ci pour faire croître l'autonomie et libérer toujours de dépendances.

Bouddha, Buddha (S) **:** p9, 15. « L'Eveillé ». Etre réalisé, qui a quitté le samsara et atteint le nirvana.
Il y a deux sortes de Bouddha :
1) *pacekka-buddha*, Bouddha qui n'est pas en mesure d'enseigner à d'autres la voie qu'il a découverte;
2) *samma-sambuddha*, Bouddha "accompli" ou "parfait", maître d'enseignement.
Beaucoup de gens peuvent devenir bouddha. L'aboutissement de cette réalisation demande souvent plusieurs vies de travail sur soi/environnement mais on peut atteindre cet état en une vie. Toutefois, l'obsession de ce but nous en écarte résolument, le plus important étant « le chemin », la voie plutôt que l'objectif.
Lorsqu'on parle classiquement de bouddha, on pense au bouddha **Siddhârta* Gautama** (S) (ou Siddhata Gotama en Pali) (563 - 483 av. notre ère), aussi appelé **Sâkyamuni** : le « sage de la tribu des Sâkya ». Fils de roi, il parlait le pali. Vivant dans le faste et l'opulence, surprotégé des malheurs, de la souffrance et promis à la guerre, il préféra s'enfuir avec son ami Ananda afin de découvrir les réalités de la vraie vie après avoir aperçu, par accident, un handicapé et un mendiant. Devenu moine, il connut l'indouisme et les terribles exercices des brahmanes avant de prendre soudain conscience que toutes ces autopunitions ne conduisaient à rien. Il s'assit sous un arbre, affronta son mental, vainquit Mara (Ego - Satan) et atteint l'Eveil. Il se libéra ainsi de ses conditionnements, acquit une parfaite conscience de la nature de soi, des choses et des phénomènes, atteignit l'état d'amour inconditionnel et de compassion, rejoignit le nirvana. Ses conclusions destinées à libérer les êtres ballotés par les vagues de souffrance liées à la naissance, à l'ego, à la maladie, à la vieillesse et à la mort se transmirent ainsi oralement au Veme siècle av. J.-C sous le nom de bouddhisme. Les bases de ces enseignements, qui furent écrits sur le canon Pali trois ou quatre siècles après, constituent les *Quatre nobles vérités**.

Cadre conceptuel : p15, 312. Aussi *cadre de référence*. Ensemble de stimuli physiques ou psychologiques que j'ai reçu et qui m'ont appris, alliés aux réactions principalement émotionnelles que j'ai eues face à eux. Les premiers stimuli ont été sensoriels puis auditifs in-utéro, les suivants vinrent de mon expérience au contact de mes Parents : parents, famille, éducation nationale, images d'autorité, personnes reconnues ou estimées… Le cadre de référence fournit à l'individu un ensemble global qui lui sert à percevoir, conceptualiser, ressentir et agir et avec lequel il se définit lui-même, se fait une représentation mentale du vocabulaire, définit les choses, les autres, le monde et la vie. Ses « névroses » ou distorsions mentales entrent également dans ce cadre (Samskaras).

Centration, centrage, centré : p26, 37 Voir question « (B.S) Différences », page 246.

Compassion = Karunâ (S), Carona (S) : p27, 44, 48. Cette notion proche de l'Empathie vient de *com (avec) et de patior (souffrir)*. En fait il ne s'agit pas de ressentir ou d'adopter l'émotion d'autrui, mais d'en prendre simplement conscience. Lorsque la réaction observée est la colère, les doutes ou l'émotion douloureuse, la compassion est le désir sincère de soulager la souffrance d'autrui, de le protéger ou de lui donner les moyens de pallier lui-même ses difficultés. Dans le bouddhisme, la compassion est la volonté de libérer tous les êtres de la souffrance et des causes de la souffrance (qui sont essentiellement les actes négatifs et l'ignorance).

Com-prendre : p22, 40, 78. Vient de *comprendere* qui signifie prendre avec (soi) en particulier avec le corps, les émotions et sensations. C'est-à-dire mettre un sens, digérer et assimiler. On comprend mentalement une phrase mais com-prendre ne peut se faire qu'après avoir expérimenté et goûté. Et c'est en ce sens que la méditation nous aide à comprendre le sens de nos expériences et de notre vie en nous protégeant d'une simple compréhension intellectuelle et superficielle, égoïque (de l'ego) et isolée dont le sens n'est... que rationnel.

Concentration : p11, 13, 18. Fait de porter son attention sur un point précis sans le perdre, ici le support de méditation. En général, la concentration qui dure demande un effort et crée une tension qui sont

tous deux préjudiciables à la méditation. C'est pourquoi on préfère parler de vigilance, qui serait une concentration douce et détendue sur l'objet d'étude. En ce sens, entre vigilance et concentration ne demeure qu'une question de mesure.
Il existe trois types de concentration : la concentration momentanée (*khanika samâdhi*) qu'on entraine et qui demeure passagère, concentration d'accès (*upacâra samâdhi*), capable de refouler ou de disperser les obstacles, et la concentration d'atteinte (*appanâ samâdhi*), totale, qui s'absorbe complètement dans l'objet de méditation.

Confluence : p14, 243, 282. « *Nous nous aimons à la folie* » « *On* va au cinéma ? ». La confluence est une situation de non différenciation des individus, de fusion et de confusion. Pour ne pas décevoir et pour être aimé, l'individu fait sienne l'histoire de l'autre. C'est pourquoi la relation n'est parfois pas idéale : L'individu n'écoute pas ses besoins, ne se respecte pas mais se noie dans l'autre et par cette attitude il n'existe plus. Ou alors, à l'inverse il impose ce comportement à son interlocuteur : l'autre se sent aspiré, absorbé, accaparé par la personne confluente. C'est pourquoi quand elle dure, la confluence est souvent réciproque et équilibrée : dans la relation, chacun est et fait comme l'autre, chacun perd sa personnalité dans celle de l'autre. C'est la fusion dans la confusion.

C'est ce qui fait la différence avec la notion de symbiose (*étayage*, complémentarité dans la méconnaissance), très proche et dans laquelle l'individu trouve en l'autre ce qui lui manque. Du point de vue postural, la synchronisation et les postures en écho représentent la confluence.

La seule confluence réussie se trouve dans l'orgasme partagé de l'acte d'amour. En dehors de cela, est dite saine toute similitude de pensée, d'envie ou de comportement dans laquelle l'individu ne perd pas de vue sa personnalité, ses besoins fondamentaux et son unicité.

Congruence : p157, 249, 312. Terme de Carl Rogers, désignant l'équilibre parfait entre la prise de conscience et l'expérience immédiate. « *Il y a un état d'unification, ou congruence, entre l'expérience émotionnelle en cours au niveau des tripes, la conscience de cette expérience et ce qui est exprimé* ». Carl Rogers. Voir la définition d'Authenticité.

Consciousness (AS): p14, 24, 145. Conscience lucide, plus globale, donnant un sens à ce qui est vécu et identifiant les processus répétitifs ou libérateurs que je conserve ou que je mets en place. En tibétain : Gekpa.

DEFG

Dharma (S), Dhamma (P), Chos (T) : p41, 333, « Loi », dans le sens de l'ordre naturel de tout ce qui est. Phénomène ; objet mental ; nature ; loi naturelle et métaphysique. *Lorsqu'on lance un objet en l'air, il retombe. On récolte en fonction de la façon dont on a semé.* Dharmas : multiplicité des éléments. Par extension, le dharma devient la loi de libération, c'est-à-dire enseignement d'un être libéré, notamment celui du Bouddha, qui enseigna sa parfaite connaissance et expérimentation de la Loi universelle. Ensemble des enseignements du bouddha.

Ego, Mara (T). P10, 12, 14, 33,. Terme spirituel, ego signifie « moi/je » en latin.Ce terme utilisé en spiritualité est donc le synonyme du Moi qui est un terme employé en psychologie. Fait de cinq éléments constitutifs de la personnalité, l'ego, encore plus que le corps, est ce qui nous semble constituer notre personnalité, nos caractéristiques et notre individualité. Il appréhende le monde, éprouve des sentiments, raisonne, conçoit des idées, utilise et enrichit notre cadre de référence*, mais il est impermanent et insubstantiel, ce n'est en fait qu'une apparence toujours fugace, un noumène, une illusion. Comme il se trompe la plupart du temps, il nous conduit à l'ignorance ainsi qu'aux difficultés et souffrances de la vie. Il est pour cette raison aussi appelé *Maya* (ce qui voit ce qui n'est pas) et assimilable au Malin, à Satan. Mais il n'est pas que cela : il m'a aidé à m'instruire, me cultiver, à éviter des dangers, à rencontrer des gens, à créer une famille, etc. Il est donc stupide de vouloir « tuer » son ego, cela reviendrait à se tuer soi-même. Au contraire, il serait sage de s'en enrichir pour apprendre à mieux se connaître en profondeur, puis à s'en distinguer ou s'en délivrer pour éviter l'aveugle mélangisme. Le mieux est peut-être de laisser vivre son ego sans se prendre pour lui. Etre sans ego c'est vivre sans attachement (envies et saisies) ni rejets (aversions et haine), dans les quatre cœurs incontournables que sont Amour, Compassion, équanimité et Contentement. Matthieu Ricard

donne cette définition du moi : « *La seule issue de ce dilemme consiste à considérer le moi comme une désignation mentale attachée à un processus dynamique, à un ensemble de relations changeantes qui intègrent nos sensations, nos images mentales, nos émotions et nos concepts. Le moi n'est finalement qu'un nom par lequel on désigne un continuum, de la même manière qu'on appelle un fleuve Amazone ou Gange.* »
Ego donne naissance aux termes *égocentré, égocentrisme, égotisme* et enfin *égoïsme,* synonymes d'*individualisme*.

Ennemis funestes : p6, 56, 203... Emotions, pensées et comportements qui mènent à préjudice ou à la souffrance tels que : obstacles à la méditation, ignorance, croyances et illusions, généralisations et préjugés, interprétations et projections, jugements et idées fausses, difficultés habituelles et tendances préjudiciables, émotions perturbatrices et réactivités. Voir ignorance*.

Equanimité, Upekkhâ (S) p40, 46, 48, 51. Consiste à ne s'attacher à rien et à ne rejeter rien, à porter attention égale à autrui et aux êtres vivants de même manière, à tous les environnements ou phénomènes, sans envies ni aversions.
Synonyme d'équité et d'impartialité, facette de l'acceptation, l'équanimité consiste en un comportement constant qui se manifeste dans un comportement équitable sans distinction ni favoritisme, sans pose d'étiquette ou de notation. C'est la neutralité sans indifférence. Elle s'applique à **tous les humains** et pas seulement à sa famille, ce qui dénoterait encore une attitude d'attachement, de rejet et d'indifférence. Etre attentif aussi bien à ceux qui me plaisent, à mes amis, comme à ceux qui m'indiffèrent ou qui me déplaisent, mes ennemis. Mais il ne s'agit pas d'être attentif de la même manière avec tout le monde car un ajustement à la situation est indispensable et toujours fertile. Paradoxalement, je prends soin du narcissique, du vaniteux ou du « malade » en ne faisant pas trop attention à lui afin de ne pas nourrir sa propre névrose. L'équanimité s'applique également à **tous les êtres vivants**, animaux et végétaux, pas seulement à mon chien, mon chat ou à mon jardin floral personnel. Si tout le monde arrache les fleurs des champs, la souffrance inhérente finira bientôt par nous affecter. Aujourd'hui tout le monde se moque des

abeilles et de leur disparition, ce qui fait que bientôt nous n'aurons plus de légumes.

Il ne s'agit pas de « faire » mais d'« être ». L'équanimité ne consiste pas à être bon, valeureux ou gentil avec les autres mais d'orienter son esprit de telle manière à faire moins souffrir cet ensemble indissociable et interdépendant : moi et mon environnement humain ou non. Ceci repose sur la notion d'**égalité d'humeur.** Tous nos soucis viennent de notre tendance à immédiatement réagir par le désir avide (Envie), l'attachement et la dépendance ou par l'aversion, le rejet et la lutte. Nos émotions et réactions créent des perturbations hormonales, génèrent de la tension, de la difficulté et de la souffrance pour soi-même et l'environnement dont nous dépendons incontournablement.

Ré-agir n'est pas agir dans le présent mais c'est agir en fonction de notre passé et de nos conditionnements.

L'équanimité consiste à ne pas réagir, à *accepter* (Voir Acceptation) *les choses telles qu'elles se présentent ici et maintenant* et non pas telles qu'on voudrait qu'elles se présentent. Être équanime consiste à ne pas s'attacher aux réactions et comportements habituels. Lâcher l'envie, le désir avide, l'aversion et le rejet, les émotions perturbatrices ou le jugement positif ou négatif vis-à-vis des stimulations. Les aléas de la vie quotidienne sont variables et changeants, plaisants et frustrants, toujours impermanents. L'*égalité d'humeur* nous conduit à la détente, l'esprit a plus de recul, est plus ouvert et plus à l'aise ce qui fait que les choses et relations sont plus faciles.

L'équanimité considère aussi tous les humains comme nos semblables, ce qui branche l'empathie. En effet, si nous ne sommes pas tous identiques, nous cherchons tous à faire de notre mieux et à échapper à la Souffrance.

Faire l'expérience de la **Grande Equanimité** dans le vécu de son corps et de son esprit, c'est pratiquer, effectuer une expérimentation dont les résultats seront bien plus profonds que la compréhension intellectuelle, et qui graveront un sillon réutilisable comme guide à tout moment dans la vie quotidienne. Dès lors, la sérénité quotidienne sera multipliée, sauf si l'équanimité n'est employée que comme un leurre fallacieux.

Ignorant, Ignorance = Marikpa (T) : p6, 10, 16, 34. Pour la spiritualité, l'Ignorance n'est pas le fait de ne rien savoir ou connaître – on peut être un érudit totalement ignorant – c'est le fait de ne pas se connaitre soi.
L'Ignorance regroupe les méconnaissances de soi et des phénomènes, la production anarchique de défenses et jeux psychologiques*, l'entretien des croyances et illusions, des élaborations infantiles et injonctions parentales, des jugements de tribunal et des partialités, des imaginations et rêves éveillés, des généralisations et préjugés, des souvenirs et préoccupations, des tendances et habitudes morbides, des émotions perturbatrices, des comportements et réactions rigides et caduques (samskaras). Tout cela mène à une inconscience variable de notre vécu immédiat (pensées, sensations, émotions, gestes) qui nous anime et du sens réel de nos actions. Bien sûr nous ne sommes pas conscients de cette méconnaissance car l'esprit – l'ego – rationalise tout et procède par inférences pour donner du sens à ce qui, selon lui, n'en a pas. Mais il se trompe lourdement et nous conduit dans des impasses ou chemins tortueux qui nous conduisent à la souffrance.

Inférence : p112, 148. Pour le cerveau rationnel, il faut toujours une explication ou une certaine cohérence dans une histoire. Or chaque histoire peut comporter des « trous », des lacunes par son fait propre ou par le fait de l'autre ou de l'environnement. L'inférence est donc une opération inconsciente logique par laquelle un détail est rajouté par l'imaginaire lorsque notre raisonnement perçoit un vide dans un texte, un discours ou un événement. Elle conduit à un rappel inductif erroné de la réalité selon « l'arrangement » qui s'est produit venant de l'imaginaire. Ainsi si je vous raconte : « *J'allais à la pharmacie lorsqu'ils en sont sortis en courant. Plus haut il y avait la police, elle a arrêté les trois malfaiteurs* ». Si vous pensez que la police a arrêté ceux qui sortaient de la pharmacie, vous pratiquez une inférence car rien de tel n'est dit dans ce texte qui comporte manifestement au moins un trou et qui devient, par là même, incohérent. L'appel à l'inférence est courant chez ceux qui parlent en se limitant à se comprendre eux-mêmes.

Intentionnalité : p117, 149. D'ordre du besoin ou de la pulsion, c'est ce qui précède l'intention, laquelle est d'ordre plus stratégique. Exemple d'intentionnalité : je ne l'aime pas et j'ai envie de lui rentrer dedans. Intention inhérente, socialement admise : je vais lui balancer des tacles ou la reprendre sur son travail devant tout le monde.

- L'intentionnalité est le caractère d'une attitude émotionnelle et psychologique, adaptée à un avenir proche ou un projet. *Elle est comparable au fond, ou au contenu*, elle vient de l'intérieur, du moi profond. Lorsque mon intention est en parfait accord avec mon intentionnalité, je suis authentique. L'intention est le fait de se proposer un certain but, de façon ferme et préméditée. But même qu'on se propose d'atteindre, *l'intention est comparable à la forme, ou au contenant*. C'est la manifestation extérieure, adaptée ou non à ma volonté profonde ou cachée.

Interdépendance : p15, 40, 43. Une vague n'existe pas sans la mer ; et qu'est-ce que la mer sinon un ensemble de vagues ? Une branche et une feuille ne sont pas la même chose et sont séparées par une frontière, un nœud. Qu'est-ce qu'une feuille seule ? Rien qu'une feuille morte. Qu'est-ce qu'une branche seule, sans feuilles ? Celle d'un arbre mort. La vague n'est pas la mer et la feuille n'est pas la branche, mais l'une comme l'autre sont interdépendantes et indissociables. Il en va de même pour l'homme comme pour tout ce qui est vivant. Qu'est-ce qu'un homme ? Qui suis-je ? Qu'est-ce que mon Moi ? Rien ! Je ne suis « cela » <u>que</u> dans un environnement défini, et « cela » change en permanence. En ce fait, je suis « vide » de toute existence propre, seule ou autonome car je suis **toujours** confronté à un environnement humain ou non. Lorsque je suis seul chez moi, je ne suis pas seul, je suis dans un salon vide de quiconque autre, et cela est un environnement en soi. Ma vie dépend toujours de l'environnement dans lequel je me trouve, qu'il s'agisse de ma femme, de ma mère, de mon chien, de mon patron, de la forêt ou de mes toilettes. Comme une vague, je ne peux pas être seul. Une vague seule n'est plus une vague mais une flaque sur le trottoir ; elle n'est pas seule non plus puisqu'il y a le trottoir ! Etc. Ainsi est expliquée à la fois la notion de vacuité et celle d'interdépendance.

SE DIFFERENCIER

Le Champ

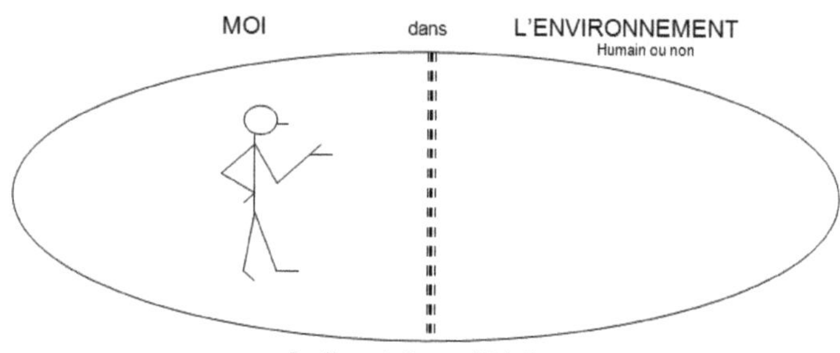

Indissociable de mon environnement, j'en suis toujours *distinct*...

J'ai besoin de m'en *nourrir,* de m'en *protéger* et d'*agir sur* lui.

En Gestalt-Thérapie on parle de Champ expérientiel : je suis moi dans l'environnement. Je suis déterminé non seulement par moi, à gauche, mais surtout par la sphère entière moi/environnement. Cela ne veut pas dire que je sois l'autre ou l'environnement, clairement distinct par une frontière, mais que je suis constamment interdépendant, conditionné et indissociable de celui-ci. Je suis toujours un ensemble moi/environnement. Vous pouvez le vérifier chaque instant dans votre vie quotidienne : vous n'agissez qu'en fonction d'où vous êtes et avec qui vous êtes. Et si vous agissez seul, vous agissez au moins quelque part et en présence de « personne » ce qui constitue un environnement en soi.

Ishirio (J), Gekpa (T), ataraxie (Fr) : p38, 51, 79. Consécutif à mushotoku, c'est l'état d'âme calme, clair et serein dans lequel l'esprit que rien ne trouble est posé. Présence éveillée amenant la conscience lucide, qui laisse passer les pensées sans les attraper ou les entretenir. Ces pensées passent au-dessus de la tête du méditant comme des nuages qui circulent dans le ciel et s'il les voit, il n'y prête pas attention et sa tranquilité n'est pas affectée.

Jeu psychologique : p150, 198, . Terme issu de l'analyse transactionnelle, relationnelle. Le jeu psychologique n'a rien de ludique, c'est une relation stratagème inscrite dans un rapport de force avec autrui dans un but de le manipuler tout en confirmant l'image plus ou moins consciente que nous avons de nous. Il peut durer 5 mn ou une vie entière et ses participants, perdants, en tirent tous un effet négatif.

« C'est une série continue de transactions complémentaires piégées, à doubles fonds, progressant vers un aboutissement bien défini et prévisible. » Berne.

Kabat-Zinn : p265, 341. Jon Kabat-Zinn est professeur émérite de médecine de l'Université de Massachusetts quand il commence à pratiquer la méditation. En 1979, treize ans après ses premiers pas de méditant, il veut introduire cette pratique pour réduire la souffrance dans les pathologies graves. Peu à peu, il invente la **MBSR** (Mindfulness* Based Stress Reduction), un programme d'entraînement à la méditation en *pleine conscience* réalisable en huit semaines. Sa démarche est accueillie très favorablement au sein de l'hôpital et le programme a tant de succès qu'il commence à former des instructeurs. A ce jour, 18.000 personnes ont suivi le programme de 8 semaines pratiqué dans plus de 200 hôpitaux.

Plus récemment, les Prs Z. Segal, J. Teasdeale et associés ont souhaité intégrer la Mindfulness dans le traitement de la rechute dépressive. Avec la thérapie cognitive basée sur la pleine conscience, **MBCT (**Mindfulness Based Cognitive Therapy), le participant apprend à changer sa relation aux pensées, sentiments et sensations corporelles grâce aux apports conjugués de la thérapie cognitive et de la pleine conscience. Une étude menée en 2000 présente une diminution significative de la rechute après trois épisodes dépressifs (cf.

Prevention of relapse/recurrence in major depressionby mindfulness-based cognitive therapy. Journal of Consulting and Clinical Psychology 2000; 68 : 615-623)

Applications : Mieux gérer anxiété, angoisse, panique, fatigue, troubles du sommeil, douleurs chroniques, accompagnement psychologique d'une maladie grave... Gérer les situations stressantes telles que : stress relationnel et professionnel, peurs, perte de sens, situations d'incertitude, isolement... Prévention des rechutes dépressives.

Karma (S), Kamma (P)**:** p39, 283, 330, 336. « Acte ». C'est le synonyme de la **loi de causalité**. *Lorsqu'on jette une pierre en l'air, elle retombe. On récolte ce qu'on a semé* (et non ce qu'on mérite !) *ou en fonction de la façon dont on a semé ou évité de semer.* Conditionné par les samskaras ou formations mentales, le karma n'a donc rien à voir avec la fatalité ou la volonté divine mais représente la loi universelle de causalité en vertu de laquelle le futur des êtres (soit dans cette vie-ci, soit lors d'existences postérieures) est déterminé par la qualité positive ou négative de leurs actes présents, quels qu'ils soient, dans l'indouisme, ou dans le bouddhisme lorsqu'ils sont intentionnels.
En français, on pourrait parler de **Destinée**, qui n'a rien à voir avec le destin. Ce dernier imputable au hasard, et se commue, pour tous les langages de la Spiritualité, en karma. Le karma, comme le scénario, fonctionne selon la loi du « pas vu, pas pris », et ne demeure réalité durable que tant qu'on ne la regarde pas en face.

LMN

Latihan : p263. Mouvement non structuré, spontané du corps qui ne passe pas par le contrôle du mental : le corps s'exprime indépendamment. Lorsque cela survient avec notre autorisation, cela détend le mental conscient très profondément. On peut provoquer des latihan volontairement, en laissant faire dans la danse. Dans ces cas il n'y a plus de technique ou de danseur, le sujet devient « la danse automatique » du corps. On peut aussi rechercher des latihan dans d'autres techniques, parfois thérapeutiques comme l'eutonie ou l'expression corporelle.

Metta bhâvanâ : Voir la question p219.

Mindfulness (AS): p24, 265, 327. « Pleine conscience ». *Attention* pleine et délibérée, sans aucune tension, analyse ou jugement. Assimilable à un recueil de données. Cette notion est particulièrement travaillée au village des Pruniers, avec Monsieur Thich Nath Hanh* dont le discours à propos a été plébiscité aux Nations Unies.

Mushotoku (J): p49, 51, 184. Neutralité sans indifférence, « Il s'agit de l'attitude où l'esprit ne cherche pas à obtenir, ne s'attache à aucun objet et ne vise ni profit ni résultat. Sans cet état d'esprit, *zazen* (méditation assise) n'est pas authentique. La sagesse prend sa source dans *mushotoku* en transcendant toutes les limitations dues à la recherche d'un but. Finalement, la sagesse la plus haute est sans but et sans conscience ». (Dojo zen de Nice).

Nirvana (S), **Nibbana** (P): p38, 61, 256. Pole inverse du samsara, c'est « l'extinction », la disparition de toute passion, de tout attachement, de l'ignorance et de la souffrance. Les hindous emploient plus volontiers le terme « mukti » : délivrance. Dans le nirvana, l'être est inconditionné et passe de la réalité relative à la réalité ultime. Il quitte la chaîne des existences, le cycle des morts et des renaissances (Samsara*).

OPQR

Observateur : p78, 81, 133. En Inde, il est appelé la position du témoin. Dans ce sens, il s'écrit toujours avec une majuscule. Synonyme de Conscience élargie ou de vigilance, c'est un témoin équanime et impartial, silencieux, qui voit avec grand recul. C'est un guetteur alerte et toujours présent qui ne dit rien et n'attend rien, ne ressent rien et parait intouchable ou immortel, toujours serein. Il se distingue de nos tendances, idées fausses et réactivités et nous permet de nous en dégager. Au début, il apparait plutôt dans la tête avec la vision pénétrante ou la méditation sans support. Puis, avec l'expérience, il s'élargit en ouvrant le cœur puis le plexus solaire. L'observateur ou chercheur spirituel utilise la force pour permettre la distinction Soi/ego. Cette distinction nous permet de nous sentir sent fort et puissants, capables de lâcher le cirque émotionnel, réactif et mental. S'ensuivent une purification et une ouverture du cœur, la vision du cœur qui transforme notre vision de soi et du monde, laquelle aboutit à la disparition de l'observateur et à la finalité de la méditation : l'éveil de l'esprit suprasensible qui s'élargit comme un ciel sans limites, qui se relie au « Grand Tout » et qui peut commencer à voir dans les autres mondes (monde invisible et monde blanc).

Pañña (P): p17, 37, 38. La sagesse, dont il y a trois sortes : la sagesse reçue (*On prend acte d'une ordonnance – suta-maya pañña*), la sagesse intellectuelle, comprise (*On comprend l'action médicamenteuse et le bien fondé de l'ordonnance – cinta-maya pañña*) et la sagesse expérimentée (*On avale enfin le traitement et en assimilons ses effets – bhavana-maya pañña*). Seule la dernière peut modifier un processus et purifier l'esprit ; elle est cultivée par la pratique de *vipassana-bhavana,* la méditation qui suit anapana-sati. La sagesse pourrait être assimilée à ce qu'on a appelé la *Conscience Lucide.*

Parami (P)**, paramita** (T): p45, 121, 222. Perfection, vertu. Qualité mentale bénéfique qui aide à anéantir l'égoïsme et conduit ainsi à la libération (extinction de la souffrance). Les dix *parami* sont : la charité (*dana*), la moralité (*sila*), le renoncement (*nekkhamma*), la sagesse (*pañña*), l'effort (*viriya*), la tolérance (*khanti*), la vérité (*sacca*), la ferme détermination (*adhitthana*), l'amour désintéressé (*metta*), l'équanimité (*upekkha*).

Phénomènes : p10, 11, 12, 16, 33. Ensemble interne ou environnemental interdépendant dans lequel nous baignons. Très peu communément étudié, sa méconnaissance entraîne les différents degrés de souffrance humaine. Les phénomènes regroupent les concepts de : physiologie ; phénoménologie ; conscience ; physique quantique ; réalité ultime ; souffrance universelle ; impermanence de toute chose ; interdépendance et vacuité ; non soi ; dualité ; samskaras ; karma* ou loi de causalité des actes. Ils concernent également les « cinq obstacles », les « cinq agrégats », les « six bases des sens », les « sept facteurs d'Eveil » (voir anapanasati, p31) et les « quatre nobles vérités* ».

La méditation sur les phénomènes étudie donc les *Dhamma* : phénomènes du satipatthana*

Plan de vie, Scénario, Destinée. P314, 336. Le plan de vie est élaboré par des décisions archaïques infantiles, renforcé par les parents, éducateurs, modèles et événements ultérieurs. Certaines personnes vivent leur vie comme si elle était toute tracée, un peu comme si elles suivaient un *scénario* écrit à l'avance. Elles vont donc totalement inconsciemment rechercher les acteurs de cette pièce (amis, conjoint, collègues...), les événements traumatisants, les accidents et maladies pour que leur vie coïncide et justifie ce scénario au lieu de s'adapter en permanence à l'environnement humain et circonstanciel. La vie est donc inconsciemment toute tracée et sans surprise, elle recouvre nombre de *répétitions* et aboutit à une fin toujours prévisible et souvent démasquée en psychothérapie. Elle est humoristique, monotone, difficile ou carrément dramatique.

En psychanalyse on l'appelle *compulsion de répétition*, en Gestalt on le nomme *processus*, en analyse transactionnelle c'est le *scénario.* Il répète toujours les mêmes situations (= *On ne se refait pas*), mais peut également se façonner ou se renforcer sur une vie ou plusieurs.

Projection : p12, 41, 123, 147. 1) Acte consistant à projeter quelque chose, plus principalement la parole concernant le sujet qui nous occupe. 2) Cela peut être également un Mécanisme de défense psychologique dans lequel j'attribue inconsciemment à l'autre ce que je ne peux pas assumer de moi : des qualités, désirs et sentiments qui me sont propres. Je reproche à l'autre ce que je lui fais, je lui attribue des intentions qui sont miennes. 3) La projection consiste à attribuer à un stimulus ou un message une signification et une seule, au lieu d'envisager tous les possibles. Par exemple, tu souris face à moi et je comprends immédiatement que tu te moques de moi ; alors que tu es peut-être simplement amusé, gêné, attiré, etc. 4) La projection peut enfin se traduire en actes : je vais me comporter de telle façon à obtenir un résultat inconsciemment escompté, avant d'en porter la responsabilité non sur moi mais sur l'environnement (parasitage). La projection est alors ressentie comme dirigée contre moi, au lieu du contraire. A l'extrême, on aboutit dans le délire et la paranoïa.

Proprioceptives, Proprioception : p131, 211. La *sensibilité proprioceptive* concerne l'appareil locomoteur en la sensibilité musculaire, osseuse, articulaire et tendineuse. Cette sensibilité nous donne 4 types d'informations stato-kinétiques : la position du corps dans l'espace et la pesanteur, le mouvement du corps dans l'espace (kinesthésie), la direction et vitesse de motilité et des informations concernant les mouvements anormaux, étirements ligamentaires, douleurs et positions anormales ou désagréables. Elle se différencie de la *sensibilité extéroceptive,* qui donne des informations de l'extérieur grâce au tact, et de la *sensibilité intéroceptive* qui donne des informations venant de l'intérieur, des viscères et de la couche la plus profonde de la peau.

Quatre nobles vérités, Sacca (P) : p318 (bouddha), 330 (phénomènes). Base de l'enseignement en pali du Bouddha Sâkyamuni, énoncé dans son premier sermon à Sarnath (Bénarès).
Les **Quatre Nobles Vérités** (*ariya-sacca*) sont :
1. la vérité de la souffrance (*dukkha-sacca*);
2. la vérité de l'origine de la souffrance (*samudaya-sacca*);
3. la vérité de la cessation de la souffrance (*nirodha-sacca*);
4. la vérité de la voie menant à la cessation de la souffrance (*magga-sacca*) ; c'est à dire l'énumération des huit vertus qu'il faut obtenir pour parvenir à la délivrance.

Réfléchir : p9, 10, 33, 77. Re-fléchir, fléchir à nouveau, c'est-à-dire ressortir une information ancienne et caduque comme une recette dans un tiroir ; la réaction connue l'emporte ici sur l'ajustement fertile. Ou réfléchir comme un miroir : ne voir que soi-même à travers la pensée égoïque fallacieuse. Dans la plupart des cas, cela mène à penser avec son ego seulement ou son esprit distordu. Raisonner (Voir citation page 154).

Refuge (Sarana) : p41, p45, p126, 204, 258. C'est s'identifier à, pour être protégé. C'est un engagement personnel ferme à prendre comme modèle et à suivre ce que représente un enseignement ou le comportement d'une personne une fois qu'on les a validés fertiles, menant au bien-être ou au bonheur et convenants à soi. C'est un acte de confiance et de détermination à l'authenticité et à l'éthique. Vous pouvez donc prendre refuge en une philosophie, en une religion ou en une politique, en Gandhi, en Martin Luther King, en Arnaud Desjardins, en Amma, en Pierre Rabhi, en Nelson Mandela, en Pierre Jacquard, en Alexandre Jollien ou en Sœur Emmanuelle, mais aussi

pourquoi pas en votre enseignant ou en votre grand-père respecté et vénéré ? Dans le bouddhisme, on prend refuge dans les trois joyaux : le Bouddha, le Dharma* (ses enseignements) et la Sangha (la communauté des pratiquants).
Le refuge permet de donner un sens et une direction à ce qu'on fait, c'est à la foi un point d'appui et une guidance aussi bien dans les dédales de l'enseignement que lorsqu'on est troublé, perdu ou mis en difficulté dans la vie quotidienne.
« *Prendre refuge, c'est se placer sous une protection.* » Bokar Rimpoché.
« *Prendre refuge c'est montrer notre détermination d'aller vers ce qui est beau, vrai et bon; c'est aussi reconnaître que nous avons tous en nous la capacité de comprendre et d'aimer.* » Thich Nath Hanh.

Religion : p9, 15, 41. La religion entretient la croyance qu'un dieu créateur va écarter le malheur et la souffrance. Le cœur des gens est rempli de l'espoir apporté par la déité ou l'être éveillé, réalisé. Ils font des offrandes (nourriture, argent...), des prosternations, des prières au sujet de la santé ou de la récolte. En Orient, on sculpte le bouddha de la pluie, le bouddha de la date de naissance... Au lieu de travailler à *acquérir les qualités de* la déité ou l'être éveillé, ce que préconisent les textes anciens dont les religions se sont emparées, les gens attendent que leur revienne... un tas de choses. Ils le vénèrent Jésus, Allah ou le bouddha sans faire l'effort de trouver en eux-mêmes ses qualités. En ce sens, la religion bouddhiste plutôt observée en Orient est une perversion du Dharma* qui est l'ensemble des enseignements bouddhiques. Au contraire, les textes anciens tels l'ancien testament, le Dhamma ou les textes soufis, pour ne citer qu'eux, n'appellent aucunement la vénération mais au contraire sollicitent le développement personnel, la remise en cause de soi et le processus de croissance de tout humain. (Voir citation page 40). La religion, manipulée par les Hommes déséquilibrés en quête de pouvoir, à souvent conduit au dogme et à l'endoctrinement, voire au fanatisme, que ce soit au début du XXIe siècle comme ce fut le cas dans la chrétienté moyenâgeuse.

Une autre définition est intéressante : Sentiment de respect et de vénération, ou sentiment du devoir à accomplir. (Le Petit Robert). La religion est ce qui relie les Hommes les uns les autres ainsi qu'à leur principe transcendant, les portant à mener des actions avec amour, plaisir et recueillement (Les orfèvres travaillent calmement et religieusement).

Responsable, Responsabilité : p22, 38, 39, 50. Attention : responsabilité n'est pas à confondre avec culpabilité. Ce qui m'arrive vient de l'intérieur, de moi, jamais de l'extérieur, même si l'extérieur conditionne mon comportement. Nous sommes indissociables de notre environnement, humain ou non, interdépendants à lui et conditionnés en partie par lui. Toutefois, la façon dont je vais comprendre la réalité – *ma réalité* – est directement liée à mon cerveau et à mon système nerveux autonome personnel. En fonction de ce que je vais comprendre de la situation ou de l'autre, d'après mon cadre conceptuel personnel, mon système nerveux va produire des hormones (venant des glandes et ganglions) ou des neurotransmetteurs chimiques (produits par les terminaisons nerveuses dans les espaces synaptiques du système nerveux – entre deux nerfs). Ces productions chimiques vont principalement produire en moi de la tension, de la constriction, de l'anxiété et de l'accélération (système nerveux sympathique produisant de l'adrénaline, la sérotonine, des glucocorticoïdes...), ou au contraire de la détente, du ralentissement et du plaisir (système nerveux parasympathique produisant l'acétylcholine, la dopamine, l'ocytocine...).
En fonction de ce qui est produit, notre cerveau va réagir et conditionner notre façon de voir la réalité puis notre comportement. Si je produis des hormones hypertensives, l'autre n'en est pas responsable. Je suis donc seul responsable de mes réactions et de ma conception des autres et de la vie, notamment en fonction de ce que j'attends et de ce que « je » rejette, ce que je considère bon ou mauvais, plaisant ou déplaisant, etc.

Au demeurant, nous ne sommes pas seuls au monde avec notre responsabilité qui opérerait comme dans une bulle. Nous sommes interdépendants et conditionnés par nos environnements. Si l'autre me parle sur un ton agressif, ceci est de sa seule responsabilité. Et en fonction de la façon dont je percevrai son agressivité, cette situation risque fort de susciter en moi soit de l'agressivité soit de la peur, de la soumission ou autre et cette réponse sera de ma seule responsabilité. Dans la relation, je suis responsable de mes intentions et de ce que j'émets, pas de la façon dont l'autre entend mes propos. Ou alors nous sommes dans un *jeu psychologique*.

Cette façon de voir est scientifiquement démontrée comme étant juste et capable de désamorcer toute tentative de manipulations relationnelles qu'on appelle « jeux psychologiques » (*Regarde ce que tu m'as fait faire !*, ou *Regarde l'état dans lequel tu me mets ! Je tombe malade là cause de toi... Tu vois les cheveux blancs que tu fais faire à tes parents ?*).

Rinpoché, Rimpotché, Rimpotché : p11, 63, 65 Traduction phonétique d'un mot tibétain. Il peut donc s'écrire de trois manières. Littéralement « Précieux » (maître). Terme désignant les grands maîtres des monastères bouddhistes et qui se succèdent par réincarnation.

STU

Sagesse : Voir *Paññа.*

Samadhi (P), ishirio (J), ataraxie (Fr): p17, 37, 77. Etat de conscience modifiée, supérieure, apte à contrôler l'esprit. Concentration de l'esprit. Il y a trois sortes de Samadhi :
1. khanika samadhi, concentration momentanée, concentration maintenue d'instant en instant ;
2. upacara samadhi, concentration "avoisinante", d'un niveau proche d'un état d'absorption (jhana) ;
3. appana samadhi, concentration de réalisation, un état d'absorption mentale.
De ces trois, khanika samadhi est une préparation suffisante pour aborder la pratique de vipassana.

Samatha (P), Shamatha (S) : p11, 36, 37, 54, 59, 77. Pratique de pose et d'apaisement de l'esprit parfaitement concentré sur son objet, bien souvent la respiration. Technique destinée à préparer la méditation ultime : vipassana, ou Vision Pénétrante.

Samsâra (S) : p61. Littéralement « Migration », ce terme désigne le cycle des morts et des renaissances successives, le monde conditionné, monde de souffrance auquel, selon la loi du karma (loi de causalités), on ne peut échapper qu'à la délivrance finale que constitue le nirvana. Monde névrotique ou pathologique courant.

Samskara (S) **ou Sankhara** (P) : p10, 25, 34, 40, 116. Issus du conditionnement mental, les samskaras mènent aux réactions mentales et aux activités volontaires. Ils sont contenus dans le Cadre conceptuel* de l'individu et représentent les formations et souillures mentales :
- pensées et discours automatique, ruminations, jugements-verdicts, croyances, généralisations, poncifs et préjugés, injonctions parentales, élaborations infantiles, méconnaissances et projections diverses, émotions perturbatrices, orgueil, constructions mentales émanant des désirs latents insatisfaits, des besoins inassouvis, des représentations distordues ou caduques, de l'amour propre, des situations inachevées, des sources inconscientes des pensées et émotions. Ajoutons les réflexes et tendances, les gestes et comportements habituels et récurrents.

Sankhara est le *plan de vie** et le karma*, l'action qui donne des résultats futurs, qui conditionne la *répétition* des choses désagréables toujours identiques et qui, de fait, est ainsi responsable de la forme de notre vie future et du cycle des existences.

Satipatthana (P): p12, 106, 187, 330. Etablissement de l'attention, ouverture de la conscience. *Satipatthana* comprend quatre aspects liés les uns aux autres. On parle ainsi des *Quatre placements de l'attention*, ou des *Quatre établissements de la pleine conscience* (Bouddha) :
1. l'observation du corps (*kayanupassana*);
2. l'observation des sensations qui apparaissent sur le corps (*vedananupassana*);
3. l'observation de l'esprit (*cittanupassana*);
4. l'observation du contenu de l'esprit et des phénomènes. (*dhammanupassana*).
Tous les quatre sont inclus dans l'observation des sensations, puisque les sensations sont directement reliées au corps aussi bien qu'à l'esprit. Ainsi vont *les 4 placements de l'attention* dans les textes de l'anapanasati Sutta dont les trois dernières tétrades concernent la vision pénétrante.

Scénario : p177, 292, 314. Voir Plan de vie.

Siddhârta (S), Siddhattha (P): p10, 154, 318. "Celui qui a accompli sa tâche".

Situation inachevée (S.I): p177, 217, 249. Lorsqu'une situation s'achève de façon prématurée, frustrante, handicapante ou injuste pour une personne, cette situation va devenir inachevée. Comme si tout n'avait pas été fait ou dit, de façon incorrecte ou incomplète, toujours insensée ou insatisfaisante.

La S.I provoque une grande frustration, voire un manque ou un vide appelant sans cesse une réparation ou une complétude. Ce manque entraine un grand stress, une anxiété ou une angoisse qui se manifestent par une lutte, une rumination, une culpabilité, une colère ou une culpabilisation (de l'autre) ou une fuite. Ce grand mal-être, conscientisé ou non, peut entraîner des troubles psychosomatiques.

Dans un but de correction, d'annulation, de réparation ou de compréhension, la S.I va toujours revenir dans le présent pour tenter de s'achever, malheureusement selon des schémas souvent anciens, archaïques et inadaptés. Que cela se fasse de façon manifeste ou subreptice, cela crée les répétitions de comportements liés au passé, souvent les tendances et caractères, comme si on n'avait toujours pas déposé « les valises ».

De cette manière, si je n'ai pas suffisamment reçu de tendresse, de reconnaissance ou d'amour dans l'enfance, je vais tenter de réparer cela de façon souvent inadaptée et inefficace. Cela va se manifester par des tentatives de séduction, de serviabilité, d'humour ou d'abnégation pour être aimé. Cela peut aboutir aussi à une colère plus ou moins retenue aboutissant à un comportement extraverti autoritaire ou violent. Un panel de différents comportements existe pour aboutir à réparation, mais le problème est qu'ils sont adressés aux mauvaises personnes et non à l'intéressé qui a provoqué le préjudice initial. Ce qui fait que la S.I peut durer infiniment en ne faisant que s'entretenir.

Souffrance, Dukkha (P)**:** p9, 14, 15, 33. Commune condition humaine, la souffrance est une douleur morale. « *La douleur est fruit de la vie, la souffrance est fruit de l'orgueil* ». Souffrance et douleurs interagissent et s'entretiennent mutuellement. S'il est impossible de supprimer les douleurs de la vie, ne serait-ce qu'occasionnées par la sénescence, il est possible d'agir sur la souffrance. On observe trois niveaux de souffrance :

1 - ***Douleurs*** physique, somatiques (blessures et maladies) et mentales (émotions, anxiété, dépression, paranoïa, délires oniriques...). C'est le niveau auquel on pense tous immédiatement.
2 – ***Insatisfaction*** liée à l'impermanence des phénomènes (Post-contacts, mort des choses), entrainant une *incertitude* et une *insécurité* plus ou moins conscientisée.
3 – Conscientisation subtile que tout ce qui existe est ***conditionné*** et ***interdépendant***. L'autonomie n'est qu'illusion et, contrairement à ce à quoi nous nous attachons fermement, nous sommes tous totalement dépendants et ne maitrisons rien. Nous ne sommes même pas maîtres de nous-mêmes (Inconscient – **samskaras**).

Il y a notion de **cycles** des existences, c'est-à-dire que nous tournons en rond et retombons toujours dans les mêmes difficultés ou impasses. Cela est observable en psychothérapie et porte le nom de processus ou de **plan de vie***. Cela signifie qu'à des niveaux plus ou moins dramatiques, nous vivons notre vie comme si tout était déjà inscrit à l'avance, et c'est ce qu'on appelle la *Destinée*.

Nous souffrons car, comme des feuilles au vent, nous nous proclamons irresponsables de nos souffrances que nous attribuons aux circonstances extérieures ou aux autres alors que nous sommes les seuls maîtres à bord de notre véhicule. D'autre part nous planons en l'air sans contrôle, rien qu'avec les délires des pensées puisque nous avons perdus la capacité de ressentir et de contacter notre intériorité, souvent même notre simple vécu. Nous croyons nous connaître, alors que nous sommes incapables de nous contacter. Nous ne sommes pas reliés au Ciel, pas aux traditions des anciens ni aux sagesses ancestrales, pas à l'impermanence, pas à l'Amour ni à la foi. Nous ne sommes pas non plus reliés à la Terre ni à l'interdépendance, pas à la Terre-mère ni à la nature qu'on viole pour nos propres plaisirs, pas centrés, pas ancrés, plus de simple bon sens mais seulement des élucubrations mentales qui gravitent autour du culte du moi et de la performance. Nous avons perdu la liberté, la simplicité, l'humilité et la gratuité. Notre esprit voilé confond la force et l'agressivité avec la violence, le conflit avec la bataille ou la guerre, l'amour avec l'utilisation de l'Autre ou le sauvetage, l'insécurité avec le danger, la foi avec la croyance et la conscience subtile avec la pensée ou l'intellectualisation. Au lieu de vivre notre vie, nous pensons que nous la faisons, puis que nous faisons la Vie, alors que la Vie n'aura jamais besoin de nous pour se faire. Il en faut toujours plus, c'est ainsi que nous nous passons la corde au cou et que nous condamnons nos enfants. Etre ignorant c'est méconnaître tout cela, et c'est de cette ignorance qui enfante ou entretient toutes nos souffrances.

Tantrisme : Dans l'hindouisme et le bouddhisme tibétain on trouve cette pratique religieuse spécifique qui procède à des séries d'exercices rituels (mantras, mandalas, visualisations mentales, postures corporelles, yoga...) destinés à opérer une transformation physiologique, psychique et spirituelle du pratiquant. Les tantras sont des manuels ésotériques reprenant les paroles du bouddha qui a traité de mantras, de philosophie, de yoga de méditation, de magie…

Thich Nath Hanh : p190, 235, 288, 329. Moine bouddhiste Vietnamien établi en France et instigateur de la « **Pleine conscience** » : *Attention* pleine et délibérée, sans aucune tension, analyse ou jugement. Assimilable à un recueil de données. Cette notion est particulièrement travaillée au *Village des Pruniers*, le centre où il accueille des retraitants. Il est auteur de *Les cinq entraînements à la pleine conscience*, discours plébiscité aux Nations Unies.

Tonglen : p 124, 339.

VWXYZ

Vacuité : p13, 64, 136, 154, 224, 243. Rien n'est vide et rien n'est plein, rien n'existe en soi et par soi seulement, tout est en relation, en permanente interdépendance* et en constante mutation. Au niveau ultime, tout est donc *vide d'essence propre*, rien n'est seul en soi. Le « Soi » tout seul, d'un homme ou d'une table n'existe pas, c'est une constante illusion. Ma femme n'est plus celle de l'année dernière. Une feuille n'existe pas en soi seule. Elle est toujours interdépendante de la branche, ou alors c'est une feuille morte. Les choses sont comme des fumées ou arcs en ciels, impalpables et impermanents. Mais au niveau relatif, il y a une dynamique qui fait que les choses se forment, apparaissent et disparaissent.

Véhicule : p63, 223, 286. Le bouddhisme comprend trois véhicules, ou voies : le plus ancien, l' **Hinayana**, ou Petit Véhicule, ou Voie des Anciens appartient aujourd'hui au bouddhisme Theravada et correspond aux premiers enseignements du bouddha à la sortie de sa retraite méditative. Le second véhicule, le **Mahayana**, ou Grand Véhicule, reprend l'Hinayana et rajoute les notions d'interdépendance et d'altruisme. Il correspond aux enseignements suivants du bouddha. Le troisième véhicule, le **Vajrayana,** ou véhicule de diamant, reprend les deux précédents et correspond aux derniers enseignements donnés par le bouddha. Il s'appuie sur le cycle des tantras (Voir Tantrisme).

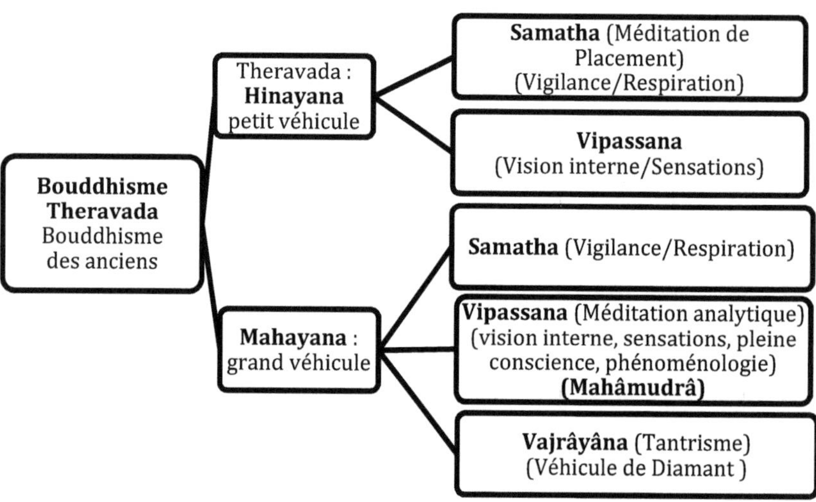

Vigilance, Sesshin (T) : p 11, 36, 44 « Claire conscience » dégagée d'un objet. Elle est objective car ce n'est pas une conscience intellectuelle qui fait référence au cadre conceptuel du moi, Observation et conscience attentive directe de ce qui se passe ici et maintenant, avant toute pensée ou conceptualisation, impartiale et désintéressée, sans critique ni jugement, sans attente ni rejet, elle consiste simplement en un recueil de données, elle prend acte de. Dans la relation interpersonnelle, en amont de ce qui se dit ou fait, elle prend acte de ce qui se « joue », s'occupant plus du message latent que du contenu manifeste. Lorsque vous vous enguirlandez avec quelqu'un vous pratiquez de la réaction conservatrice, c'est-à-dire l'utilisation automatique de tendances anciennes. Lorsque dans cette situation, outre les mots et la phraséologie, vous prenez conscience avec suffisamment de recul de ce qui a été touché en vous et de ce que vous êtes en train de rejouer, vous pratiquez la vigilance. En méditation, elle se pose sur le support de méditation ou l'objet à étudier, sur la posture physique et mentale, sur le rappel de soi et sur tout ce qui survient ainsi que sur les réactions à ce qui arrive.

Vipassana (P), **Vipashyana** (S), **Lhaktong** (T) : p11, 14, 63, *Vision pénétrante.* Technique issue initialement la lignée Theravada (Hinayana) ou voie des anciens, qui fut enseignée par le bouddha Gotama. Au-delà de l'introspection, c'est une vision intérieure qui purifie l'esprit ; particulièrement l'observation de la nature impermanente de la structure psychophysique, sujette à souffrance et dénuée d'ego. *vipassana-bhavana* : développement systématique de la vision intérieure au moyen de la technique de méditation qui consiste à observer notre propre réalité en observant les sensations physiques.
Dans le Theravada, vipassana ne se centre donc que sur l'étude des sensations physiques corporelles, superficielles puis internes, avec une perception de plus en plus fine. Cette observation est destinée à observer puis à voir notre nature de bouddha, c'est-à-dire notre vraie réalité en décryptant les sensations psychosomatiques et somatopsychiques. L'approche *médicale* des méditations MBSR et MBCT, mises au point par John Kabat-Zinn*, s'inspire directement de cette méthodologie mais en a détourné le but.

Dans le grand véhicule (Mahayana), vipassana ne correspond pas seulement à l'observation des sensations corporelles mais également à la vision de tous les phénomènes. Elle comprend aussi la méditation analytique dont parle Matthieu Ricard. La méditation de pleine conscience, la vue à 360° ou l'analyse de sujets variés appartiennent à la pratique de vipassana.

« *Vipashyana est une vision pénétrante de la nature de l'esprit et des phénomènes, qui est acquise par une analyse systématique de la conscience et par une approche contemplative et expérientielle de sa nature fondamentale. Vipashyana permet de démasquer les leurres de l'illusion et, en conséquence, de ne plus être victime des émotions perturbatrices. Samatha* prépare ainsi le terrain en faisant de l'esprit un outil maniable, efficace et précis, tandis que vipashyana libère l'esprit du joug des afflictions mentales et des voiles de l'ignorance.* »

Matthieu Ricard

Zafu : p60, 61, 287. Coussin rond, recouvert de tissu carmin pour les tibétains ou noir pour les japonais et bourré de kapok, sur lequel s'assied le méditant.

Zazen : p28, 49, 51, 52, 171. Méditation assise. Littéralement « za » signifie assis et « zen » veut dire état de conscience sans mouvement, sans support, sans référence conceptuelle. La pratique du zazen mène à la condition originelle de l'esprit dénué des illusions de l'ego.

Zen : p26, 38, 51, 69, 260. Etat de conscience sans mouvement, sans support, sans référence conceptuelle. Transcription japonaise du chinois tch'an, dérivé du sanskrit dhyâna (méditation).

18 – EPILOGUE

Je ne suis pas moi et vous n'êtes pas vous. Le *Moi*, le *Je*, le *Mon* et la notion de propriété, la convoitise et l'individualisme ne sont que des masques, des comportements qui nous clivent, des tendances égotiques portant le nom de l'ego, du démon, du malin, de l'ombre, du personnage, de la névrose, de la normose ou de la pathologie, peu importe le nom qu'on lui donne. Tous les débutants l'ont appris, tous les pratiquants spirituels l'expérimentent, tous les maîtres l'incarnent.

Il est très important de méditer avec le *Grand Tout* et de réaliser l'interdépendance de tous les phénomènes. Il nous parait important et aidant de méditer avec les quatre éléments. Sans aucune référence à aucune spiritualité, la conscience supérieure nous indique que nous sommes de l'eau (70% du corps humain), de la matière (terre), du feu (productions électromagnétiques et combustions) et de l'air entre chaque molécule de notre corps, entre chaque fascia, glomérule ou fibrille musculaire. Nous avons donc ces quatre éléments à l'intérieur de nous mais ils sont aussi à l'extérieur, comme vous le savez déjà, sans quoi nous ne pourrions ni nous nourrir ni grandir. Nous sommes nourris depuis le début – et même avant – de terre (matière), d'eau, de feu et d'air. De notre part, il y a donc similitude et dépendance envers ces quatre éléments. C'est pourquoi aujourd'hui encore, sur tous les continents, les peuples autochtones et anciens s'identifient occasionnellement à la terre et aux animaux (terre), au brin d'herbe (végétaux), à la rivière qui coule ou au soleil (feu). Ils rajoutent même deux éléments : Terre-mère (Gaïa ; Pacha Mama) qui apporte les quatre éléments, la nourriture et l'ancrage, et Père-Ciel qui représente l'immensité du Grand Tout ainsi que l'Esprit aux capacités illimitées lorsqu'il est dégagé – comme le ciel – de ses voiles.

C'est pourquoi il est indispensable de ne plus méditer seulement avec soi-même, et à partir d'un certain niveau, de ne plus méditer seulement avec l'observateur qui regarde l'extérieur de l'observateur. En finir par supprimer l'observateur. Sinon cela ramène encore à l'individualisme et à la grande dualité, antonyme de l'équanimité. Si nous poursuivons ainsi notre pratique individualiste, certes à moindre niveau, la grande équanimité est tranchée dès le départ, ce qui fait survenir tous les autres obstacles comme lors d'une réaction en chaîne.

Nous devons donc méditer en nous considérant à la fois comme les quatre éléments à l'intérieur et à l'extérieur de nous, puis supprimer cette frontière intérieur/extérieur, du moins au point de vue spirituel. C'est de cela dont parle maître Dogen dans « *s'oublier soi-même* » et qui porte le nom de **dissolution**. Liquider les attachements à son petit moi, à ses idées, à ses compréhensions personnelles immédiates, à la dualité. *« S'oublier soi-même, c'est s'ouvrir à toutes choses ».* Cela n'empêche pas qu'on puisse ultérieurement pratiquer la vision pénétrante ou la méditation analytique, non pas à partir de soi mais à partir du Grand Tout indifférencié (interdépendance et non-soi = vacuité).

« Apprendre la Voie de l'éveillé, c'est s'apprendre soi-même. S'apprendre soi-même, c'est s'oublier soi-même. S'oublier soi-même, c'est se laisser attester par les dix mille existants. Se laisser attester par les dix mille existants, c'est se laisser dépouiller de son corps et de son cœur ainsi que du corps et du cœur de l'autre. »

Maître Dogen, Genjô kôan

Il en va de même pour les autres. Je suis les autres ou plutôt les Êtres, dont moi. Je sais que c'est relativement facile à comprendre intellectuellement et très difficile à com-prendre ou à assimiler puis incarner. Il y a vingt ans, j'ai compris cela moi-même très tôt avec ma tête, pas du tout avec mon être et je commence à le réaliser maintenant.

D'abord, chacun des autres sait qu'il n'est pas bon de faire à autrui ce qu'il ne voudrait pas qu'on lui fit. Chacun est convaincu de la sagesse du respect d'autrui. Mais la plupart d'entre nous réfléchissons ou réagissons un peu vite, c'est tout. Tout le monde veut fuir le stress et la souffrance et vise l'équilibre ou le bonheur. Je suis donc identique à autrui, ordinaire et non au-dessus ou en dessous, même si je ne suis pas les autres et superficiellement différent.

Ensuite **Sartre** a écrit « *L'enfer c'est les autres* » mais c'est une erreur. Je le vois bien en voiture lorsque, rattrapé par mon ego, je suis victime de quelqu'un qui déboite devant mon nez sans clignotant, qui me fait une queue de poisson ou qui me rattrape à grands coups de phares, en excès de vitesse comme s'il avait priorité. Je jure, je peste et conclus que les gens ne savent pas conduire, qu'il n'y a plus de civisme au volant. Or si je prends du recul, je vois que seulement un individu sur cinquante agit de la sorte. On est même bien en dessous de la **loi de Pareto** ou règle des 20%. Il est donc erroné de dire qu'il n'y a plus de civisme en voiture puisqu'au contraire, la majorité des gens roule très correctement.

De la même manière, on repère facilement l'agressif ou le pervers au travail et on ne voit plus tous ceux qui se comportent très correctement et qui pourraient être personnes ressources. Cela sous-entend que les autres ne sont pas l'enfer ; ce qui revient à dire que les rosiers sont pas des épines. Au contraire, les autres m'ont nourri dès mon enfance de matière, de nourriture tant matérielle que psychologique ou sociale, d'éducation, de connaissances, de feu et d'eau. Ils continuent encore et c'est à moi d'éviter les toxiques qui se trouvent dans le lot. Le monde n'est pas tout bon ou tout mauvais, mais bon *et* mauvais et il m'appartient de m'ajuster à lui pour apporter mon homéostasie psychologique et spirituelle.

Ne méditons plus en regardant nous-même, car c'est l'instruction simplifiée qu'on donne aux débutants. Entrons dans l'environnement, soyons en nous et à la fois en dehors, comme un ensemble indifférencié. Sinon nous ouvrons grande la porte de « *l'orgueil de l'ego malin* ». Entrons en contact avec notre respiration, notre corps, notre esprit (5 skandhas), notre film, nos tendances et nos réactions mais pas seulement car nous demeurons là encore dans la dualité. On y voit *celui qui fait* et *celui qui voit*. La notion d'observateur conduit finalement à observer celui qui n'observe pas.

La dualité est vaste et introduit ou consolide le conflit intrapsychique en nous, ce qui fait qu'il faudra énormément de temps avant l'apaisement d'une part, d'autre part avant que nous parvenions à une vision juste de la réalité. Introduisons alors les éléments terre, eau, feu et air qui se trouvent en nous, ainsi que ceux qui se trouvent en dehors de nous car nous y sommes directement reliés. Nous sommes solubles en eux comme ils le sont en nous. Cela conduit à considérer qu'il n'a pas de différence entre eux et nous. Lorsque nous mangeons de la salade ou inspirons de l'air, ils échangent et se fondent puis disparaissent peu à peu, ils se transforment et deviennent finalement une partie de notre organisme qui, lui-même se renouvèle chaque seconde.

Entrez dans les quatre éléments comme dans une foule d'où on ne vous distinguerait plus, et supprimez définitivement le discours, à fortiori la saisie du « *je* », du « *moi* » et tous les pronoms possessifs. Cela vous aidera considérablement au sujet des obstacles parce que vous ne vous identifierez plus directement.

19 – Extraits de Bibliographie

Eric Brabant (2007). **L'amour propre et l'orgueil de l'ego.** Ed Natcom.

Eric Brabant (2009). **Le silence.** Ed Natcom.

Eric Brabant (2009). **Pratique de Shamatha.** Ed Natcom.

José Frèches (2004). **Moi, Bouddha**. Xo éditions, Paris.

Satya Narayan Goenka (2009). **Trois enseignements sur la méditation vipassana.** Le Seuil, Paris

Hénépola Gunaratana (2007). **Méditer au quotidien**. Marabout, Paris.

Bhante Gunaratana (2007). **Les Objectifs de la Méditation**. Discours donné le 27 octobre 2007 à la « Bhavana Society », Virginie, Etats-Unis.

William Hart (1997). **L'art de vivre/méditation vipassana.** Points Sagesse, Le Seuil, Paris

Kamalashila (2007). **Les étapes de la méditation**. Ed du Seuil, Paris.

Kathleen McDonald (2008). **Comment méditer**. Editions Vajra Yogini, 81 Marzens.

Swami Pramod Chetan Udasin (2013). **S'élever par l'effort**. Itinéraire d'un deux fois né. Ed Quintessence, 13, Aubagne.

Matthieu Ricard (2008). **L'art de la méditation**. Nil éditions, Paris.

Dagpo Rimpoché (1984). **Le calme mental**. Editions Vajra Yogini, 81, Marzens.

Bokar Rimpoché (1999). **La méditation, conseils aux débutants**. Ed. Claire lumière, 13760 - St Canna

Bokar Rimpoché (2008). **Savoir méditer.** Ed. Claire lumière, 13760 - St Canna

Jigmé Rinpoché (1996). **La méditation dans l'action**. Ed. Dzambala, 24290 St Léon sur Vézère.

Sogyal Rinpoché (1993). **Méditation**. Chap5 du livre tibétain de la vie / la mort. La Table ronde, Paris.

Jigmé Rinpoché (1991). **Maîtriser son esprit** - Extrait du Tendrel n° 26

Jean-Pierre Schnetzler (1994). **La méditation bouddhique**. Albin Michel, Paris.

Dr. Jean-Pierre Schnetzler (2000). **L'assise dans le bouddhisme.** Revue Française de Yoga, n°22.

Bibliographie conseillée :

Matthieu Ricard (2008). **L'art de la méditation**. Nil éditions, Paris. *(Bouddhisme Mahayana, Grand véhicule)*

Hénépola Gunaratana (2007). **Méditer au quotidien**. Marabout, Paris. *(Bouddhisme Hinayana, véhicule des Anciens)*

Pour aller plus loin :

Jean-Pierre Schnetzler (1994). **La méditation bouddhique**. Albin Michel, Paris.

Arnaud Desjardins (1989). **Approches de la méditation**. Editions de La Table Ronde, Paris.

20 – Exercices

La liste des exercices est rappelée dans la table des matières

Exemple de bilans de méditations

Se fait au mieux par séance, au pire par semaine

Des bilans systématiques inclus dans un travail régulier de méditation auront pour effet de potentialiser le travail et de booster les résultats. Au contraire, des méditations effectuées sans aucune note risquent « *d'entrer par une oreille et de ressortir par l'autre* », au cours de pratiques devenant assez rapidement routinières et pouvant être oubliées presque aussitôt les séances terminées.

2014	2 mai ou semaine 1	3 mai ou semaine 4	4 mai ou semaine 3	12 octobre ou semaine 4
Temps **Support de méditation**	20 mn Respiration. Philtrum. *Ici et maintenant*		30 mn	50 mn *Ici et maintenant* Philtrum. Pleine conscience
Obstacles	Pensées. Sensations désagréables. Agitation.	Douleurs aux fesses et muscles adducteurs. Doute.		Pensées Torpeur
Types de pensées émotions	Sur l'avenir. Profession. Peurs. Devoirs. Ressentiment.		Sentiment de plaisir et d'insouciance pendant 10 mn : je me suis infatué et cela a généré craintes et tensions	Digressives. Relationnelles. Reconnaissance. Gains et pertes. *Maintenant pas ici* Contrarié.
Similitudes pensées/ soucis quotidiens		Désir d'être bon élève, de faire bien. Perfectionnisme Habituel au travail		
Ressentis corporels Sensations ~~(douleurs)~~	Mal aux fesses. Je sens grossièrement ma respiration abdominale.		Perception du tonus musculaire. Pesanteur et chaleur des membres.	j'ai senti le thorax s'ouvrir avec sentiment de légèreté dans le corps. Puis ressenti de…
Types de réactions et similitudes avec la quotidienneté	Agacement. juge intérieur. Tension et lutte. Exigences et culpabilité	Posture Acceptation Tristesse Détermination		Je veux toujours faire pour les autres et être reconnu. Je m'endors sur mes besoins perso.
Lacunes	Attention Concentration Impatience Rigidité. Fuite			Attention. Concentration. Mésestime de soi. Egoïsme

Obstacle n°1 : les épines sur le coussin

Les débutants comme les moines tibétains rencontrent cette difficulté toujours plus ou moins présente. L'ego trouve régulièrement un prétexte ou une excuse pour échapper à la méditation : le travail, la fatigue, un impondérable, un fort stress ou une mauvaise période, une urgence, etc.

Il peut aller jusqu'à justifier de l'expérience : « *Cela fait trente ans que je médite, je peux bien m'en passer une journée ou une semaine* ».

C'est la vie
BEAUCOUP TROP JEUNE pour méditer
TROP TURBULENT pour méditer
TROP IMPETUEUX pour méditer
TROP AMOUREUX pour méditer
TROP OCCUPE pour méditer
TROP FATIGUE pour méditer
TROP DE SOUCIS pour méditer
TROP VIEUX pour méditer
TROP TARD !! pour méditer

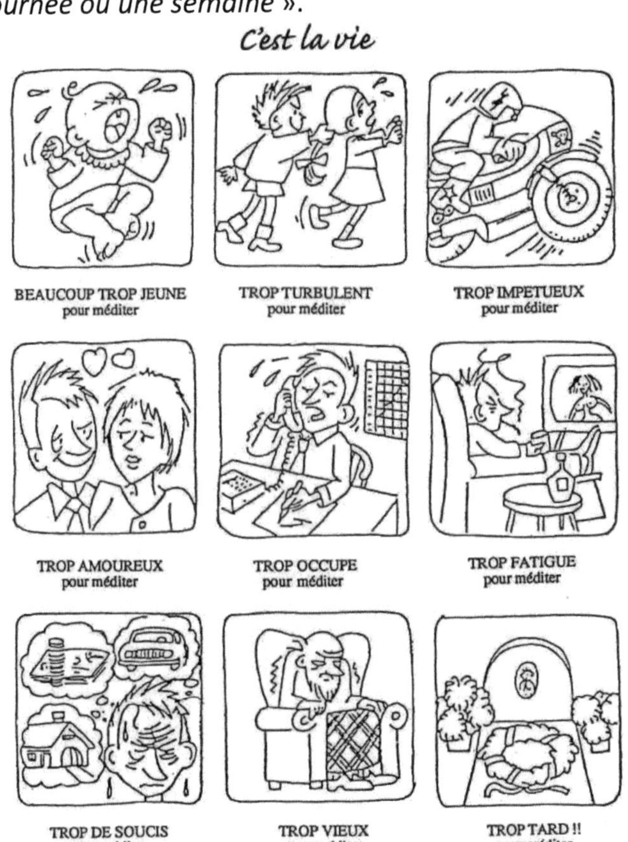

N'oublions pas alors que les dix perfections sont à pratiquer dans notre quotidienneté pour améliorer et sécuriser celle-ci.

Pour échapper au piège des épines sur le coussin, pratiquons la discipline, la ferme détermination et le renoncement (aux mauvaises habitudes).

Le calme mental

Sans en avoir l'air,

on peut méditer

n'importe où.

22 ! V'la papa Qui revient de la méditation ! Range tout !
A la tête qu'il fait, il a dû avoir des pensées !
J.J.E. Brabant

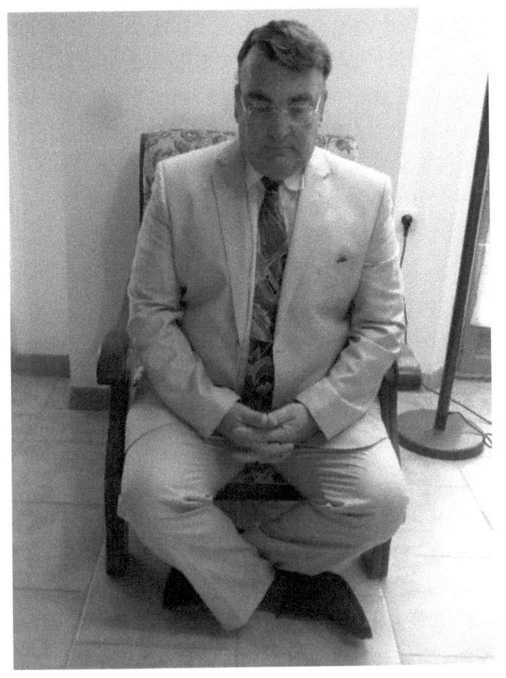

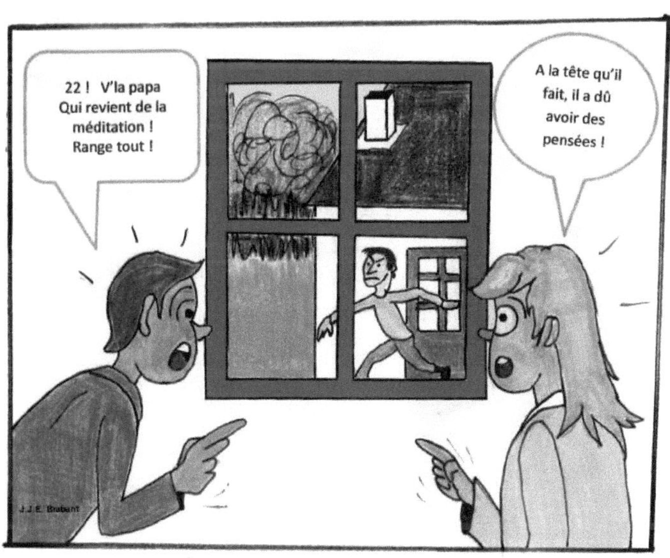

La divinité de l'Homme

Une vieille légende hindoue raconte qu'il y eut un temps où tous les hommes étaient des dieux. Mais ils abusèrent tellement de leur divinité que Brahma, le maître des dieux décida de leur ôter le pouvoir divin et de le cacher à un endroit où il leur serait impossible de le retrouver. Le grand problème fut donc de lui trouver une cachette.

Lorsque les dieux mineurs furent convoqués à un conseil pour résoudre ce problème, ils proposèrent ceci : « Enterrons la divinité de l'homme dans la terre ». Mais Brahma répondit : « Non, cela ne suffit pas, car l'homme creusera et la trouvera ».

Alors les dieux mineurs répliquèrent : « Dans ce cas, jetons la divinité dans le plus profond des océans ».

Mais Brahma répondit à nouveau : « Non, car tôt ou tard, l'homme explorera les profondeurs de tous les océans, et il est certain qu'un jour, il la trouvera et la remontera à la surface ».

Alors les dieux mineurs conclurent : « Nous ne savons pas où la cacher car il ne semble pas exister sur terre ou dans la mer d'endroit que l'homme ne puisse atteindre un jour ».

Alors Brahma dit : « *Voici ce que nous ferons de la divinité de l'homme : nous la cacherons au plus profond de lui-même, car c'est le seul endroit où il ne pensera jamais la chercher* ».

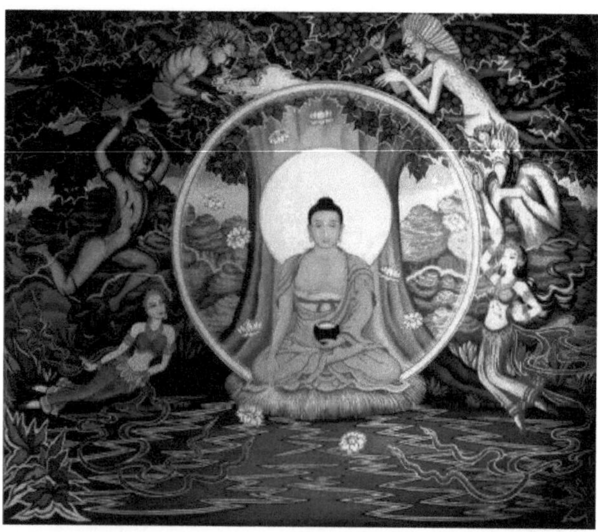

Bouddha méditant confronté aux tentatives de Mara

TABLE DES MATIERES

JEAN-JACQUES ERIC BRABANT

La Méditation
A l'usage des débutants

Méditer où on se sent bien, chez soi ou en temple, dans un lieu apaisant avec des objets rituels et refuges, permet de se relier à des instances supérieures qui nous aident à retrouver le calme au quotidien.

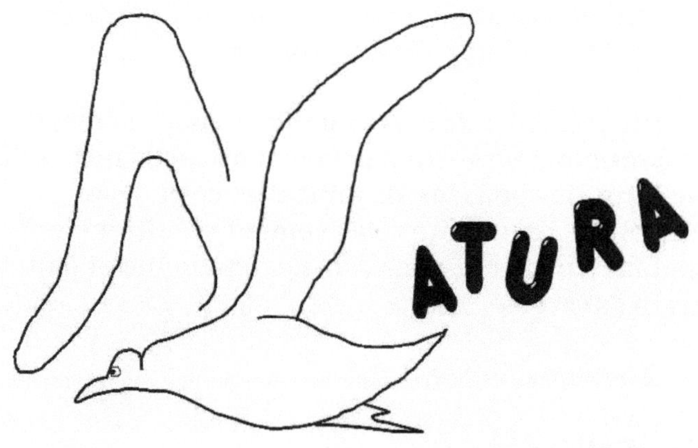

Alliance de spiritualité et de psychothérapie

La méditation thérapeutique s'inscrit dans **un ensemble** : une attitude, une recherche de Soi et une philosophie de vie. Elle commence par l'entrainement du **calme mental**, pour tranquilliser notre esprit dispersé et incontrôlé, puis se poursuit par l'ouverture d'une conscience bien plus élargie qu'on nomme **vision pénétrante** ou méditation analytique.

Après la théorie, la question récurrente que se pose tout le monde est : Comment incarner les enseignements dans la quotidienneté ?

Après avoir présenté la méthodologie par étapes, le fonctionnement de l'esprit et les obstacles rencontrés, auquel il donne de nombreux remèdes simples, l'auteur **répond à toutes les questions** que lui ont posées ses patients ou élèves, qu'ils soient débutants ou confirmés.

Au-delà du bien-être, la méditation thérapeutique se présente comme une **véritable thérapie** de nos difficultés existentielles et relationnelles. **L'objectif** visé, en développant l'altruisme et la conscience de Soi, est la transformation personnelle pour l'amélioration de la vie quotidienne dès la semaine prochaine. C'est tout à fait possible.

La particularité de cet ouvrage vient d'une **écriture simple, directe et sans jargon** qui en fait un manuel essentiellement expérientiel et pragmatique accessible à tous.

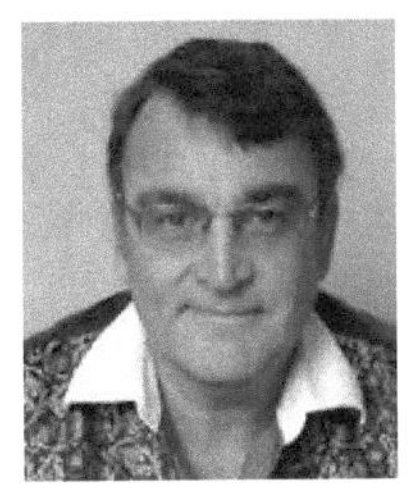

Jean-Jacques E. Brabant, *gestalt-thérapeute psychocorporel et transpersonnel, a suivi 15 ans de psychothérapie. Il enseigne le ressenti du vécu et des émotions via les sensations corporelles ou posturales depuis 1998. Bouddhiste depuis 1999, il est formé aux méditations actives et assises et a effectué plusieurs retraites de méditation. Depuis 2005, il enseigne la méditation pour une amélioration rapide de la vie relationnelle et de la santé quotidienne.*

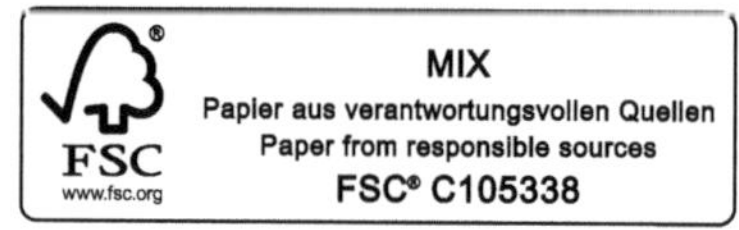

Printed by Books on Demand GmbH, Norderstedt / Germany